NUTRIÇÃO PARA O SONO E SEUS DISTÚRBIOS

CB031183

NUTRIÇÃO PARA O SONO E SEUS DISTÚRBIOS
UMA NOVA FRONTEIRA

Coordenadores
Maria Fernanda Naufel
Letícia Ramalho
Andressa Juliane Martins
Luciano Ferreira Drager

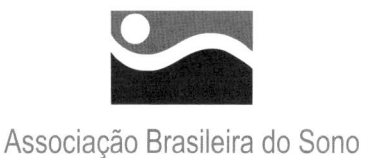

Associação Brasileira do Sono

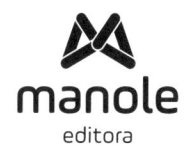

manole
editora

Copyright © Editora Manole Ltda., 2025 por meio de contrato
com a Associação Brasileira do Sono.
Copyright © Associação Brasileira do Sono.

Produção editorial: Cristiana G. Souto Corrêa
Projeto gráfico: Departamento Editorial da Editora Manole
Diagramação e ilustrações: Luargraf Serviços Gráficos
Capa: Iuri Guião

CIP-BRASIL. CATALOGAÇÃO NA PUBLICAÇÃO
SINDICATO NACIONAL DOS EDITORES DE LIVROS, RJ

N97

Nutrição para o sono e seus distúrbios : uma nova fronteira / coordenação Maria
Fernanda Naufel ... [et al.]. - 1. ed. - Barueri [SP] : Manole, 2025.

    Inclui bibliografia
    ISBN 9788520468197

    1. Distúrbios do sono - Nutrição. 2. Sono - Nutrição. I. Naufel, Maria Fernanda.

24-94989
                    CDD: 616.8498
                    CDU: 616.8-009.836:613.2

Gabriela Faray Ferreira Lopes - Bibliotecária - CRB-7/6643

Todos os direitos reservados.
Nenhuma parte desta obra poderá ser reproduzida,
por qualquer processo, sem a permissão expressa dos editores.
É proibida a reprodução por fotocópia.

A Editora Manole é filiada à ABDR – Associação Brasileira de
Direitos Reprográficos.

1ª edição – 2025

Editora Manole Ltda.
Alameda Rio Negro, 967 – CJ 717
Tamboré – Barueri – SP – Brasil
CEP: 06454-000
Fone: (11) 4196-6000
www.manole.com.br | https://atendimento.manole.com.br/

Impresso no Brasil
Printed in Brazil

Coordenadores

Maria Fernanda Naufel

Representante do Conselho de Nutrição da Associação Brasileira do Sono (ABS). Nutricionista, Mestre em Ciências pela Universidade Federal de São Paulo (Unifesp). Doutora em Ciências pelo Programa de Pós-graduação em Nutrição da Unifesp. Pós-doutorado pela Unifesp. Docente da Pós-graduação de Sono do Hospital Israelita Albert Einstein (HIAE). Pesquisadora pela Escola Paulista de Medicina (EPM) da Unifesp. Assistência à Pesquisa no Instituto do Coração do Hospital das Clínicas da Faculdade de Medicina da Universidade de São Paulo (InCor-HCFMUSP).

Letícia Ramalho

Nutricionista. Mestre pelo Programa de Pós-graduação em Medicina – Ciências Médicas – da Universidade Federal do Rio Grande do Sul (UFRGS). Doutora pelo Programa de Pós-graduação em Psiquiatria e Ciências do Comportamento da UFRGS. Pós-doutora pelo Programa de Pós-graduação em Medicina – Ciências Médicas – da UFRGS. Membro do Conselho de Nutrição da Associação Brasileira do Sono (ABS).

Andressa Juliane Martins

Nutricionista pelo Centro Universitário Salesiano (UniSales). Mestre e Doutora em Ciências pela Faculdade de Saúde Pública da Universidade de São Paulo (FSP-USP). Docente do Curso de Nutrição da Universidade Candido Mendes e Nutricionista do Corpo Clínico da Casa de Marias. Membro do Conselho de Nutrição da Associação Brasileira do Sono (ABS).

Luciano Ferreira Drager

Professor Associado do Departamento de Clínica Médica da Faculdade de Medicina da Universidade de São Paulo (FMUSP). Médico Assistente da Unidade de Hipertensão do Instituto do Coração do Hospital das Clínicas da Faculdade de Medicina da Universidade de São Paulo (InCor-HCFMUSP). Presidente da Associação Brasileira do Sono (ABS) – Gestão 2022-2024.

Autores

Alexandre Pinto de Azevedo

Médico Psiquiatra Assistente do Instituto de Psiquiatria do Hospital das Clínicas da Faculdade de Medicina da Universidade de São Paulo (IPq-HCFMUSP). Coordenador do Grupo Especializado em Comer Compulsivo e Obesidade e do Grupo Especializado em Atendimento a Homens com Transtornos Alimentares do Programa de Transtornos Alimentares do IPq-HCFMUSP. Assistente do Programa de Transtornos do Sono do IPq-HCFMUSP. Supervisor do Programa de Residência Médica em Medicina do Sono do HCFMUSP. Professor de Pós-graduação de cursos vinculados ao HCFMUSP.

Alicia Carissimi

Psicóloga. Doutora em Psiquiatria e Ciências do Comportamento pela Universidade Federal do Rio Grande do Sul (UFRGS). Sócia e Psicóloga da Cronosul Clínica de Psicologia do Sono, Psicoterapia e Neuropsicologia. Representante do Conselho de Psicologia do Sono da Associação Brasileira do Sono (ABS).

Andressa Juliane Martins

Nutricionista pelo Centro Universitário Salesiano (UniSales). Mestre e Doutora em Ciências pela Faculdade de Saúde Pública da Universidade de São Paulo (FSP-USP). Docente do Curso de Nutrição da Universidade Candido Mendes e Nutricionista do Corpo Clínico da Casa de Marias. Membro do Conselho de Nutrição da Associação Brasileira do Sono (ABS).

Beatriz S. de A. Sardano
Pediatra e Médica do Sono. Preceptora do Programa de Residência Médica em Medicina do Sono do Hospital das Clínicas da Faculdade de Medicina da Universidade de São Paulo (HCFMUSP).

Caroline Aparecida Pereira de Souza
Nutricionista. Mestre em Neurofisiologia pela Universidade Federal de São Paulo (Unifesp). Especialista em Nutrição Clínica pela Universidade Gama Filho. Doutoranda do Laboratório de Neurobiologia da Pineal do Departamento de Fisiologia da Unifesp.

Caroline Pereira Borginho
Neurologista Infantil e Médica do Sono. Assistente do Laboratório de Polissonografia do Instituto de Medicina Física e Reabilitação da Faculdade de Medicina da Universidade de São Paulo (FMUSP).

Cibele Crispim
Nutricionista pelo Centro Universitário São Camilo. Mestre e Doutora em Ciências pelo Programa de Pós-graduação em Nutrição da Universidade Federal de São Paulo (Unifesp). Pós-doutorado na Universidade de Surrey, Reino Unido. Professora do Curso de Nutrição da Faculdade de Medicina da Universidade Federal de Uberlândia e Coordenadora do Grupo de Estudos em Cronobiologia Nutricional (CRONUTRI/FAMED-UFU).

Emilly Santos Oliveira
Nutricionista pela Universidade Federal de Goiás (UFG). Pós-graduada em Nutrição Clínica e Funcional. Mestranda em Nutrição e Saúde pela UFG.

Evelyn Brasil
Coordenadora da Pós-graduação de Sono do Hospital Israelita Albert Einstein (HIAE). Fisioterapeuta Referência do Setor de Adaptação de CPAP do HIAE. Certificada como Notório Saber em Fisioterapia do Sono pela Associação Brasileira do Sono e Associação Brasileira de Fisioterapia Cardiorrespiratória e Fisioterapia em Terapia Intensiva (ABS/ASSOBRAFIR).

Fabiana Martins Kattah
Nutricionista pela Universidade Federal de Minas Gerais (UFMG). Especialista em Gastroenterologia e Saúde Intestinal na Nutrição Clínica. Mestre e Doutoranda em Nutrição e Saúde pela Universidade Federal de Goiás (UFG).

Fernanda Akane Nishino
Biomédica. Especialista em Biotecnologia pela Universidade Federal de São Paulo (Unifesp). Doutoranda do Laboratório de Neurobiologia da Pineal do Departamento de Fisiologia da Unifesp.

Fernanda Gaspar do Amaral
Biomédica. Doutora e Pós-doutora em Fisiologia Humana pela Universidade de São Paulo (USP). Especialista em Análises Clínicas pelo Centro Universitário Hermínio Ometto. Docente do Departamento de Fisiologia da Universidade Federal de São Paulo (Unifesp). Orientadora do Programa de Pós-graduação em Neurologia e Neurociências da Unifesp.

Fernando Morgadinho Santos Coelho
Neurologista e Especialista em Medicina do Sono. Professor Associado Livre-docente da Universidade Federal de São Paulo (Unifesp).

Flávia Campos Corgosinho
Nutricionista e Doutora em Ciências pela Universidade Federal de São Paulo (Unifesp). Docente do Curso de Nutrição da Universidade Federal de Goiás (UFG). Membro Permanente do Programa de Pós-graduação em Nutrição e Saúde e Ciências da Saúde da UFG. Coordenadora do Grupo de Estudos da Obesidade de Goiânia.

Gabriel Natan Pires
Biomédico pela Universidade Federal de Ciências da Saúde de Porto Alegre (UFCSPA). Mestre e Doutor em Ciências pelo Programa de Pós-graduação em Psicobiologia da Universidade Federal de São Paulo (Unifesp). Professor do Departamento de Psicobiologia da Unifesp.

Giovana Longo-Silva
Nutricionista pela Universidade Anhembi Morumbi. Especialista em Nutrição em Saúde Pública pela Universidade Federal de São Paulo (Unifesp). Mestre e

Doutora em Ciências pela Unifesp. Pós-doutora em Sono e Nutrição pela Universidade de Barcelona, Espanha. Professora Adjunta da Faculdade de Nutrição da Universidade Federal de Alagoas (UFAL). Coordenadora do Grupo de Pesquisa (CNPq) Cronobiologia, Nutrição e Saúde (CRONUS).

Giselle de Martin Truzzi
Otorrinolaringologista e Médica do Sono. Doutora em Medicina do Sono pelo Departamento de Psicobiologia da Universidade Federal de São Paulo (Unifesp).

Gláucia Carneiro
Professora Adjunta da Disciplina de Endocrinologia da Universidade Federal de São Paulo (Unifesp). Pesquisadora Visitante no New York Nutrition and Obesity Research Center, Columbia University, EUA.

Glaury Coelho
Psicóloga Clínica. Certificada como Notório Saber em Psicologia do Sono pela Associação Brasileira do Sono e Sociedade Brasileira de Psicologia (ABS/SBP). Mestre em Ciências pelo Departamento de Psicobiologia da Universidade Federal de São Paulo (Unifesp). Doutoranda pela Escola Paulista de Medicina (EPM) da Unifesp.

Helena Hachul
Professora da Faculdade Israelita de Ciências da Saúde Albert Einstein. Livre--docente e Chefe do Setor Sono na Mulher da Universidade Federal de São Paulo (Unifesp). Pesquisadora do Instituto do Sono.

Jocélia Paula Rocha Cavalcante
Nutricionista pela Universidade Paulista (UNIP). Mestranda em Nutrição e Saúde pela Universidade Federal de Goiás (UFG).

Ksdy Maiara Moura Sousa
Psicóloga e Neuropsicóloga. Doutora em Ciências com ênfase em Medicina e Biologia do Sono pela Universidade Federal de São Paulo (Unifesp). Membro do Conselho de Psicologia do Sono da Associação Brasileira do Sono (ABS).

Letícia Ramalho

Nutricionista. Mestre pelo Programa de Pós-graduação em Medicina – Ciências Médicas – da Universidade Federal do Rio Grande do Sul (UFRGS). Doutora pelo Programa de Pós-graduação em Psiquiatria e Ciências do Comportamento da UFRGS. Pós-doutora pelo Programa de Pós-graduação em Medicina – Ciências Médicas – da UFRGS. Membro do Conselho de Nutrição da Associação Brasileira do Sono (ABS).

Leticia Santoro Azevedo Soster

Neurologista Infantil. Neurofisiologista Clínica e Médica do Sono Responsável pelo Serviço de Sono Infantil do Instituto da Criança e do Adolescente do Hospital das Clínicas da Faculdade de Medicina da Universidade de São Paulo (ICr-HCFMUSP).

Luciana Moraes Studart-Pereira

Mestre em Ciências da Linguagem. Doutora em Saúde da Criança e do Adolescente. Certificada em Fonoaudiologia do Sono pela Associação Brasileira do Sono (ABS). Docente do Curso de Fonoaudiologia da Universidade Federal de Pernambuco (UFPE). Membro Fundador e Vice-presidente (2021-2024) da Associação Brasileira de Motricidade Orofacial (ABRAMO). Coordenadora do Projeto de Extensão Universitária Craniomandibular Inter da UFPE. Diretora da ABS (2022-2024).

Luciano Ferreira Drager

Professor Associado do Departamento de Clínica Médica da Faculdade de Medicina da Universidade de São Paulo (FMUSP). Médico Assistente da Unidade de Hipertensão do Instituto do Coração do Hospital das Clínicas da Faculdade de Medicina da Universidade de São Paulo (InCor-HCFMUSP). Presidente da Associação Brasileira do Sono (ABS) – Gestão 2022-2024.

Lucio Huebra Pimentel Filho

Neurologista e Médico do Sono. Mestre em Ciências pelo Programa de Medicina do Sono da Psicobiologia da Universidade Federal de São Paulo (Unifesp). Membro da Diretoria do Núcleo do Sono do Hospital Sírio-Libanês (HSL).

Luiz Menna-Barreto

Professor Titular Aposentado (Colaborador Sênior) da Escola de Artes, Ciências e Humanidades da Universidade de São Paulo (USP).

Marcelo Csermák Garcia

Cirurgião-dentista. Doutor em Ciências pelo Departamento de Psicobiologia da Universidade Federal de São Paulo. Especialista Internacional em *Mindfulness*.

Márcia Assis

Médica Neurologista e Neurofisiologista. Vice-Presidente da Associação Brasileira do Sono (ABS) – Gestão 2022-2024.

Márcia de Oliveira Lima

Nutricionista pela Universidade Federal de Alagoas (UFAL). Mestranda em Nutrição Humana no Programa de Pós-graduação em Nutrição da UFAL. Pesquisadora do Grupo de Pesquisa (CNPq) Cronobiologia, Nutrição e Saúde (CRONUS).

Maria Carliana Mota

Nutricionista pela Universidade Federal de Alfenas (UNIFAL). Mestre, Doutora e Pós-doutorado em Ciências da Saúde pela Faculdade de Medicina da Universidade Federal de Uberlândia (UFU). Professora e Coordenadora do Curso de Nutrição da Faculdade Mais de Ituiutaba e Professora do Programa de Pós-graduação Nível Mestrado Profissional em Saúde Coletiva da Facmais de Inhumas. Membro do Grupo de Estudos em Cronobiologia Nutricional (CRONUTRI/FAMED-UFU).

Maria Fernanda Naufel

Representante do Conselho de Nutrição da Associação Brasileira do Sono (ABS). Nutricionista, Mestre em Ciências pela Universidade Federal de São Paulo (Unifesp). Doutora em Ciências pelo Programa de Pós-graduação em Nutrição da Unifesp. Pós-doutorado pela Unifesp. Docente da Pós-graduação de Sono do Hospital Israelita Albert Einstein (HIAE). Pesquisadora pela Escola Paulista de Medicina (EPM) da Unifesp. Assistência à Pesquisa no Instituto do Coração do Hospital das Clínicas da Faculdade de Medicina da Universidade de São Paulo (InCor-HCFMUSP).

Maria Luíza Conti de Freitas Gomes Custódio

Graduanda em Biomedicina pela Universidade Federal de São Paulo (Unifesp). Aluna de Iniciação Científica do Laboratório de Neurobiologia da Pineal do Departamento de Fisiologia da Universidade Federal de São Paulo (Unifesp).

Nádia Raci Marques Pereira

Mestre em Ciências da Saúde pela Universidade Federal de São Paulo (Unifesp). Pesquisadora do Setor de Psicobiologia – Sono na Mulher – da Unifesp.

Rafael Américo Pitanga dos Santos

Graduando em Biomedicina pela Universidade Paulista (UNIP). Aluno de Iniciação Científica do Laboratório de Neurobiologia da Pineal do Departamento de Fisiologia da Universidade Federal de São Paulo (Unifesp).

Risia Cristina Egito de Menezes

Nutricionista pela Universidade Federal de Pernambuco (UFPE). Mestre em Nutrição e Doutora em Saúde Pública pela UFPE. Pós-doutora em Geografia da Saúde pela Universidade de Coimbra, Portugal. Professora Adjunta da Faculdade de Nutrição da Universidade Federal de Alagoas (UFAL). Pesquisadora do Grupo de Pesquisa (CNPq) Cronobiologia, Nutrição e Saúde (CRONUS).

Rogerio Santos-Silva

Biólogo. Pós-doutorado pela Disciplina de Medicina e Biologia do Sono do Departamento de Psicobiologia da Universidade Federal de São Paulo (Unifesp). *Certification in Clinical Sleep Health (CCSH)* e *Registered Polysomnographic Technologist (RPSGT)*, ambos emitidos pelo Board of Registered Polysomnographic Technologists (BRPT), EUA *Health Research* – Especialista Sênior – na Samsung Research & Development Brazil (SRBR).

Viviane Akemi Kakazu

Fisioterapeuta pela Universidade Estadual Paulista (UNESP). Mestre em Ciências e Doutoranda pelo Programa de Pós-graduação em Psicobiologia da Universidade Federal de São Paulo (Unifesp).

Ygor de Matos Luciano

Fisioterapeuta pela Universidade Estadual Paulista (UNESP). Mestre em Ciências e Doutorando pelo Programa de Pós-graduação em Psicobiologia da Universidade Federal de São Paulo (Unifesp).

Durante o processo de edição desta obra, foram tomados todos os cuidados para assegurar a publicação de informações técnicas, precisas e atualizadas conforme lei, normas e regras de órgãos de classe aplicáveis à matéria, incluindo códigos de ética, bem como sobre práticas geralmente aceitas pela comunidade acadêmica e/ou técnica, segundo a experiência do autor da obra, pesquisa científica e dados existentes até a data da publicação. As linhas de pesquisa ou de argumentação do autor, assim como suas opiniões, não são necessariamente as da Editora, de modo que esta não pode ser responsabilizada por quaisquer erros ou omissões desta obra que sirvam de apoio à prática profissional do leitor.

Do mesmo modo, foram empregados todos os esforços para garantir a proteção dos direitos de autor envolvidos na obra, inclusive quanto às obras de terceiros e imagens e ilustrações aqui reproduzidas. Caso algum autor se sinta prejudicado, favor entrar em contato com a Editora.

Finalmente, cabe orientar o leitor que a citação de passagens da obra com o objetivo de debate ou exemplificação ou ainda a reprodução de pequenos trechos da obra para uso privado, sem intuito comercial e desde que não prejudique a normal exploração da obra, são, por um lado, permitidas pela Lei de Direitos Autorais, art. 46, incisos II e III. Por outro, a mesma Lei de Direitos Autorais, no art. 29, incisos I, VI e VII, proíbe a reprodução parcial ou integral desta obra, sem prévia autorização, para uso coletivo, bem como o compartilhamento indiscriminado de cópias não autorizadas, inclusive em grupos de grande audiência em redes sociais e aplicativos de mensagens instantâneas. Essa prática prejudica a normal exploração da obra pelo seu autor, ameaçando a edição técnica e universitária de livros científicos e didáticos e a produção de novas obras de qualquer autor.

Sumário

Seção IV

Seção V

Apresentação

O Conselho de Nutrição da Associação Brasileira do Sono, juntamente com a Diretoria dessa mesma instituição, tem a satisfação de apresentar o primeiro livro sobre nutrição e sono do Brasil.

O profissional nutricionista pode atuar na prevenção e auxiliar no tratamento de diversos distúrbios de sono. Esse papel, além de auxiliar na melhora da qualidade do sono, resulta na otimização do tratamento nutricional, tendo em vista que a melhoria do padrão de sono tende a incrementar também a resposta nutricional no tratamento de uma série de doenças.

Apesar da importância de entender sobre o sono normal e os distúrbios de sono, a grande maioria dos profissionais da nutrição não teve contato algum com essa área durante a graduação, o que leva à insegurança para abordar em sua prática clínica este que é um tema de extrema importância para saúde pública.

Divulgar para os nutricionistas e outros profissionais da saúde de todo o Brasil a relação entre o sono e a nutrição se faz, então, necessário por ser um assunto de relevância no tratamento tanto de distúrbios de sono quanto de doenças crônicas atendidas com frequência pelo nutricionista clínico e por outros profissionais, como a obesidade, o diabetes *mellitus* e a hipertensão.

Assim, este livro tem por objetivo iniciar o conhecimento do nutricionista e de outros profissionais da saúde com relação à medicina do sono e colocar de forma clara, prática e adaptada à realidade clínica as principais condutas nutricionais para prevenção e tratamento de distúrbios de sono e de comportamentos inadequados e deletérios do sono.

Nosso objetivo com esta obra é evidenciar aos nutricionistas, aos alunos da graduação, aos outros profissionais da saúde e aos leigos que a nutrição, de maneira simples, é capaz de melhorar a qualidade do sono e consequentemente a qualidade de vida da população.

Maria Fernanda Naufel

Conceito e fisiologia do sono

Cronobiologia: conceitos fundamentais – uma atualização necessária

Luiz Menna-Barreto

Este capítulo representa uma intenção de colaborar com os profissionais que se ocupam do sono humano, como uma tentativa de enriquecimento das abordagens atualmente disponíveis e praticadas. Nesta etapa final da minha vida produtiva, ofereço algumas contribuições que espero possam suscitar reflexões e debates.

Convidado para escrever um capítulo neste livro sobre sono e nutrição, foi então que propus alternativamente um texto sobre as contribuições da minha área de competência, a cronobiologia,[1] para uma ampliação da compreensão e atuação de vocês, profissionais do sono leitores deste livro.

Minhas relações com a nutrição partem do reconhecimento da importância dos ciclos de alimentação/jejum e seu papel como um dos sincronizadores ambientais/comportamentais dos ritmos biológicos, conforme discutirei mais adiante. Na minha experiência de vida passei por diferentes experiências de alimentação e sempre procurei relacionar o que, quanto e quando comia com a duração e qualidade do sono. Essas vivências me levaram a fases de sobrepeso (90 kg) quando tinha cerca de 50 anos e à fase atual, na qual mantenho o peso de 70 kg, com atenção especial para evitar comidas mais pesadas à noite, cujo efeito de má qualidade do sono tem sido bem evidente. Sobre nutrição, fico por aqui, recomendando a leitura do Capítulo 6 Crononutrição. Apresento na Figura 1 um gráfico ilustrando a oscilação diária da temperatura corporal humana.

Uma descrição detalhada dos mecanismos neurais envolvidos na gênese e nos ajustes dos ritmos biológicos, especialmente os ciclos de cerca de 24 horas, os circadianos, pode ser encontrada em nosso livro.[1]

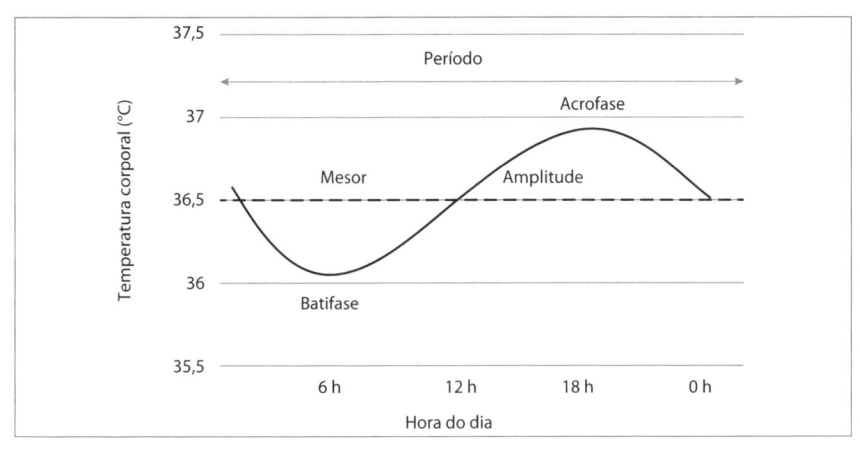

Figura 1   Temperatura corporal humana.
Fonte: Geneva.[2]

Começo este capítulo com uma pergunta: afinal, o que é o sono? O sono é um fenômeno multiplamente determinado, faz parte de um ciclo que se repete ao longo dos dias e sua organização temporal merece um olhar qualificado. Essa melhor qualificação envolve uma ampliação das fronteiras disciplinares do conhecimento, fronteiras que muito frequentemente ocultam, por omitir, aspectos eventualmente fundamentais dos fenômenos sob estudo. Comentarei neste capítulo as contribuições da cronobiologia necessárias para um bom entendimento desse fenômeno e base para propostas de intervenção comportamental e farmacológica.

Propostas de "higiene do sono" merecem olhar atento para não virar "receita de sono correto", expectativa que nega a variabilidade, presente por exemplo nas mudanças de hábitos de sono ao longo da semana/final de semana, férias, entre outras mudanças. Essas alterações compõem o cotidiano de sonos saudáveis, variando em amplitude. Alguns indivíduos chegam a inverter o ciclo, ao passo que outros realizam pequenas mudanças nos horários de dormir e acordar. De qualquer forma, essas alterações ocorrem, e constituem objeto de estudo interessante os processos de adaptação presentes na sequência de uma dessas alterações. Em outras palavras, o que proponho é uma abordagem do sono que inclua essas adaptações, porque talvez aí encontremos explicações razoáveis para alguma queixas. Essa temática das supostas normalidades será abordada em diversos momentos deste capítulo, dada a relevância que atribuo aos valores considerados normais.

Em minhas aulas costumo perguntar aos presentes: qual é o seu estado normal, dormindo ou acordado? Os alunos aceitam a provocação e quase todos afirmam que o normal é estar acordado, e não dormindo. Quando eu digo na sequência que a normalidade é a oscilação entre o dormir e o acordar, eles em geral se dão conta da armadilha da minha pergunta, e assim está criada a dúvida sobre o significado da palavra "normal" ou "normalidade", que espero compartilhar com os leitores na sequência.

Começo com uma discussão sobre o sono. Afinal, no que consiste esse fenômeno tão comum na nossa espécie e presente em muitas outras? Difícil responder à pergunta sobre quando, na evolução, se tem algum registro sobre o sono, mas parece indubitável que se trata de algo essencial para a sobrevivência. Até onde estou informado, há poucas tentativas de datar o aparecimento do sono nos diferentes ramos da evolução.[3] Passo a descrever o que se sabe e sobretudo o que faz falta saber sobre o sono humano.

O sono é uma fase de um ciclo, o ciclo vigília/sono (CVS). O ciclo vigília/sono é um ritmo biológico fundamental para nossa sobrevivência, e cabe enfatizar que o sono só existe junto com a vigília, ou seja, deve ser entendido como uma dessas duas fases. Além disso, o CVS varia ao longo dos dias, mudando nos finais de semana, dias de trabalho e repouso etc.

Mudanças de hábitos devem ser levadas em conta para o bom entendimento da recuperação do ciclo após uma noite em claro numa festa, por exemplo. A recomendação de 8 horas diárias de sono não passa de uma abstração apoiada em valores médios que na verdade já não são mais de 8 horas.[4] Enquanto ritmo biológico, o CVS é composto por outros padrões rítmicos além do circadiano, no qual a duração dos ciclos ocorre aproximadamente a cada 24 horas; esse é o componente mais conhecido, o que não elimina outros padrões temporais eventualmente presentes, como ritmos de maior frequência, os ultradianos, e de menor frequência, os infradianos. Por exemplo, cochilos diários eventualmente presentes e variações ao longo das estações do ano são componentes ultradianos e infradianos, respectivamente.

Assim, para uma boa avaliação do CVS, torna-se necessário um acompanhamento ao longo de pelo menos 3 semanas, o que pode ser feito pelo próprio paciente por meio de um diário de sono – ali são anotados todos os episódios de sono (horários de início e final) ao longo de 3 semanas, de modo a incluir finais de semana. O registro eletroencefalográfico de uma ou duas noites de sono resulta ineficiente para uma interpretação segura do ciclo, além do alto custo monetário e da alteração de hábitos do paciente (dormir em um laboratório). A vantagem do uso do diário, além da praticidade, convida o paciente a se tornar um observador de seus ritmos. O diário pode (e deve, eu acrescentaria) incluir anotações da vida diária, como horários de alimentação, horários de interação social, exercício/atividade física, e eventualmente espaço para anotações sobre a qualidade do sono. Esses dados permitirão uma interpretação mais ampla e mais bem fundamentada do sono.

Uma parte das queixas de sono envolve mudanças nos padrões rítmicos, e eventuais alterações permitirão em princípio identificar causalidades e guiar propostas de intervenção, tanto comportamental como farmacológica. Aqui cabe uma consideração sobre o papel dos profissionais do sono – seu papel pedagógico inegável ao oferecer análises dos padrões de sono observados nos pacientes. Nessa interação há espaço para conversar sobre a rotina e eventuais armadilhas nas quais as pessoas se metem. Uma consulta pode abrigar convite para o autoconhecimento dos pacientes sobre seus corpos e hábitos.

Comentarei a seguir o conceito de *"zeitgeber"*, termo em alemão que pode ser traduzido como "sincronizador" e que identifica ciclos ambientais que se mostram eficientes na sincronização dos ritmos circadianos. O mais estudado é o ciclo claro/escuro ao qual nos submetemos diariamente. Além do ciclo de iluminação, atuam como sincronizadores os ciclos de alimentação, atividade física e interação social. Cumpre ressaltar que em todos esses casos ocorrem interações entre os estímulos e o comportamento dos sujeitos. Por exemplo, intervimos no ciclo claro/escuro apagando e acendendo as luzes do ambiente, buscando e ingerindo alimentos, praticando exercícios físicos, interagindo socialmente. Muitos dos achados clássicos da literatura cronobiológica referem-se a experimentos nos quais homens ou animais são submetidos passivamente a ciclos de luz, alimentação, atividade física e interação social, permitindo identificar efeitos sobre a ritmicidade. Aliás, foi assim que os agentes sincronizadores foram identificados, mas pouco se pode inferir sobre esses ritmos em vida livre. Mais uma vez o uso de diários permite identificar as rotinas às quais os sujeitos estão submetidos.

Outra questão que convida a enriquecer a abordagem cronobiológica é o cenário no qual muitos experimentos são pensados, a saber, a busca de controle do sono, tanto da duração quanto da qualidade dos episódios. Essa tentativa de controle deveria ser acompanhada de informações sobre a rotina da vida dos sujeitos de modo a propiciar uma terapia mais qualificada. Eventuais interesses comerciais devem ser levados em consideração.

Um aspecto mais geral sobre os ritmos biológicos é aquele que busca entender as funções dos ritmos, por exemplo, o CVS, quando e como surgiram ao longo da evolução e qual seu estado atual, incluindo perspectivas de mudanças futuras. Um exemplo disso é o caso da preferência humana pela diurnalidade, que surgiu em alguns primatas e que acabou se constituindo em característica fundamental na espécie humana. Hoje nascemos diurnos, enquanto outros mamíferos e alguns primatas mostram atividades noturnas. Junto com a diurnalidade, nossa espécie desenvolveu o sistema visual adaptado para atividades diurnas. O advento do fogo e seu uso disseminado entre nossos ancestrais criaram momentos de exposição à luz no meio da noite, fato que a iluminação elétrica acabou generalizando e se constituindo como rotina na maioria dos espaços ocupados por humanos. A exposição à iluminação noturna sabidamente interfere no CVS.

Concluindo esta reflexão sobre os aspectos evolutivos, sugiro pensarmos sobre o estado atual dos nossos sonos, enfim, entender os inúmeros problemas que fundamentam essa área de atuação. Estamos nos dirigindo para a partição crescente dos episódios de sono, tipo "durma quando puder", ou, ao contrário disso, estaremos empenhados na recuperação de um padrão mais compatível com uma vida saudável?[5] A diurnalidade se estabeleceu ao longo da evolução humana, mas junto com ela desenvolveram-se e permanecem presentes mecanismos que permitem adaptações e que ajudam a compreender a diversidade presente hoje no sono da espécie. Há quem defenda a padronização/homogeneidade dos hábitos sem se dar conta do quanto essa opção carrega junto com ela uma proposta de eliminação da diversidade. Reflita por exemplo sobre os debates atuais a respeito de opções de gênero e as tentativas de caracterizar diversidades como patologias, desvios da normalidade. Essa concepção peca por uma noção estreita do que venha a ser a normalidade, quase sempre confundida com valores médios. É bem o caso das recomendações de 8 horas diárias de sono. Ora, valores médios como esse das 8 horas carregam variabilidades. Pense por exemplo que as durações encontradas na população variam entre 4 e 12 horas.

Um exemplo ilustrativo: há relatos segundo os quais Einstein costumava dormir cerca de 12 horas por dia e detestava ser acordado pela manhã, e de que essas transições entre o sono e a vigília eram seus momentos de maior criatividade.[6] Ouso afirmar que a melhor pedagogia do sono é aquela que é construída pelos próprios indivíduos e que resulta de interações produtivas com profissionais do sono. A crítica que faço aqui pode ser lida e entendida como uma tentativa de ampliar a visão que se transmite nos atendimentos.

Ainda dentro dos aspectos evolutivos, uma particularidade do CVS merece atenção: o fenômeno das preferências matutino-vespertinas que caracterizam o que chamamos de cronotipos. A constatação dessas diferenças que encontramos nas pessoas constitui o que chamamos de cronotipos. Em seu trabalho original, Horne e Östberg[7] propuseram um questionário sobre horários preferidos pelos sujeitos para diversas atividades diárias. As pontuações obtidas foram totalizadas em escores, esses escores foram ordenados e sua distribuição foi descrita por uma curva normal. Os 5% extremos foram identificados como matutinos ou vespertinos extremos, os 20% adjacentes como moderadamente matutinos ou vespertinos e os 50% centrais como intermediários. Esse questionário foi aplicado em inúmeros países, sempre resultando em distribuições normais, mas com curvas distintas, por exemplo, as curvas obtidas em nossos estudos comparadas com a curva dos europeus do trabalho original mostraram que éramos mais matutinos que os europeus. Ou seja, a diversidade se faz presente nesses locais estudados, provavelmente revelando culturas distintas – a *siesta* de tradição espanhola é um padrão bifásico do CVS e nem por isso patológico.

Do ponto de vista biológico mais amplo, podemos pensar que as preferências matutino-vespertinas resultam de adaptações construídas ao longo da evolução humana. Um dado interessante sobre os cronotipos é sua mudança ao longo da vida. Expressamos maior matutinidade na primeira infância, tendemos a ser mais vespertinos na adolescência, mais matutinos na vida adulta e finalmente mais matutinos ainda na velhice.[8] Alguns pesquisadores têm interpretado os cronotipos como a expressão dos assim chamados "genes relógio" (os *clock genes*).[9] Obviamente esses genes, presentes em todas as nossas células, atuam na construção de nossas preferências diárias, mas sua atuação não deve ser dissociada das condições temporais dos ambientes nos quais vivemos, até porque nossas preferências mudam ao longo da vida. Assim, é mais razoável dizermos que **estamos** mais matutinos ou vespertinos, e não que **somos** vespertinos ou matutinos.

Mais uma vez convido os profissionais do sono a adotarem esse papel de pedagogos do sono. Reconheço aqui a forte influência do pensador Paulo Freire[10] sobre esse papel pedagógico que proponho assumirmos. Aliás, foi na gestão de Freire na Secretaria de Educação da Prefeitura de São Paulo que vivi experiências determinantes do meu modo de pensar o sono. Relato conversas com dirigentes de creches da capital nas quais surgiram propostas de pesquisas. Naquele momento as creches funcionavam em três turnos, das 7 às 11 horas, das 11 às 15 horas e das 15 às 19 horas. Quando esses turnos apareceram em uma das conversas, eu disse que provavelmente parte das crianças acabava dormindo no turno das 11 horas, o que provocou protestos na audiência – na minha creche **NÃO!** Propus então um levantamento nas creches que acabou revelando o óbvio: muitas crianças (mas nem todas) de fato dormiam. Introduzo aqui um comentário sobre os chamados "relógios biológicos". Metáforas como essa são comuns na literatura biológica, por exemplo, o coração como uma bomba e o cérebro como um computador. Algumas metáforas acabem sendo incorporadas à linguagem comum e talvez aqui caiba na necessidade de uma apreciação crítica. No caso dos relógios, a metáfora é obviamente inspirada na presença de ciclos repetitivos dos ritmos biológico, mas o que é preciso é apontar que, ao assumir para os ritmos biológicos a regularidade típica dos relógios, estamos desprezando os ajustes cotidianos que ocorrem em nossos ritmos em seus ambientes sempre variáveis.

Costumo perguntar: "Você compraria um relógio desses que variam de acordo com as condições do ambiente?". A resposta óbvia é "não", dada a inutilidade prática desse relógio "flexível", que exibe ajustes continuamente. Diversos eventos e artigos científicos adotam esse termo, suponho que na esperança de ampliar a difusão do conhecimento. Curioso é o fato de que essa esperança acaba omitindo a flexibilidade/variabilidade facilmente constatável nos ritmos biológicos.[11]

O fato de o sono ser um comportamento esperado, normal, nos humanos e outras espécies talvez não autorize a busca de um padrão único, normal para a espécie. Gosto de dizer que o normal é a diversidade, a variabilidade. O advento relativamente recente de recursos da chamada "inteligência artificial" sem dúvida torna acessíveis imensas bases de dados sobre o sono no planeta, e isso pode vir a ser um dado bem interessante pelo fato de as diversidades emergirem com seus devidos pesos na massa de dados. A pergunta sobre a existência de um único valor normal para as durações de sono talvez deva ser substituída pela avaliação da presença de padrões alternativos.

A novidade nos estudos do sono talvez esteja justamente na constatação da presença de vários padrões e nas relações desses padrões com as diferentes culturas nas quais emergem. Entendo que essa visão tem como contraponto a imposição de um padrão único para a espécie, papel que não vejo como avanço do conhecimento; trata-se mais de um retrocesso. Retrocesso aliás que não encontra um sono "natural" como candidato a modelo do sono único para a espécies.

Um campo aberto a investigações sem dúvida está presente nas tentativas de estudo do sono em populações originárias; muito pouco se sabe ainda das diversidades aí presentes. Aqui novamente uma sugestão para esses futuros estudos dos padrões de sono em povos originários – identifiquem as diversidades presentes e eventualmente associadas ao grau de isolamento desses povos e a intensidade de interações com o entorno da cultura "branca" dominante.

Orientei pesquisas de mestrado e doutorado nas quais estudamos as rotinas de um povo indígena (Caiowaa-Guarani) do litoral norte de São Paulo, com registros de atividade/repouso de adolescentes e jovens adultos das tribos. Um resultado interessante foi a ausência de tendência à vespertinidade nos adolescentes, resultado que contrasta com a literatura internacional e que merece maior explicação.

Esse mesmo tipo de preconceito de normalidades no sono está presente na maioria dos artigos disponíveis atualmente sobre os cronotipos e sua possível relação com os padrões de sono, nos quais os que pontuam como vespertinos vêm sendo associados com privação de sono e péssimas consequências comportamentais, como piora do humor e baixo rendimento escolar. Alguns desses pesquisadores têm proposto atrasos nos horários de início das aulas de modo a diminuir o impacto da eventual privação de sono associada à vespertinidade. No meu entendimento essa associação peca pela compreensão superficial da tendência dos adolescentes à vespertinidade encontrada nos ambientes urbanos já estudados

Finalmente, seguem algumas sugestões de temas para pesquisa dos padrões de sono em humanos. Em primeiro lugar, são necessários estudos de diversidades regionais no Brasil e na América Latina, que representariam alto valor acadêmico pela originalidade – ainda há poucos estudos, e esses temas pedem colaborações entre latino-americanos. Essa proposta está claramente inserida nos movimentos de decolonização da ciência,[12] que caracterizaria a valorização do conhecimento de realidades singulares nos nossos países.

Outra temática que promete frutos interessantes é a área dos sonhos e de sua eventual relevância como componentes de sonos saudáveis. É evidente que sempre é possível encontrar profissionais que discordam dessa relevância: os sonhos representariam atividade de conteúdo de difícil, senão impossível, abordagem científica. Defendo a visão oposta, segundo a qual os sonhos fazem parte tanto da saúde mental em sentido mais amplo como do sono em sentido mais restrito.[13] Aqui cabe enfatizar a defesa de Albert Einstein sobre suas inspirações, citada em trecho anterior, no qual discuto a suposta normalidade das 8 horas diárias de sono. A transição entre o sono e a vigília constitui um momento no qual as fantasias típicas dos sonhos podem dialogar com a realidade que o sujeito está vivendo no momento. A imposição de um horário supostamente "normal" para o despertar está acompanhada de uma negação desse momento possivelmente criativo.

REFERÊNCIAS

1. Marques N, Menna-Barreto L. Cronobiologia: princípios e aplicações. 3.ed. São Paulo: Edusp; 2003.
2. Geneva II. Human body temperature circadian rhythm in health and disease. Heat Illness and Critical Care. 2023 Nov 13. Disponível em: https://www.intechopen.com/chapters/89202. Acesso em: 13 set. 2024.
3. Rattenborg NC, Ungurean G. Thew evolution and diversification of sleep. Trends in Ecology and Evolutions. 2023;38(2):156-70.
4. Crary J. 24/7: late capitalism and the ends of sleep. London: Ed. Verso; 2013.
5. Han BS. A sociedade do cansaço. Petrópolis: Vozes; 2017 [The burnout society. Stanford University Press; 2015].
6. A importância do sono #Einstein #Podcast. Canal do Hospital Israelita Albert Einstein, 2024. Disponível em: https://www.youtube.com/watch?v=rhmtdrLB_hg. Acesso em: 25 set. 2024.
7. Horne JA, Östberg O. A self-assessment questionnaire to determine morningness-eveningness in human circadian rhythms, Int Journal of Chronobiology. 1976;4(2):97-110.
8. Barbosa AA, Miguel MAL, Tufik S, Sabino FC, Cendoroglo MS, Pedrazzoli M. Sleep disorder or simple sleep ontogeny? Tendency for morningness is associated with worse sleep quality in the elderly. Brazilian Journal of Medical and Biological Research. 2016;49(10).
9. Discoveries of molecular mechanisms controlling the circadian rhythm. The Nobel Prize, 2017. Disponível em: https://www.nobelprize.org/prizes/medicine/2017/advanced-information/. Acesso em: 4 set. 2024.
10. Freire P. Pedagogia do oprimido. Rio de Janeiro: Paz e Terra; 1970.
11. Menna-Barreto L. Relógio biológico: prazo de validade esgotado? Neurociências. 2005;2(4):1-4
12. Ambrosim ML. O colonialismo ainda está presente na ciência moderna. Politize. 2024 Jan 1. Disponível em: https://www.politize.com.br/colonialismo-cientifico/. Acesso em: 6 set. 2024.
13. Ribeiro S. O oráculo da noite: a história e a ciência do sonho. São Paulo: Companhia das Letras; 2019.

Capítulo **2**

Melatonina

Caroline Aparecida Pereira de Souza
Fernanda Akane Nishino
Maria Luíza Conti de Freitas Gomes Custódio
Rafael Américo Pitanga dos Santos
Fernanda Gaspar do Amaral

INTRODUÇÃO

A melatonina é um hormônio que apresenta múltiplos mecanismos de ação e funções em todos os organismos vivos. Nos mamíferos, por exemplo, a melatonina pineal funciona como cronobiótico, atuando na regulação da ordem temporal interna, sendo responsável pela distribuição diária e sazonal dos processos fisiológicos, como o ciclo vigília-sono e o metabolismo energético. A organização temporal adequada do balanço energético é promovida pela melatonina por meio de:

- Regulação do fluxo de energia de e para as reservas teciduais.
- Regulação direta do gasto energético pela ativação do tecido adiposo marrom e por sua participação no processo de escurecimento do tecido adiposo branco, como parte dos chamados efeitos antiobesogênicos desse hormônio.
- Regulação indireta da digestão e absorção, ao modular a secreção e a atividade de hormônios e enzimas envolvidos nesses processos, que seguem um padrão de atividade atrelado temporalmente ao período de ingesta alimentar.

Evidências experimentais demonstram ainda que a melatonina modula a síntese, secreção e ação da insulina. A redução ou ausência na produção pineal de melatonina, como observada no envelhecimento, em trabalhadores de turno noturno e/ou pela fotoiluminação artificial noturna, induz resistência à insulina, intolerância à glicose, distúrbios de sono e desorganização metabólica circadiana, que podem culminar em obesidade. Estudos apontam que a terapia de reposição de melatonina, adequadamente feita sob orientação médica, pode contribuir para restaurar temporalmente a organização do metabolismo energético. O Ministério da Saúde do Brasil, em seu estudo *Vigilância de fatores de risco e proteção para doenças crônicas por inquérito telefônico*, traçou o perfil do brasileiro em relação às doenças crônicas mais incidentes no país: 7,4% têm diabetes e 20,3% estão obesos.[1] Esses números refletem uma estimativa de que 2 em cada 10 brasileiros estão obesos. Em relação ao excesso de peso, mais da metade dos brasileiros está nessa situação (55,4%).[1]

Assim, torna-se cada vez mais importante compreender a fisiopatologia dessas condições e seus fatores causadores. Nesse contexto, sabe-se que a manutenção dos ritmos biológicos, como o ciclo vigília-sono e a organização temporal da alimentação, e as ações da melatonina são essenciais para a promoção da saúde metabólica e do equilíbrio energético.

MELATONINA

A melatonina, N-acetil-5-metoxitriptamina, é uma indolamina de caráter ubíquo na natureza, sendo encontrada na grande maioria dos organismos vivos. Em vertebrados, com ênfase nos mamíferos, a glândula pineal, mais especificamente os pinealócitos, é responsável pela síntese de melatonina.[2] A pineal, anteriormente chamada de epífise, é uma glândula neuroendócrina epitalâmica não pareada originária do teto do terceiro ventrículo, e localizada acima da lâmina quadrigeminal no centro geométrico do cérebro humano.[3]

Devido a sua característica anfifílica, a melatonina não é armazenada nos pinealócitos e tem a capacidade de atravessar a bicamada lipídica, difundindo-se em uma variedade de fluidos corporais como o sangue e o líquido cefalorraquidiano.[4] Sua síntese e secreção limitam-se à fase de escuro, independentemente do período de atividade da espécie, a menos que haja presença de luz, o que bloqueia sua produção pelos pinealócitos. Desse modo, pelo fato de sua síntese pineal ser restrita à noite escura, a função da melatonina é, mediante a alternância de sua presença/ausência na circulação e no líquor, atuar como sinalizador do fotoperíodo para todas as células. Sendo assim, é um agente doador de tempo fundamental para a sincronização adequada da fisiologia do organismo às demandas diárias e sazonais.[2,5]

A via neural que controla a síntese pineal de melatonina inclui o núcleo paraventricular hipotalâmico (PVN), a coluna intermédio-lateral da medula torácica alta (IML) e o gânglio cervical superior, cujas projeções culminam no interstício glandular. Essa alça está sob controle do relógio biológico central, o núcleo supraquiasmático (NSQ) hipotalâmico, responsável por temporizar a síntese pineal de melatonina a cada aproximadamente 24 horas, e sincronizá-la ao claro-escuro ambiental, atrelando-a exclusivamente à noite, conforme mencionado anteriormente. Essa sincronização se dá pela sinalização das células ganglionares intrinsecamente fotossensíveis retinianas e por sua comunicação com o NSQ através do trato retino-hipotalâmico. Assim, a ativação da síntese pineal de melatonina é derivada de sinalização simpática via noradrenalina (NE), mediada por receptores adrenérgicos alfa e beta, e envolve conversões enzimáticas subsequentes a partir do aminoácido triptofano, com destaque para a enzima passo determinante, arilalquilamina-N-acetiltransferase (AANAT).[2,4,5]

A ativação dos receptores beta adrenérgicos, associados à proteína Gs, promove aumento da concentração intracelular do monofosfato de adenosina cíclico (AMPc) e ativação da proteína quinase A (PKA). Adicionalmente, por meio da ativação dos receptores alfa-adrenérgicos, acoplados à proteína Gq, sucede-se o aumento de trifosfato de inositol intracelular (IP3) e diacilglicerol. A ação do IP3 nos receptores do retículo endoplasmático aumenta a concentração intracelular de cálcio, promovendo a ativação da proteína quinase C (PKC). A ativação da PKA e da PKC promove aumento da expressão e da atividade das enzimas envolvidas na síntese pineal de melatonina.[3]

Note-se que a série de conversões enzimáticas que resultam na melatonina é dependente do aminoácido triptofano, que está presente em alimentos como peixes com maior teor de gordura – que também apresentam ômega 3 (EPA, DHA) e vitamina D, sendo associados à prevenção de alguns distúrbios físicos e mentais –, banana, castanha de caju, soja, algumas sementes e leite. Este último pode conter uma quantidade maior de melatonina quando coletado no período noturno e parece estar associado à indução mais eficiente do sono.[6]

É importante salientar que o papel da melatonina pineal na higidez do ciclo vigília-sono envolve mais do que sua potencial indução do sono, e inclui:

- A adequada temporização circadiana do sono.
- A organização e consolidação do sono noturno.
- A promoção de vigília de qualidade.

Essas ações a caracterizam como organizadora temporal do ciclo vigília-sono. Como dito anteriormente, a síntese pineal de melatonina é responsável tanto pela concentração sanguínea quanto liquórica do referido hormônio. Contudo, a síntese para uso local é observada em outras regiões do organismo, como retina, trato gastrointestinal, medula óssea, rins, fígado, timo, tireoide, ovários, endométrio, testículos, dentre outros.[2]

MODOS DE AÇÃO DA MELATONINA

A melatonina interage com seus alvos celulares por pelo menos duas formas diferentes:

1. Sem mediação pelos receptores de membrana, de maneira direta.
2. Mediada pelos receptores de membrana MT1 e MT2.[2]

Por meio desses mecanismos, a melatonina é capaz de modular o metabolismo celular, a transcrição e a tradução de diferentes genes, a degradação de proteínas, a permeabilidade de canais iônicos, dentre outros processos fisiológicos celulares.[2,4]

Entre suas ações não mediadas por receptores, cabe dar destaque a seu papel antioxidante. Tanto a melatonina quanto seus metabólitos apresentam ação protetiva contra espécies reativas de oxigênio, de nitrogênio e de cloreto, sendo consideradas moléculas importantes na regulação do estresse oxidativo celular. Essa característica permite que a melatonina atue na manutenção das funções mitocondriais e na proteção do material genético contra danos causados por espécies reativas de oxigênio, por exemplo.[7]

Os receptores de membrana para melatonina, MT1 e MT2, são heterodiméricos e metabotrópicos, associados a proteínas Gi/Go e Gq/11, responsáveis pela regulação da atividade da adenilato ciclase, da fosfolipase A, da fosfolipase C, além da atividade de canais iônicos. As principais consequências celulares da ativação desses receptores pela melatonina são a diminuição da produção intracelular de AMP cíclico e de GMP cíclico e o aumento da produção de diacilglicerol e IP3.[2]

As consequências fisiológicas desses processos são específicas a depender do tecido avaliado. Os receptores MT1 e MT2 estão presentes em diferentes tecidos centrais, como NSQ, córtex, cerebelo, tálamo, hipocampo; e periféricos, como fígado, tecido adiposo branco, pâncreas, placenta, gônadas, entre outros.

A função fisiológica da melatonina depende não somente de seus mecanismos de ação, mas também dos seus modos de ação, que são classificados em imediatos, prospectivos, cronobióticos, sazonais e transgeracionais (Figura 1). Os efeitos imediatos são observados no período em que a melatonina está presente no organismo, tanto na corrente sanguínea quanto no líquido cefalorraquidiano. Como sua secreção ocorre durante a noite escura, isso é equivalente ao período noturno. Entre esses efeitos, estão suas ações como antioxidante, descritas anteriormente.[2]

Os efeitos prospectivos são observados no período em que a melatonina não está presente no organismo, ou seja, durante o dia, desde que tenha acontecido um episódio secretório do hormônio na noite anterior. Tendo isso em vista, esses efeitos são classificados quanto ao tempo transcorrido desde o último episódio secretório. Quando ocorrem logo após o fim da secreção são chamados de efeitos proximais ou consecutivos. Por outro lado, quando os efeitos estão relacionados à expressão gênica mediada pela melatonina, como a transcrição de genes do relógio, são chamados de efeitos distais ou prolongados.[2]

Os efeitos cronobióticos envolvem a sincronização do sistema endógeno de temporização, que é composto de alças neurais, hormonais e gênicas, e é responsável pela organização dos processos fisiológicos ao longo de aproximadamente 24 horas para atender às demandas funcionais e metabólicas de cada fase do ciclo. A secreção diária de melatonina, atrelada exclusivamente à noite escura, atua como pista do ciclo de claro/escuro ambiental, sincronizando o sistema de temporização e os processos fisiológicos derivados. Assim, ela atua como um agente interno regulador da ritmicidade biológica ou *zeitgeber* interno.[2]

Os efeitos sazonais também promovem a sincronização entre os sistemas fisiológicos e o meio ambiente. Nesse caso, estão relacionados às alterações na duração do perfil diário de melatonina, que é proporcional à duração da noite, e nas adaptações metabólicas necessárias de acordo com as diferentes estações do ano. Conforme as noites se tornam gradualmente mais longas com a aproximação do inverno, a duração da síntese pineal de melatonina também se estende, mantendo o hormônio por mais tempo na circulação sanguínea. O inverso é observado com a aproximação do verão, que tem noites gradualmente mais curtas. Por meio desses eventos ocorre a sincronização entre as necessidades sazonais e os ciclos reprodutivos e metabólicos. Esses mecanismos permitem que seres como os animais hibernantes elevem seus estoques energéticos em forma de gordura por meio do aumento da ingesta alimentar nas estações mais quentes, e controlem o momento de hibernação durante o inverno.[2]

Efeitos imediatos	Efeitos prospectivos	Efeitos cronobiológicos	Efeitos sazonais	Efeitos transgeracionais
Melatonina e sua interação direta e imediata com seus efetores	Observados durante o dia (começo ou fim) e desencadeados na ausência de melatonina, desde que o hormônio tenha estado presente na noite anterior	Repetição diária do sinal de melatonina durante a fase de escuro	Duração do perfil diário de melatonina e alteração diária para as mudanças sazonais	Melatonina materna atravessando a placenta
1) Ação antioxidante. 2) ↓ AMPc-PKA-CREB e GMPc. 3) ↑ DAG, de IP3 e da atividade da PKC. 4) Regulação dos canais para potássio e para cálcio.	**Proximal ou consecutivo** 1) Hipersensibilização AMPc/PKA/CREB **Distal ou prolongado** 1) Regulação da transcrição e tradução dos genes do relógio e os controlados por eles	1) Temporização do NSQ e dos genes do relógio nos tecidos periféricos	1) Ação na *pars tuberalis* e nos tanicitos. 2) Temporização de eventos sazonais como reprodução, metabolismo energético, resposta imune, controle do peso corporal etc.	1) Temporização do feto, preparando seu organismo para o ambiente externo ao nascer

Figura 1 Descrição dos efeitos da melatonina.

Fonte: adaptada de Amaral e Cipolla-Neto J.[2]

Por fim, a melatonina materna, por sua capacidade de atravessar a barreira placentária, alcança o feto e é fundamental para a programação materno-fetal. Essa propriedade é chamada de efeito transgeracional. A transferência de melatonina materna é a única fonte do hormônio para o feto, via placenta, e para o neonato, via amamentação, tendo em vista que a produção de melatonina se inicia entre 9 e 12 semanas após o nascimento. Assim, trata-se de um hormônio essencial para o desenvolvimento fetal e neonatal, em especial para a programação neuroendócrina, imunológica, reprodutiva e metabólica do indivíduo.[8]

PAPEL DA MELATONINA NO METABOLISMO ENERGÉTICO

Todos os processos fisiológicos e comportamentais dos seres vivos estão dispostos de modo a harmonizar a ingesta alimentar, o armazenamento e o gasto energético, a fim de obter a energia necessária para garantir a sobrevivência e a reprodução do indivíduo.[9] O balanço energético e o metabolismo apresentam uma distribuição circadiana característica ao longo de 24 horas. A melatonina organiza essa distribuição circadiana dos processos metabólicos, sincronizando-os para atender às necessidades associadas às fases de atividade e repouso, necessárias para o equilíbrio energético e a regulação do peso corporal[9] (Figura 2).

As características metabólicas da fase de atividade do indivíduo são: ingesta alimentar, gasto energético, armazenamento de energia, maior sensibilidade central e periférica à insulina e maior tolerância à glicose. É também um período associado à elevada secreção de insulina, elevada captação de glicose pelos tecidos sensíveis à insulina, síntese de glicogênio e glicólise (hepática e muscular), bloqueio da gliconeogênese hepática, aumento da lipogênese tecidual e da produção de adiponectina. Já na fase de repouso do indivíduo ocorrem: o jejum fisiológico, uma relativa resistência à insulina e regulação do fluxo energético, a mobilização de reservas para manutenção de processos celulares necessários, acentuada gliconeogênese e glicogenólise hepática, aumento da lipólise e da secreção de leptina.[9]

Evidências experimentais mostram que a melatonina modula o metabolismo de carboidratos por também estar envolvida na regulação dos níveis circadianos de insulina, garantindo sua síntese, secreção e ação adequadas.[8] Embora os níveis de insulina no sangue estejam correlacionados com o horário de alimentação, sua variação circadiana é conhecida mesmo em animais em

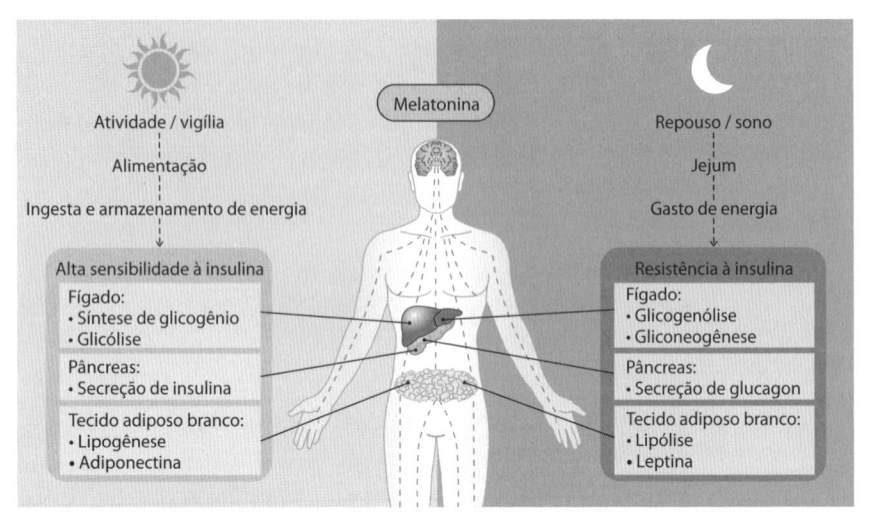

Figura 2 Distribuição circadiana adequada dos processos metabólicos.
Fonte: adaptada de Cipolla-Neto et al.[9]

estado de jejum. A melatonina atua potencializando a ação central e periférica da insulina, tanto pela regulação da expressão do GLUT4 quanto pela pré-mobilização da via de sinalização da insulina por meio da fosforilação do receptor de insulina e de seus substratos intracelulares.[9,10]

A melatonina também influencia a síntese e a secreção de insulina e glucagon ao interagir com os receptores MT1 e/ou MT2 presentes nas ilhotas pancreáticas, além de suprimir a neoglicogênese hepática durante o período de ingesta alimentar.[9,10] Essas ações da melatonina são necessárias para um adequado perfil circadiano da secreção e ação da insulina, mantendo o pico diário alocado para a primeira metade da fase ativa do organismo e contribuindo com a sincronização adequada dos ritmos metabólicos do pâncreas ao ritmo circadiano de atividade-alimentação e repouso-jejum.[9]

Além da importância nos processos regulatórios do metabolismo energético, foi demonstrado que a melatonina apresenta papel fundamental na programação metabólica energética intrauterina. Estudos em animais de experimentação apontam que indivíduos adultos que foram gestados por mães com ausência de melatonina apresentam intolerância à glicose, resistência à insulina e comprometimento da secreção de insulina. Esses efeitos de programação fetal foram revertidos com um cronograma adequado de terapia de reposição de melatonina para as mães durante a gestação e a lactação.[9]

A melatonina também proporciona a manutenção da massa corporal.[9] O postulado efeito antiobesogênico da melatonina é resultado de seu papel regulador do equilíbrio energético, atuando principalmente na regulação do fluxo energético de e para as reservas, e na adequação rítmica do gasto energético.[8] Além da ação regulatória da melatonina na variação sazonal da ingesta alimentar e do peso corporal, foi demonstrado que a terapia de suplementação de melatonina em animais jovens reduziu o ganho de peso corporal a longo prazo e o tamanho dos depósitos de gordura visceral sem alteração da ingesta alimentar. Esses resultados foram atribuídos aos efeitos da melatonina de regular a ativação do tecido adiposo marrom e de participar do processo de escurecimento do tecido adiposo branco, envolvidos na produção de calor sem tiritação a partir do gasto energético.[9] O efeito antiobesogênico também foi observado em animais envelhecidos, cujos níveis de melatonina circulante são reduzidos naturalmente. Animais envelhecidos que foram suplementados com melatonina apresentaram redução significativa na massa corporal e na gordura visceral intra-abdominal, além de aumento na atividade locomotora noturna e na temperatura corporal central, indicando uma elevação do gasto energético.[9] A secreção e a ação da leptina também são reguladas pela melatonina. Foi observado que a ausência de melatonina circulante leva à resistência à leptina e que a terapia adequada de reposição de melatonina restaurou a sensibilidade àquela.[11]

Além da resistência à leptina, foram relacionados à diminuição dos níveis de melatonina circulante a presença de resistência à insulina, intolerância à glicose e alterações de outros parâmetros em trabalhadores em turno devido à exposição à luminosidade ambiental durante a noite.[9]

CRONORRUPTURA

Em 2019 a International Agency for Research on Cancer (IARC) classificou o trabalho em turno como possivelmente carcinogênico para humanos (classificação grupo 2A). Essa classificação se deu devido à perturbação dos ritmos biológicos ocasionada por esse regime de trabalho, conhecida como cronorruptura. Esse fenômeno pode ser definido como desalinhamento da ritmicidade circadiana de um organismo em condições fisiológicas ditas normais e não se limita aos trabalhadores em turno, embora os efeitos nessa população sejam mais evidentes.[12]

Embora a invenção da lâmpada incandescente tenha sido um marco no desenvolvimento da sociedade, a exposição cada vez maior a luz artificial com o intuito de estender o dia para se adequar às demandas sociais de trabalho, estudo etc. tem ocasionado prejuízos à saúde, interferindo no sistema de temporização circadiano e consequentemente atrasando ou mesmo interrompendo a secreção de melatonina.[13]

Alguns estudos com humanos demonstraram que a exposição à luz de telas de LED em média 4 horas antes de dormir pode aumentar a latência para início do sono, diminuir a sonolência noturna, diminuir o estado de alerta diurno, além de prejudicar a secreção de melatonina. A curta duração do sono, por sua vez, vem sendo associada a um risco aumentado de diabetes tipo 2 e obesidade.[14]

A perturbação no sono de trabalhadores em turno parece trazer consequências muito mais drásticas à saúde, sendo comparada ao consumo moderado de álcool, com presença de sintomas como fadiga excessiva, queixas gastrointestinais e insônia nos períodos de descanso. Além disso, maior prevalência de alguns tipos de câncer é observada nessa população.[14]

Todos esses achados podem ser associados ao prejuízo à síntese de melatonina ocasionados pela exposição à luz artificial. A literatura descreve que a redução ou ausência dos níveis circulantes de melatonina, como no envelhecimento, animais pinealectomizados (ablação cirúrgica da glândula pineal), trabalho em turnos noturnos ou ambientes iluminados durante à noite, resulta em intolerância à glicose, resistência periférica (hepática, adiposa e esquelética) e central (hipotálamo) à insulina e predisposição à obesidade.[9] A gênese desse quadro observado na ausência de melatonina circulante está relacionada não somente ao prejuízo na via de sinalização da insulina e à redução da expressão do gene e do conteúdo proteico de GLUT4 em tecidos sensíveis à insulina, mas também à desregulação rítmica do metabolismo energético, com inversão temporal do perfil esperado de organização fisiológica (Figura 3).

Todas essas condições descritas foram revertidas após terapia adequada de reposição (dose, formulação, horário e via de administração) de melatonina, podendo prevenir e/ou contribuir para a eliminação das patologias referidas e restaurar uma vida mais saudável, o que leva a crer que o desalinhamento da ritmicidade circadiana parece interagir com fatores relacionados à predisposição genética, precipitando o estado de doença.[10]

Esses dados referentes à cronorruptura são alarmantes quando pensamos a longo prazo, com um aumento cada vez maior da perturbação da ritmicida-

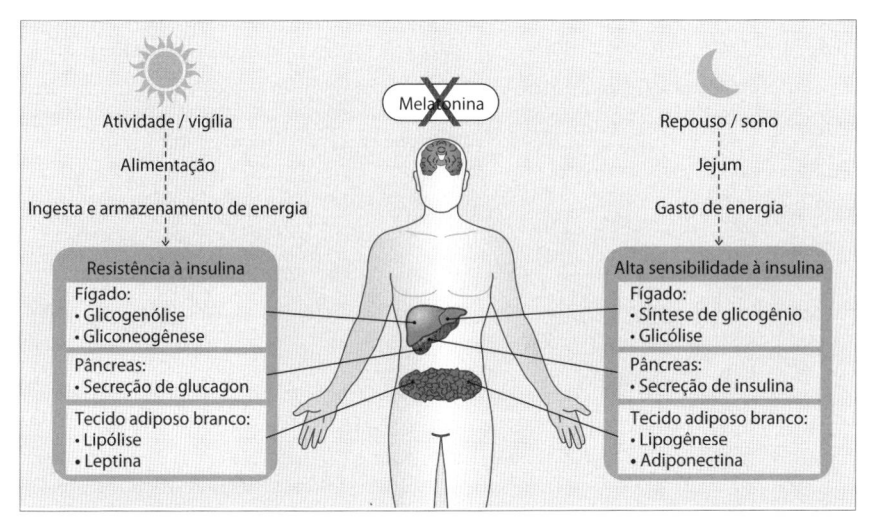

Figura 3 Distribuição circadiana dos processos metabólicos alterada na ausência ou falta de melatonina circulante.

Fonte: adaptada de Cipolla-Neto et al.[9]

de circadiana, mas também fornecem um alvo para que estratégias possam ser traçadas para evitar tais impactos à saúde. Embora o trabalho em turno esteja longe de ser substituído por outro método de trabalho, novos campos de estudo podem contribuir para tentar minimizar seus impactos, como a crononutrição, que associa alimentação e ritmicidade biológica. O principal conceito dessa área de estudo se baseia na organização rítmica adequada da alimentação, atrelando a vigília à alimentação ao longo do dia biológico, em contraste com a promoção do sono adequado e do jejum fisiológico durante a noite biológica.

É sabido que fenômenos como a urbanização, possibilidade/dificuldade de acesso a alimentos e características individuais influenciam muito nos padrões alimentares atuais. Dentro desse contexto, realizar as refeições cada vez mais tarde para respeitar horários de estudo/trabalho, pular refeições e o aumento do consumo de alimentos de fácil preparo, porém pouco nutritivos, se tornaram situações corriqueiras, além de estarem associadas a problemas como redução da síntese de melatonina, insônia e/ou padrões irregulares de sono e problemas metabólicos como a obesidade. É com o intuito de corrigir essa problemática que a crononutrição faz uso de estratégias para melhorar a qualidade alimentar da população, ajustar a questão temporal da alimentação, além de melhorar a qualidade do sono, prevenindo ou minimizando possíveis impactos à saúde.[15]

REFERÊNCIAS

1. Diabetes, hipertensão e obesidade avançam entre os brasileiros. 2020. Disponível em: https://www.unasus.gov.br/noticia/diabetes-hipertensao-e-obesidade-avancam-entre-os-brasileiros. Acesso em: 25 set. 2024.
2. Amaral FG do, Cipolla-Neto J. A brief review about melatonin, a pineal hormone. Archives of Endocrinology and Metabolism. 2018;62(4):472-9.
3. Cipolla-Neto J, Afeche S. Glândula pineal. In: Fisiologia. 5.ed. Rio de Janeiro: Guanabara Koogan; 2018. p.1004-10.
4. Reiter RJ. The melatonin rhythm: both a clock and a calendar. Experientia. 1993;49(8):654-64.
5. Afeche SC, Cipolla-Neto J. Ritmos biológicos. In: Aires MM. Fisiologia. Rio de Janeiro: Guanabara Koogan; 1999. p.21-4.
6. Pereira N, Naufel MF, Ribeiro EB, Tufik S, Hachul H. Influence of dietary sources of melatonin on sleep quality: a review. J Food Sci. 2020 Jan;85(1):5-13.
7. Reiter RJ, Mayo JC, Tan DX, Sainz RM, Alatorre-Jimenez M, Qin L. Melatonin as an antioxidant: under promises but over delivers. Journal of Pineal Research. 2016;61(3):253-78.
8. Gomes PRL, Motta-Teixeira LC, Gallo CC, Buonfiglio DC, Camargo LS, Quintela T, et al. Maternal pineal melatonin in gestation and lactation physiology, and in fetal development and programming. General and Comparative Endocrinology. 2021 Jan;300:113633.
9. Cipolla-Neto J, Amaral FG, Afeche SC, Tan DX, Reiter RJ. Melatonin, energy metabolism, and obesity: a review. Journal of Pineal Research. 2014 May 1;56(4):371-81. Disponível em: https://pubmed.ncbi.nlm.nih.gov/24654916/#:~:text=Melatonin%20is%20a%20powerful%20chrono-biotic. Acesso em: 25 set. 2024.
10. Zanquetta MM, Seraphim PM, Sumida DH, Cipolla-Neto J, Machado UF. Calorie restriction reduces pinealectomy-induced insulin resistance by improving GLUT4 gene expression and its translocation to the plasma membrane. Journal of Pineal Research. 2003 Aug 22;35(3):141-8.
11. Suriagandhi V, Nachiappan V. Protective effects of melatonin against obesity-induced by leptin resistance. Behavioral Brain Research. 2022 Jan;417:113598.
12. Erren TC, Morfeld P, Groß JV, Wild U, Lewis P. IARC 2019: "Night shift work" is probably carcinogenic: what about disturbed chronobiology in all walks of life? Journal of Occupational Medicine and Toxicology. 2019 Nov 27;14(1).
13. Haim A, Zubidat AE. Artificial light at night: melatonin as a mediator between the environment and epigenome. Philosophical Transactions of the Royal Society B: Biological Sciences. 2015 Mar 16;370(1667):20140121-1.
14. Blume C, Garbazza C, Spitschan M. Effects of light on human circadian rhythms, sleep and mood. Somnology: Sleep Research and Sleep Medicine. 2019 Sep 1;23(3):147-56. Disponível em: https://www.ncbi.nlm.nih.gov/pmc/articles/PMC6751071/. Acesso em: 25 set. 2024.
15. Saidi O, Rochette E, Dambel L, St-Onge MP, Duché P. Chrono-nutrition and sleep: lessons from the temporal feature of eating patterns in human studies: a systematic scoping review. Sleep Medicine Reviews. 2024 Aug 1;76:101953.

Capítulo 3

Sono normal

Viviane Akemi Kakazu
Ygor de Matos Luciano
Gabriel Natan Pires

INTRODUÇÃO

O sono vem intrigando a humanidade há séculos, e há muito tempo tentamos responder a perguntas supostamente simples, como "O que é o sono?", ou "Por que dormimos?". Um dos primeiros registros de tentativas de abordar o sono sob um aspecto científico foi feito pelo filósofo grego Aristóteles, que tentava responder a essas perguntas fazendo considerações observacionais. Em sua obra *De Somno et Vigilia*, Aristóteles afirma que o sono é um período quiescente, considerado simplesmente como a privação dos sentidos e funções ativas durante a vigília.[1] A causa atribuída por Aristóteles ao sono guarda alguma correlação com a nutrição. Ao observar o sono como um processo que naturalmente ocorre após as refeições, Aristóteles conclui que o sono é causado pela "evaporação" de gases quentes oriundos da digestão, os quais ascendem até a cabeça, onde o sono ocorre.

A ideia de que o sono era uma consequência simples e direta do processo de digestão foi rapidamente rechaçada com o avanço do conhecimento científico. Contudo, a percepção do sono como um período inerte permaneceu vigente por séculos. Apenas a partir de meados do século XIX o entendimento sobre o sono tomou um caráter mais experimental e empírico.

O primeiro passo para isso foi o desenvolvimento do eletroencefalograma por Hans Berger na década de 1920.[2-4] Esse foi um divisor de águas nos estudos da área, pois possibilitou o estudo objetivo do sono e a avaliação da atividade elétrica cerebral enquanto dormimos. Em seguida, ao longo da década de 1930, pesquisas conduzidas por Alfred Loomis, Garret Hobart e Newton Harvey descreveram diversas características da atividade elétrica cerebral durante o sono, como os complexos-K e os fusos de sono.[1,5-7] Essas pesquisas foram feitas principalmente durante cochilos diurnos, portanto sendo mais focadas nos eventos passíveis de ocorrerem em poucos minutos de sono (e usualmente restritas ao sono NREM). Por fim, ao longo das décadas de 1950 e 1960, principalmente por estudos feitos por Eugene Aserinski, Nathaniel Kleitman e Daniel Dement, foi descrito o sono REM.[8-11]

Inicialmente e de modo fortuito, notou-se que, em momentos específicos durante o sono, movimentos rápidos dos olhos podiam ser observados. Em seguida, por meio de registros de eletroencefalograma feitos ao longo da noite, observou-se que concomitantemente ao aparecimento do movimento rápido de olhos o traçado eletroencefalográfico também se modificava, saindo do processo de alentecimento e sincronização progressivos da atividade cerebral para um traçado mais rápido e dessincronizado. Como terceira descoberta desse grupo, notou-se que indivíduos acordados durante o momento em que apresentavam movimentos rápidos de olhos apresentavam uma chance muito maior de relatar sonhos. A esse padrão de sono em que se observa dessincronização do traçado eletroencefalográfico deu-se o nome de sono REM (referindo-se aos movimentos rápidos de olhos – "*rapid eye movements*", em inglês).

Essa sequência de descobertas, e principalmente a descrição do sono REM, permitiu que uma das maiores crenças até então fosse desmistificada: a de que o sono é um estado de quiescência e inatividade.[4] A observação de períodos de eletroencefalograma dessincronizado durante o sono REM, por vezes similares aos observados na vigília, demonstram que nesse estágio de sono há uma grande atividade cerebral. A descrição do sono REM e dos demais estágios do sono foi um grande marco para um campo que ainda estava se estruturando, tanto do ponto de vista científico quanto do clínico. Ainda assim, muitas questões permaneciam, e as duas perguntas mencionadas acima ainda não haviam sido respondidas.

A primeira delas ("O que é o sono?") pôde ser razoavelmente bem respondida com o avançar da pesquisa sobre sono. Ainda assim, a definição técnica do que é o sono não é conceitual, e diferenças importantes podem ser encontradas ao se comparar definições nos principais livros-texto de fisiologia, neurociências e medicina do sono. Para este livro, adotaremos a seguinte definição:[1]

> "O sono é um estado fisiológico temporário e reversível, caracterizado por níveis variáveis consciência/inconsciência e aumento do limiar de respos-

ta a estímulos, associado a padrões cíclicos de sincronização e dessincronização eletroencefalográficas e posturas corporais específicas".

Essa definição é uma descrição simples dos processos biológicos básicos que consolidam o que é o sono, sendo comuns à maior parte das espécies. Os aspectos principais abordados nessa definição são os seguintes:

- Estado fisiológico: não é uma tarefa fácil descrever o sono em termos gerais. Há fontes que o descreverão como um comportamento, ou como uma função fisiológica. Por ora, parece-nos mais adequado entender o sono como um "estado fisiológico", ou seja, um estado no qual a maior parte das funções fisiológicas apresenta um padrão de atividade diferente. Pode-se expandir esse conceito ao tomar a explicação dada pelo fisiologista argentino Daniel Cardinali, que diz que os mamíferos apresentam três estados fisiológicos distintos: a vigília, o sono de ondas lentas e o sono REM.[12]

- Reversibilidade: em quaisquer animais, o sono é "temporário e reversível", significando que sempre se pode revertê-lo de volta à vigília.

- Aumento do limiar de resposta a estímulos: embora o sono seja sempre reversível à vigília, o estímulo necessário para isso varia, sendo diferente em cada estágio de sono. Quanto mais profundo for o sono, maior é o estímulo necessário para levar ao despertar.

- Padrões cíclicos de sincronização e dessincronização: isso faz referência ao fato de que a atividade cerebral medida pelo eletroencefalograma durante a polissonografia apresenta tanto fases de maior registro de menor frequência (i.e., eletroencefalograma sincronizado) como de maior frequência (i.e., eletroencefalograma dessincronizado). Essa definição também faz referência aos padrões cíclicos de atividade cerebral, correlacionando-se à ciclicidade entre o sono REM e o sono NREM.

- Posturas corporais específicas: o sono tem um aspecto comportamental muito importante, relacionado principalmente com o modo como cada espécie dorme. O comportamento de dormir refere-se a postura, condições e ambiente em que se dorme. Toda espécie apresenta posturas específicas ao dormir.

Embora consigamos descrever bem o sono, "por que dormimos?" ainda é uma questão em aberto. Em comemoração aos 125 anos do periódico *Science*, uma edição especial chamada *"What Don't We Know?"* foi publicada contendo 125 questões ainda não respondidas pela ciência. Duas delas foram dedicadas ao sono com as perguntas *"Why do we sleep?"* e *"Why do we dream?"*, cuja tradução significa "Por que nós dormimos?" e "Por que nós sonhamos?", respectivamente.

É importante notar que a maior parte das espécies passa um tempo significativo dormindo (cerca de um terço do dia, para os seres humanos). Em uma análise à ótica da evolução e da fisiologia adaptativa, esse é um período crítico, pois ao dormirmos estamos menos responsivos ao ambiente e, portanto, mais sujeitos à predação e a outros perigos vindos do meio externo. O fato de o sono ter sido tão bem conservado ao longo da evolução sugere que ele foi mantido por ser importante. Segundo Allan Rechtschaffen, um dos pioneiros na pesquisa sobre medicina do sono: "Se o sono não é uma função absolutamente vital, este é o maior erro que a evolução já produziu".

Outro ponto que atesta a evidente relevância do sono são os diversos efeitos que a privação de sono e os distúrbios de sono acarretam à homeostase, à saúde física e à saúde mental. Ainda assim, não é uma tarefa trivial estabelecer os motivos pelos quais o sono ocorre. O que se pode dizer com certeza é que, em quantidade e qualidade adequada, o sono é responsável pelo bom funcionamento de vários sistemas e a manutenção da homeostase. A seguir são descritas algumas funções atribuídas ao sono.

- Produção e recuperação energética: para um controle energético e metabólico adequado, bem como para processos de regeneração celular e tecidual, é necessário que haja no dia um período de menor atividade. O sono é essencial para o controle energético e metabólico, com destaque a eventos que ocorrem durante o sono NREM. Nesses estágios de sono há um aumento progressivo do tônus parassimpático, além da secreção de hormônios anabólicos, tais como a prolactina e o hormônio do crescimento (cuja secreção é circunscrita ao estágio N3). Esse hormônio é fundamental para a regeneração e o reparo dos tecidos, pois estimula a síntese de proteínas. Durante o sono há também a atuação do sistema glinfático, um sistema recentemente descrito que atua na limpeza de produtos do metabolismo, impedindo que se acumulem no parênquima cerebral. Esse processo de limpeza é vital para a manutenção da saúde neuronal e a prevenção de danos celulares.[13]
- Consolidação da memória e aprendizagem: muitos estudos têm relacionado o sono REM a processos cognitivos e às funções executivas. Dá-se

destaque à importância do sono REM para o processo de consolidação de memórias.[14]

- Saúde mental e emocional: enquanto dormimos, o cérebro processa e consolida memórias, regula as emoções e se recupera do estresse diário. A falta de sono adequado pode afetar nossa capacidade de concentração e decisão, além de estar relacionada a sintomas de ansiedade e depressão.[15]

- Regulação hormonal e homeostase energética: a privação de sono é capaz de alterar a produção e a secreção de muitos hormônios relacionados ao controle metabólico. A leptina é um hormônio que sinaliza a saciedade ao cérebro, reduzindo o apetite, enquanto a grelina é conhecida como o "hormônio da fome", pois estimula o apetite. A privação de sono tende a diminuir os níveis de leptina e aumentar os níveis de grelina, o que pode levar a um aumento no apetite e, consequentemente, ao ganho de peso. Outro hormônio também afetado pelo sono é a insulina, crucial para o metabolismo da glicose. Evidências apontam que a privação de sono pode levar à resistência à insulina.[16,17]

- Controle imunológico: o sono parece ser essencial para o controle da atividade imunológica, tanto relacionado à imunidade inata quanto adquirida. Como exemplos, pesquisas já têm demonstrado que em pessoas privadas de sono a incidência de infecções virais respiratórias é aumentada e a eficácia das respostas à vacinação é diminuída.[18]

- Viabilidade sináptica: essa é uma hipótese recentemente proposta pelos pesquisadores Giulio Tononi e Chiara Cirelli, que atestam que o sono é o preço pago para a manutenção da capacidade de plasticidade sináptica. Dessa maneira, uma das funções do sono seria a regulação homeostática da eficiência sináptica, pois garantiria que as sinapses se tornem metabolicamente viáveis.[19]

COMO O SONO OCORRE?

O processo que leva um indivíduo a dormir é extremamente complexo, pois depende de um conjunto de eventos concomitantes, incluindo a ação de diversos neurotransmissores e regiões encefálicas,[1] cuja abordagem vai além dos objetivos deste capítulo. No entanto, em âmbito mais geral, o motivo pelo qual o sono ocorre pode ser explicado pelo modelo dos dois processos, desenvolvido por Alexander Borbély na década de 1980.[20] Segundo esse modelo, o sono é determinado por dois processos concomitantes: o processo circadiano e o processo homeostático.

O processo circadiano (ou processo C) se refere à tendência de termos um ciclo vigília-sono de cerca de 24 horas, sincronizado com o meio externo. Vivemos em um planeta com um período de rotação estável de 24 horas, com duas fases muito bem caracterizadas: o dia e a noite. Na maior parte das espécies, sono e vigília são intimamente associados a uma dessas fases: por exemplo, os seres humanos e muitos primatas são primordialmente diurnos, enquanto os roedores são majoritariamente noturnos. Isso só é possível por conta da capacidade que temos de perceber a informação luminosa e usá-la como principal determinante circadiano para ajustes fisiológicos e comportamentais. No sistema nervoso central, o principal correlato neurobiológico do processo circadiano é centralizado no núcleo supraquiasmático, que recebe aferências vindas do trato retino-hipotalâmico (portanto, sob influência da luz ambiente) e tem eferências para diversas outras regiões do sistema nervoso, incluindo uma importante eferência indireta para a glândula pineal, responsável pela secreção de melatonina. De modo prático, o processo C se traduz como o aumento progressivo da pressão de sono ao longo do dia e da dissipação dessa pressão ao longo da noite.

O processo homeostático (ou processo S) diz respeito ao controle do sono relacionado à homeostase. O pressuposto é o de que há fatores circunstanciais relacionados ao controle homeostático que devem determinar a pressão de sono e o tempo de sono. Esse processo traduz-se pelo aumento progressivo da pressão de sono ao longo do dia, até o momento em que o sono ocorre. A partir desse momento, a pressão de sono é dissipada até que o despertar ocorra. O principal correlato neurobiológico é o acúmulo de adenosina no prosencéfalo basal (embora existam outros). À medida que estamos acordados, vamos acumulando adenosina nessa região, sendo esta um grande marcador de pressão de sono. O prosencéfalo basal é uma região rica em receptores para adenosina e tem projeções para a área pré-ótica ventrolateral e outras regiões gabaérgicas promotoras de sono. Desse modo, quanto mais adenosina acumulamos, mais sono sentimos.

A Figura 1 ilustra ambos os processos ocorrendo simultaneamente. Nota-se que o despertar ocorre quando há baixa influência do processo S e baixa propensão a dormir por conta do processo C. Nota-se que o processo C é estável e não cumulativo, refletindo o fato de que o ciclo claro-escuro ambiental é estável. Em contrapartida, o processo S é modulável e cumulativo, podendo ser

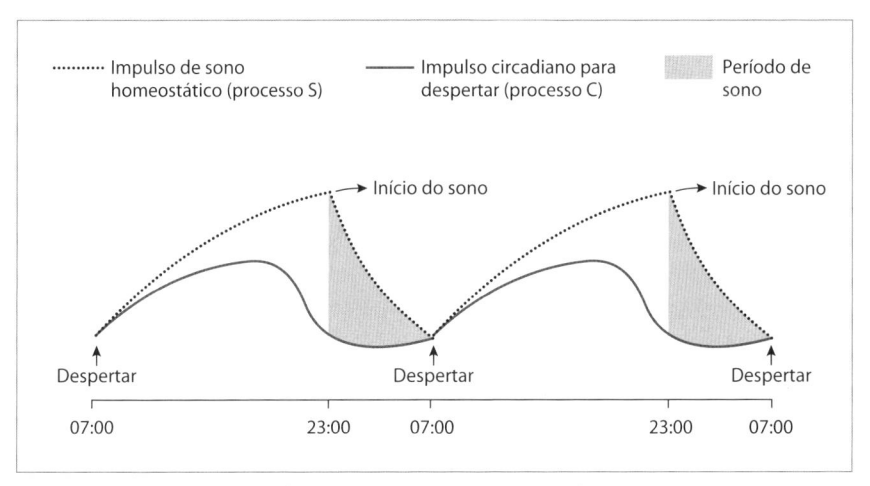

Figura 1   Representação gráfica dos processos de regulação do sono.
Fonte: adaptada de Borbély et al.[20]

alterado por aumento de demandas energéticas, cognitivas e pela privação de sono, entre outros fatores.

A ARQUITETURA DO SONO

Segundo a classificação proposta pela última versão do manual de estagiamento de sono da Academia Americana de Medicina do Sono (AASM),[21] O sono pode ser dividido em dois grandes estágios: o sono REM e o sono não REM (NREM), e este último pode ser subdividido em mais três estágios: N1, N2 e N3. Além disso, a vigília também é considerada um estágio de sono (por vezes descrita como estágio W), na medida em que épocas de vigília podem ser observadas ao longo de um exame de polissonografia.

Durante a vigília, o indivíduo é capaz de interagir com o ambiente e se mostra em estado de consciência. A atividade eletroencefalográfica, nesse estado, é caracterizada pela alta frequência e baixa amplitude, com predomínio de ritmo eletroencefalográfico beta e alfa. Ao iniciar o sono, a responsividade ao ambiente e a frequência do registro eletroencefalográfico reduzem gradativamente.

Excluindo-se exceções e condições patológicas (como a narcolepsia), o sono geralmente se inicia pelo NREM. É natural que os estágios do sono NREM (N1, N2 e N3) aconteçam em sequência, já que representam um contínuo fisiológico de alentecimento e diminuição de função de várias características fisiológicas. Por exemplo, ao longo do sono NREM observa-se diminuição da frequência cardíaca, da pressão arterial, do tônus muscular, da temperatura corporal central, da atividade cerebral, entre outros. As três subdivisões do sono NREM não são biologicamente determinadas, ou seja, compreendem uma categorização artificial de um processo biológico contínuo.

O primeiro estágio de sono observado é o N1, sendo um estágio de transição entre vigília e sono, compreendendo cerca de 5% do tempo total de sono. É um estágio muito lábil, com limiar para despertar baixo, tornando corriqueiras as transições entre N1 e vigília. Na análise polissonográfica, o estágio N1 apresenta o aparecimento de ritmos teta (mais lentos que os ritmos alfa e beta, característicos da vigília), além de movimentos lentos de olhos.

Alguns minutos após o início do N1, o estágio N2 se estabelece. Este totaliza cerca de 45 a 55% do tempo total de sono. Sua principal característica é a presença de dois grafoelementos no eletroencefalograma: os complexos K e os fusos de sono. Nesse estágio nota-se maior consolidação do sono, com aumento do limiar para despertar, além de maior hipotonia muscular e maior sincronização cortical que o estágio anterior.

O estágio N3 ocupa até 20% do tempo total de sono e é caracterizado pelo aparecimento de ritmos lentos e da frequência delta (por isso também conhecido como "sono de ondas lentas"). Os movimentos musculares são mínimos e a sincronização cortical se encontra mais alta. Todo o estágio NREM compreende de 75 a 85% do tempo total de sono de um adulto.

Em seguida aos episódios de sono NREM, geralmente se segue o sono REM, que ocupa 20 a 25% do tempo total de sono. Diferentemente do sono NREM, o REM foge do padrão de diminuição progressiva de função, e diversas variáveis fisiológicas apresentam atividade aumentada, tanto em padrão sustentado quanto intermitente. Por esse motivo, as manifestações observadas no sono REM são classificadas como eventos tônicos ou fásicos. Eventos tônicos são aqueles que caracterizam o sono REM, contínuos e ocorrendo durante todo esse período. Como exemplos, pode-se citar a dessincronização cortical e a atonia muscular. A comparação entre esses dois eventos tônicos levou ao uso do termo "sono paradoxal", como um sinônimo comum na pesquisa pré-clínica para o sono REM. O paradoxo estaria na observação de um cérebro muito ativo (pela dessincronização do eletroencefalograma) em oposição a um corpo inativo (pela atonia muscular). Em contrapartida, eventos fásicos são aqueles que ocorrem intermitentemente, por exemplo, os movimentos rápidos dos olhos, as atividades oníricas, pequenos abalos musculares, taquicardia e taquipneia.

A Figura 2 apresenta um hipnograma, gráfico que representa os estágios de sono ao longo de uma noite. Esses estágios se alteram de forma cíclica, repetindo-se de quatro a seis vezes ao longo da noite, com duração média de 90 a 120 minutos cada. Um ciclo compreende o intervalo entre o início do sono NREM e o final de um episódio de sono REM. Pode-se notar que na primeira metade da noite há predominância de sono NREM, em especial do estágio N3, e poucos episódios de sono REM. Processos anabólicos, como secreção de hormônio do crescimento e síntese proteica, ocorrem durante esse período. Alguns autores usam o termo "sono essencial" para se referir a esse período de predomínio de sono NREM e atividade simpática.[1]

Já na segunda metade da noite, o sono progride com o aumento da duração de episódios de REM, e redução dos de NREM. Esse período é importante para processos cognitivos como recuperação do poder funcional das sinapses e consolidação de memórias. Em oposição ao "sono essencial", alguns autores denominam a segunda metade da noite "sono acessório". Contudo, deve-se entender que essa etapa de sono é essencial a muitas funções e que a restrição de sono a 4 horas por noite (o que representaria a perda do "sono acessório") resulta em diversos efeitos danosos à homeostase e à saúde mental.

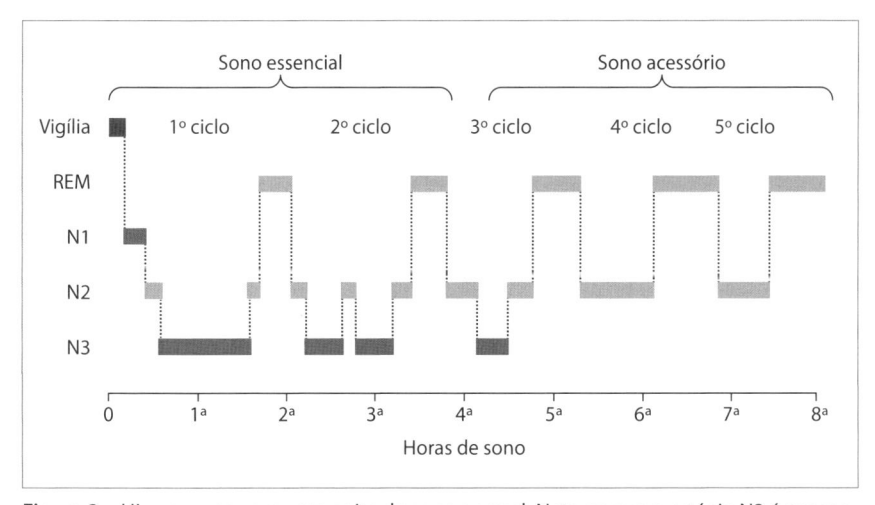

Figura 2 Hipnograma para uma noite de sono normal. Nota-se que o estágio N3 é concentrado na primeira metade da noite, enquanto o sono REM encontra-se principalmente na segunda metade da noite. Esta é uma distribuição didática dos estágios de sono. Em condições reais, principalmente em casos de distúrbios de sono, a distribuição pode ser diferente, com a observação de despertares, fragmentação de sono, episódios de vigília no meio da noite e alteração na latência, duração e organização dos estágios de sono.

Didaticamente, os estágios de sono ocorrem ao longo da noite nesta ordem: vigília, N1, N2, N3 e REM. Contudo, na prática, qualquer transição de um estágio para outro está sujeita a ocorrer (embora algumas sejam mais raras e características de processos patológicos).

SONO AO LONGO DA VIDA

O sono não é apresentado de modo idêntico ao longo da vida. Na verdade, mudanças importantes no tempo total de sono e na distribuição dos estágios de sono ocorrem desde o nascimento até o final da vida. Especificamente em relação ao tempo total de sono, recomendações oficiais foram feitas pela National Sleep Foundation,[22] as quais podem ser encontradas na Figura 3.

Ciclos de sono já são observados no período fetal, entre o sexto e o sétimo mês de gestação. Embora não haja distinção entre claro e escuro, a partir do momento em que o núcleo supraquiasmático se desenvolve, o feto já apresenta sono REM e NREM variando ao longo de 24 horas. O recém-nascido apresenta um sono polifásico, isto é, abrange múltiplos episódios de sono tanto no período noturno quanto diurno. Nos primeiros dias de vida, são passadas até 17 horas dormindo e há transição direta de vigília para sono REM. O sono REM ocupa 50% do tempo total de sono nessa idade, provavelmente relacionado ao desenvolvimento neural. Em torno do terceiro mês, o núcleo supraquiasmático amadurece, tornando possível a secreção de melatonina. Com isso, o ciclo vigília-sono começa a se estabilizar, e a atividade noturna e o tempo total de sono começam a reduzir. Por volta dos 4 meses de vida o lactente dorme de 14 a 15 horas, e de 6 meses a 1 ano o sono dura de 13 a 14 horas. Nesse período, o sono adquire um padrão de sono noturno, seguido por sonecas diurnas.

A porcentagem de sono REM sofre redução significativa com a idade, sendo esse fenômeno um indicador de maturação do sistema nervoso central. Entre 3 e 6 meses de vida, 50% do tempo total de sono é composto por sono REM. Esse valor decai para 25% em crianças de 2 a 5 anos, quantidade semelhante à encontrada em adultos (20%). Dos 6 aos 11 anos o tempo total de sono médio é de 10 horas, há drástica redução das sonecas diurnas e o padrão matutino se estabelece.

Os adolescentes dormem em média de 8 a 9 horas e predominantemente à noite, assim como os adultos. Por conta das demandas escolares e sociais, é comum que não se durma o suficiente durante a semana, por isso se nota um au-

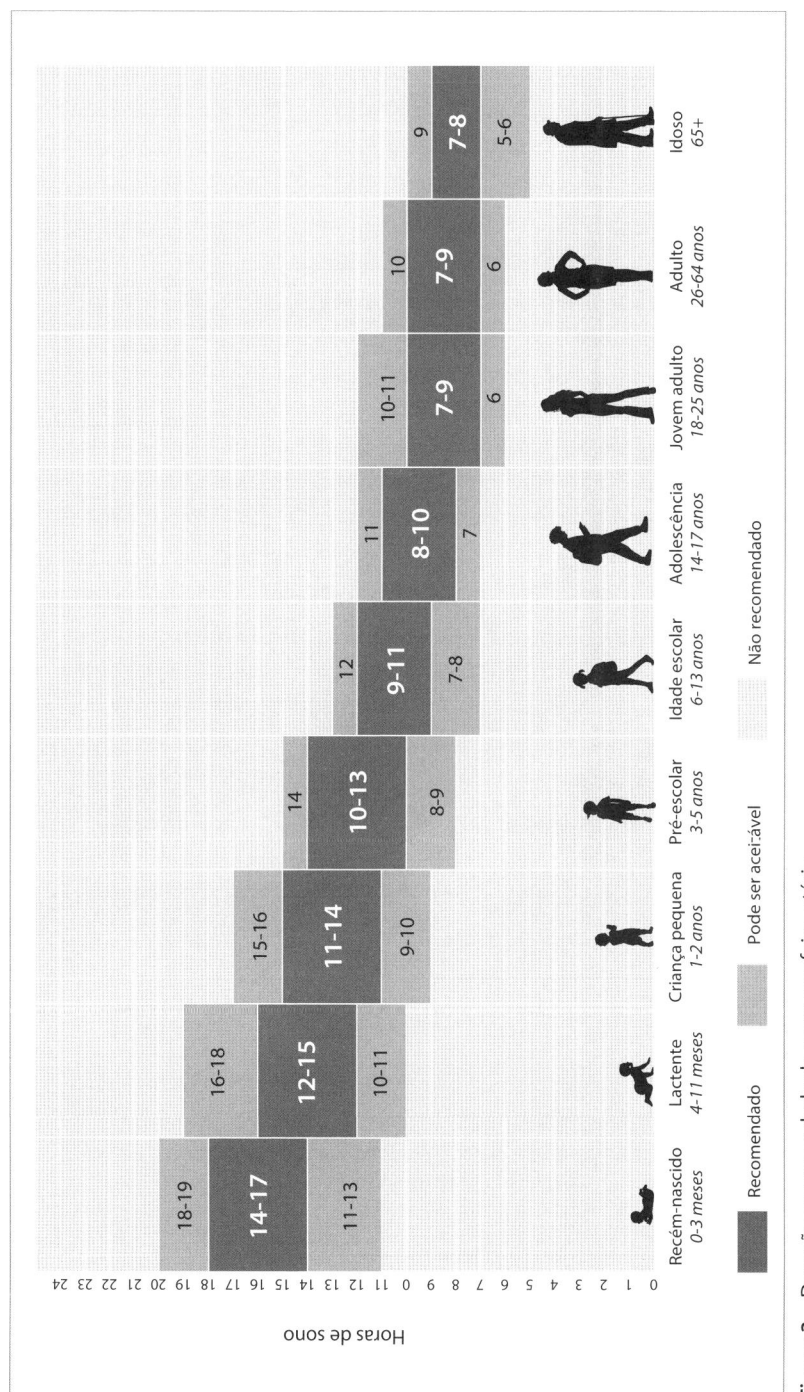

Figura 3   Duração recomendada de sono por faixa etária.
Fonte: adaptada de Hirshkowitz et al.[22]

mento de 30 a 60 minutos de sono no final de semana (uma condição associada ao chamado "*jet lag* social"). Alguns jovens, preferencialmente do sexo masculino, transacionam para o padrão de cronotipo vespertino, pois apresentam uma necessidade biológica e comportamental de dormir e acordar mais tarde.

A redução do tempo total de sono é considerada característica do sono no idoso. Após os 65 anos, o indivíduo pode apresentar um tempo total de sono de 4 a 6 horas. Nota-se redução expressiva do sono de ondas lentas. O sono retorna a ser polifásico, assim como o das crianças pequenas, marcado pela maior frequência de cochilos diurnos. É comum o relato de queixas de distúrbios de ritmo como dificuldade em iniciar o sono, e quando iniciado há dificuldade em mantê-lo por toda a noite. A eficiência do sono está sujeita a continuar reduzindo no envelhecimento.

CONSIDERAÇÕES FINAIS

Os conhecimentos básicos sobre sono são um pressuposto importante para a prática de todos os profissionais relacionados ao diagnóstico e tratamento dos distúrbios de sono e de suas associações com outras condições de saúde. Este capítulo buscou trazer conhecimentos básicos nesse sentido, tanto para fundamentar o básico sobre neurobiologia e fisiologia do sono para o nutricionista quanto para servir de base para os capítulos que seguem.

Para informações mais aprofundadas sobre fisiologia e neurobiologia do sono, sugerimos leituras adicionais.[1,16,17,23] Esperamos que este seja o primeiro passo para que o conhecimento sobre sono se difunda e se consolide na prática da nutrição.

REFERÊNCIAS

1. Pires GN, Tufik S, Andersen ML. Neurobiologia do sono. In: Lent R (ed.). Neurociência da mente e do comportamento. 2.ed. Rio de Janeiro: Guanabara Koogan; 2023.
2. Berger H. Über das elektrekephalogramm des menschen. Arch f Psychiatr. 1929;87:44.
3. Schulz H, Salzarulo P. The development of sleep medicine: a historical sketch. J Clin Sleep Med. 2016;12(7):1041-52.
4. Schulz H. The history of sleep research and sleep medicine in Europe. J Sleep Res. 2022;31(4):e13602.
5. Loomis AL, Harvey EN, Hobart G. Further observation on the potential rhythms of the cerebral cortex during sleep. Science. 1935;82(2122):198-200.

6. Loomis AL, Harvey EN, Hobart G. Potential rhythms of the cerebral cortex during sleep. Science. 1935;81(2111):597-8.
7. Loomis AL, Harvey DN, Hobart GA. Distribution of disturbance-patterns in the human electroenchaphalogram with special reference to sleep. J Neurophysiol. 1938;1:8.
8. Aserinsky E, Kleitman N. Regularly occurring periods of eye motility, and concomitant phenomena, during sleep. Science. 1953;118(3062):273-4.
9. Dement W, Kleitman N. Cyclic variations in EEG during sleep and their relation to eye movements, body motility, and dreaming. Electroencephalogr Clin Neurophysiol. 1957;9(4):673-90.
10. Dement W, Kleitman N. The relation of eye movements during sleep to dream activity: an objective method for the study of dreaming. J Exp Psychol. 1957;53(5):339-46.
11. Kleitman N. Sleep and wakefulness. Chicago: Chicago University Press; 1963.
12. Cardinali DP. Autonomic nervous system: basic and clinical aspects. Springer; 2017.
13. Hablitz LM, Plá V, Giannetto M, Vinitsky HS, Stæger FF, Metcalfe T, et al. Circadian control of brain glymphatic and lymphatic fluid flow. Nat Commun. 2020;11(1):4411.
14. Walker MP. Cognitive consequences of sleep and sleep loss. Sleep Med. 2008;9 Suppl 1:S29-34.
15. Walker MP. The role of sleep in cognition and emotion. Ann N Y Acad Sci. 2009;1156:168-97.
16. Andersen ML, Alvarenga TA, Pires GN. Fisiologia do sono: regulação das atividades corporais. 2014.
17. Pires GN, Andersen ML, Tufik S. Fisiologia do sono. In: Pinto Jr LR, Bacelar AF (eds.). Sono: do diagnóstico ao tratamento: Atheneu; 2020.
18. Opp MR, Krueger JM. Sleep and immunity: a growing field with clinical impact. Brain Behav Immun. 2015;47:1-3.
19. Tononi G, Cirelli C. Sleep and the price of plasticity: from synaptic and cellular homeostasis to memory consolidation and integration. Neuron. 2014;81(1):12-34.
20. Borbély AA. A two process model of sleep regulation. Hum Neurobiol. 1982;1(3):195-204.
21. Troester MM, Quan SF, Berry RB, Plante DT, Abreu AR, Alzoubaidi M, et al. The AASM manual for the scoring of sleep and associated events: Rules, terminoloy and technical specifications. Version 3. Darien, IL, USA: American Academy of Sleep Medicine; 2023.
22. Hirshkowitz M, Whiton K, Albert SM, Alessi C, Bruni O, DonCarlos L, et al. National Sleep Foundation's updated sleep duration recommendations: final report. Sleep Health. 2015;1(4):233-43.
23. Andersen ML, Bittencourt LRA. Fisiologia do sono. In: Tufik S (ed.). Medicina e biologia do sono. Manole; 2008.

Distúrbios de sono

Capítulo 4

Principais distúrbios de sono com potencial interface para a nutrição

Luciano Ferreira Drager
Márcia Assis

INTRODUÇÃO

O objetivo principal deste capítulo é fornecer uma visão geral da importância e prevalência dos principais distúrbios de sono que podem, direta ou indiretamente, ter relação com a nutrição, seja pela importância de determinados fatores de risco para ocorrência dos distúrbios de sono (p. ex., obesidade e apneia do sono), seja pela desregulação hormonal de alguns distúrbios de sono que podem favorecer a opção por alimentos mais calóricos como forma de recompensa (p. ex., ganho de peso associado com a insônia e a privação crônica do sono). Acreditamos que este capítulo seja uma relevante introdução para iniciarmos os entendimentos deste importante nome chamado sono-nutrição.

DISTÚRBIOS RESPIRATÓRIOS DE SONO

Apneia obstrutiva do sono

A apneia obstrutiva do sono (AOS) é um dos distúrbios de sono mais frequentes, caracterizada pelo colapso intermitente das vias aéreas superiores durante o sono, acarretando obstruções totais (apneias) e parciais (hipopneias).[1] As pausas respiratórias levam ao aumento do esforço respiratório e geram redução da pressão intratorácica, que aumenta a pressão transmural do ventrículo esquerdo, com quedas cíclicas da saturação de oxigênio (a chamada hipóxia intermitente), hipercapnia (usualmente discreta) e fragmentação do sono.[2]

O colapso da faringe em pacientes com AOS ocorre geralmente na parte posterior da língua, úvula e palato mole, ou em alguma combinação dessas estruturas. A faringe tem pouca estrutura óssea ou suportes rígidos, portanto é altamente dependente da atividade muscular para manter sua patência.[1] A anormalidade primária em pacientes com AOS é uma faringe anatomicamente estreita, resultante da interação entre as estruturas ósseas, tecidos moles, obesidade ou aumento das amígdalas e adenoides que são mais relevantes em crianças. Durante a vigília, as vias aéreas estreitas não causam sintomas. Mecanorreceptores respondem reflexivamente ao aumento da pressão negativa gerada pelo aumento da resistência e aumentam a atividade de uma série de músculos dilatadores da faringe, mantendo a permeabilidade das vias aéreas durante a vigília.[1] No entanto, durante o sono, a atividade muscular reflexa da faringe é reduzida, tornando a faringe propensa ao colapso. Além disso, a presença da obesidade com o aumento da gordura visceral pode reduzir o volume pulmonar e reduzir a tração traqueal, com consequente aumento na suscetibilidade para a ocorrência de eventos respiratórios durante o sono (Figura 1).[2]

As queixas e os sintomas clínicos sugestivos de AOS são variáveis e muitas vezes não específicos para esse distúrbio de sono (Quadro 2). A principal queixa é o ronco alto e irregular (relatada por pessoas que dormem no mesmo ambiente do paciente). Em função do sono fragmentado pelos eventos respira-

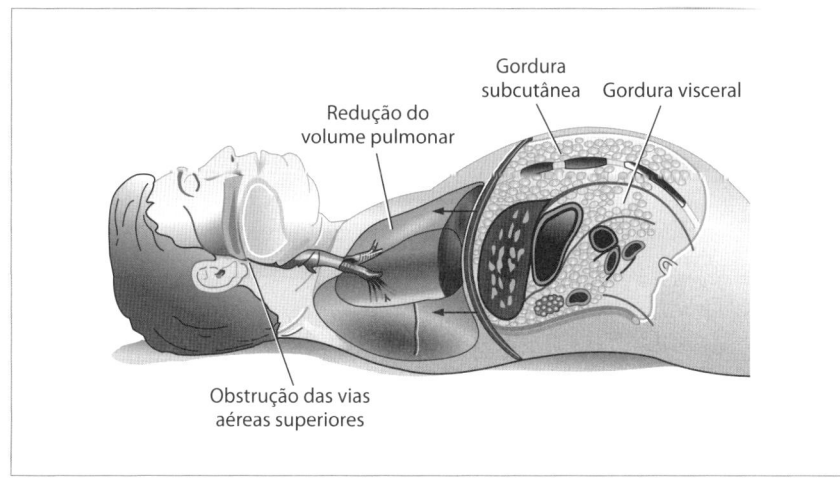

Figura 1 Fatores anatômicos envolvidos na obstrução das vias aéreas superiores durante o sono.

Fonte: adaptada de Drager et al.[2]

Quadro 1   Fatores predisponentes para a AOS

- Obesidade.
- Aumento da circunferência cervical.
- Sexo masculino.
- Idade avançada.
- Anormalidades craniofaciais.
- Obstrução nasal.
- Anormalidades endócrinas (hipotireoidismo, acromegalia).
- História familiar de ronco ou AOS.
- Doença cardiovascular estabelecida: hipertensão arterial sistêmica, fibrilação atrial, síndrome metabólica etc.

AOS: apneia obstrutiva do sono.
Fonte: Gottlieb et al.[1]

Quadro 2   Queixas e sintomas sugestivos de AOS

- Ronco alto.
- Pausas respiratórias observadas durante o sono.
- Sonolência excessiva diurna.
- Cefaleia matinal.
- Disfunção sexual.
- Mudança de comportamento e irritabilidade.
- Prejuízo na memória.

AOS: apneia obstrutiva do sono.
Fonte: Gottlieb et al.[1]

tórios, outro sintoma inclui a sonolência excessiva diurna. No entanto, muitos pacientes não têm percepção do sono fragmentado e podem não ter ou simplesmente negar os sintomas de sonolência diurna, que podem também ser facilmente confundidos com estresse e excesso de trabalho.

Tratamento da apneia obstrutiva do sono

O tratamento da AOS frequentemente é multifacetado e multidisciplinar. Medidas comportamentais podem ser indicadas a todos os pacientes e incluem perda de peso em indivíduos com sobrepeso ou obesidade, abstenção de álcool e sedativos (principalmente benzodiazepínicos) antes do sono. Pacientes com eventos preferencialmente em posição supina devem evitar essa posição durante o sono.[1] A perda de peso pode levar a uma diminuição do índice de apneia-hipopneia (IAH), melhoria da eficiência do sono, diminuição do ronco e melhora da oxigenação.[3]

A cirurgia bariátrica mostra benefícios na redução da gravidade da AOS, mas não é infrequente que ainda existem eventos residuais dependendo da gravidade da AOS e da obesidade antes do procedimento.[4] No entanto, na prática clínica, a perda de peso é dificilmente obtida, e indicar a perda de peso nos casos de AOS em geral é uma medida pouco efetiva. Procedimentos cirúrgicos simples ou combinados, que reconstroem a anatomia nasal, oral e faríngea, podem ser utilizados em casos específicos.[1] Não existe no momento terapia farmacológica específica para a AOS, embora evidências recentes sejam promissoras.[1] Recentemente, o uso da tirzepatida (um análogo do *gastric inhibitory polypeptide* [GIP] e do *glucagon-like peptide*-1 [GLP1]) mostrou melhora muito significativa da gravidade da AOS em paralelo à redução do peso.[5]

Há evidências de que exercícios das vias aéreas superiores com supervisão da fonoaudiologia são capazes de reduzir o ronco em pacientes com ronco primário e reduzir em 40% a gravidade da AOS em pacientes com AOS moderada.[6] Os dispositivos intraorais de avanço mandibular são uma opção no tratamento de formas leves a moderadas da AOS, ou como opção para pacientes com AOS grave que não se adaptaram ao CPAP.[1] O aparelho de avanço mandibular é utilizado durante a noite e traciona a mandíbula anteriormente, estabilizando a via aérea superior durante o sono.

O uso de pressão positiva contínua nas vias aéreas superiores (CPAP) durante o sono é considerado o tratamento de escolha para a AOS moderada a grave.[1] A pressão é gerada por um compressor silencioso que é acoplado ao paciente por meio de um tubo (mangueira) e máscara. A pressão é transmitida à via aérea e funciona como uma tala pneumática que garante a patência da via aérea superior durante o sono. O CPAP elimina a AOS desde que o paciente utilize o CPAP sempre que dormir. Em casos de exceção, em especial pacientes que necessitam de pressões muito elevadas, o uso de dois níveis de pressão (BiPAP) pode ser indicado.[1]

Insônia

A insônia é definida como a dificuldade em iniciar o sono e/ou manter esse estado e/ou acordar mais cedo do que o desejado, apesar de adequada oportunidade para dormir. A insônia é considerada crônica quando ocorre 3 noites ou mais por semana, persiste por mais de 3 meses e não é o resultado de oportunidades inadequadas para dormir.[7] É mais prevalente entre mulheres e frequentemente ocorre concomitantemente com outras condições médicas (p. ex., dor) e distúrbios psiquiátricos (p. ex., depressão), bem como outros distúrbios de sono (p. ex., síndrome das pernas inquietas e AOS). Embora os mecanismos fisiopatológicos do transtorno de insônia ainda sejam pouco compreen-didos, aspectos psicológicos e hiperexcitação são reconhecidos como características principais da insônia.[7]

Considerada um distúrbio de sono muito comum, apresenta prevalência entre 15 e 24% nos EUA.[1] No Brasil, dados do estudo *Episono* mostraram pre-valência na cidade de São Paulo de 15% (critério DSM-IV), chegando a 32% quando houve providências objetivas para medir a insônia usando a polisso-nografia.[8]

O diagnóstico da insônia frequentemente é clínico. Exames adicionais (como a polissonografia) são indicados na prática clínica quando existem sus-peitas de outras doenças concomitantes à insônia.

As opções atuais de tratamento para insônia incluem as terapias psicoló-gicas e comportamentais (também referidas como terapia cognitivo-compor-tamental para insônia [TCC-I]).[1] A TCC-I envolve uma combinação de estra-tégias que visam à mudança das práticas comportamentais e dos fatores psicológicos (p. ex., preocupações excessivas e crenças inúteis sobre o sono) que contribuem para a insônia. Os principais componentes do TCC-I incluem

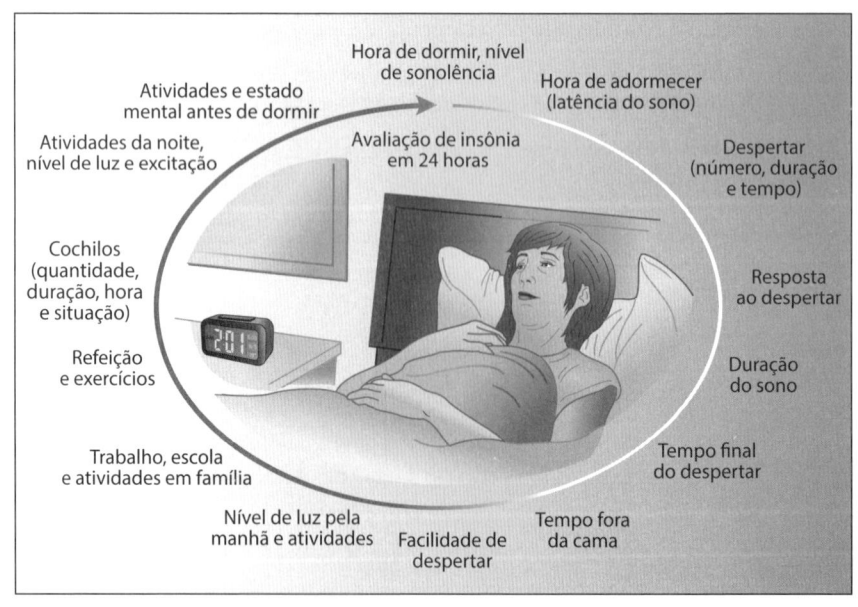

Figura 2   Componentes das 24 horas envolvidos com a insônia. A insônia é afetada por comportamentos diurnos. Uma história completa de insônia ajuda a avaliar os sintomas e comportamentos tanto à noite quanto durante o dia.
Fonte: adaptada de Morin e Buysse.[7]

estratégias comportamentais e de programação do sono (instruções de restrição de sono e controle de estímulos), métodos de relaxamento, psicológicos e cognitivos.[7] Tratamentos farmacológicos incluem as chamadas drogas Z, os agonistas do receptor de melatonina e antidepressivos sedativos que seguirão critérios médicos de utilização, com tentativas de retirada em paralelo ao tratamento não farmacológico.[7]

Privação do sono

A privação de sono é uma condição que ocorre quando uma pessoa dorme menos do que o necessário, o que pode trazer consequências negativas para a saúde.[1] Diferentemente da insônia, na qual existe a oportunidade para dormir, a privação do sono é frequentemente voluntária. Nesse caso, não se respeita a necessidade individual de sono, embora a quantidade de sono que cada pessoa precisa varie. Estima-se que os adultos durmam de 7 a 9 horas de sono por noite.[9,10]

Algumas consequências da privação de sono incluem:

- Aumento do risco de acidentes e erros não intencionais.
- Dificuldades de atenção e memória.
- Alterações de humor.
- Alterações na imunidade.
- Ganho de peso e diabetes tipo 2.
- Problemas cardiovasculares.

PARASSONIAS

Parassonias são eventos indesejáveis que ocorrem durante o sono, na transição entre a vigília e o sono e ao despertar. São descritas por fenômenos motores, movimentos, comportamentos automáticos, fenômenos verbais, sensoriais e emocionais, ou uma combinação destes acompanhados de ativação do sistema nervoso autônomo. Podem ser divididas em parassonias que ocorrem durante o sono de movimentos rápidos dos olhos (REM) ou no sono não REM (NREM).[11]

Supõe-se que a fisiopatologia das parassonias seja a ativação do sistema nervoso central (SNC) e a intrusão da vigília no sono NREM ou no sono REM (movimento rápido dos olhos), resultando nos fenômenos indesejáveis motores ou sensoriais. Essa atividade é geralmente seguida por uma percepção alterada do ambiente, resposta incompleta a estímulos externos e, muitas vezes, amnésia retrógrada. As parassonias são consideradas distúrbios clínicos pelas possíveis consequências, como fragmentação do sono, risco de ferimentos, implicações forenses em adultos, impacto negativo na qualidade de vida e efeitos psicossociais ao paciente, familiares e parceiro de cama.[11-13]

Segundo a 3ª edição da Classificação Internacional dos Distúrbios do Sono, as parassonias são divididas em:

- Parassonias do sono NREM: distúrbios do despertar (sonambulismo, despertar confusional, terror noturno) e transtorno alimentar associado ao sono.
- Parassonias do sono REM: transtorno comportamental do sono REM, transtorno dos pesadelos, paralisia do sono recorrente ou isolada,
- Outras parassonias: enurese associada ao sono, síndrome da explosão de cabeça, alucinação associada ao sono por causa de doença médica ou uso de medicação/substância.
- Sintomas isolados: soniloquio.

Parassonias do sono NREM

As parassonias do sono NREM são mais comuns em crianças. Embora normalmente se acredite que seja um distúrbio de sono da infância, podem persistir na idade adulta. A prevalência ao longo da vida para o despertar confusional é de 18,5% nas crianças e de 6,9% em adultos, terror noturno 7,1 e 2,7%, sonambulismo 22,4 e 1-4% e alimentação relacionada ao sono 4,5 e 2,2%, respectivamente. Essas parassonias tendem a ocorrer no estágio N3 do sono NREM, isto é, na primeira metade da noite, e a redução da prevalência com a idade pode estar relacionada com a redução de sono N3. A história familiar é comum, principalmente para o sonambulismo (aproximadamente 80%), sendo a associação positiva com o subtipo HLA-DQB1*05.[12,13]

O sonambulismo é o distúrbio do despertar mais comum. Manifesta-se entre 6 e 16 anos, e clinicamente pode iniciar por despertar confusional ou imediatamente abandonar a cama com deambulação pelo ambiente com duração variável de 2 a 30 minutos. Podem ocorrem movimentos simples ou complexos, como mover objetos e mobília dos ambientes, abrir geladeira, janelas e portas, urinar em lugares inapropriados e até mesmo comportamentos violentos. Após o episódio o paciente pode despertar ou retornar ao sono.[12]

Terror noturno é caracaterizado por um evento abrupto de medo intenso, grito e sintomas autonômicos como midríase, taquicardia, sudoreses, rubor e taquipneia. Manifesta-se a partir dos 4 anos em crianças, e o primeiro fenômeno pode ser o choro associado ao medo. O evento pode ter duração longa, alcançando 20 minutos ou mais.[11-13]

O despertar confusional é um estado anormal de consciência oriundo do sono NREM caracterizado pelo estado confusional, porém o indivíduo permanece na cama, não ocorrendo deambulação. É comum sentar-se na cama, olhar ao redor, mostrando-se confuso, e persiste por 0,5 a 10 minutos.[11,14] Manifesta-se a partir de 2 a 5 anos e na vida adulta é menos comum. Pode ocorrer em privação de sono, outros distúrbios de sono associados a fragmentação do sono e doenças psiquiátricas.

Os distúrbios do despertar descritos apresentam características comuns como o fato de ocorrerem no primeiro terço da noite, falta de reposta aos comandos, dificuldade em ser acordado. Quando ocorre o despertar não há memória do ocorrido e o indivíduo mostra-se confuso. São fatores precipitantes privação do sono, febre, estresse e dormir em locais diferentes do habitual (p. ex., em hotel).[11,12]

O transtorno alimentar relacionado ao sono é caracterizado por episódios involuntários de alimentação durante o sono, sem consciência do comportamento e pouca lembrança do ocorrido. A alimentação noturna não é a usual, ocorrendo o consumo de alimentos que não são os preferidos, formas e combinações peculiares de alimentos ou substâncias não comestíveis.[11,14] O comportamento aumenta o risco de ferimentos e queimaduras na preparação dos alimentos. Também é relatado o aumento de peso na existência desse distúrbio de sono. Uma causa secundária desse transtorno alimentar é o uso do hipnótico zolpidem.[15,16]

Quadro 3 Critérios diagnósticos do transtorno alimentar do sono

1. Episódios recorrentes de alimentação noturna que ocorre após despertar do sono.
2. Presença de ao menos 1 dos seguintes fatores:
   a. Consumo de combinações ou formas peculiares de alimentos ou substâncias não comestíveis/tóxicas.
   b. Comportamentos potencialmente prejudiciais e/ou a ocorrência de ferimentos durante a busca ou preparo de alimentos.
   c. Consequências adversas para a saúde em decorrência da alimentação noturna recorrente.
3. Perda parcial ou completa da consciência durante os episódios de alimentação noturna e amnésia total ou parcial do evento.
4. O evento recorrente não é explicado por outro transtorno do sono, doença médica ou psiquiátrica ou uso de medicamentos ou substâncias.

Fonte: adaptado de American Academy of Sleep Medicine.[11]

O diagnóstico das parassonias do sono NREM é feito por uma história clínica detalhada obtida do paciente, familiares e parceiros de cama. A polissonografia não é necessária na maioria dos casos, sendo benéfica na suspeita da associação com apneia do sono ou movimentos periódicos de membros inferiores, que possam precipitar os eventos pela fragmentação do sono. A polissonografia também pode ser necessária no diagnóstico diferencial com epilepsia.[14-16]

O tratamento baseia-se na higiene do sono e na prevenção da privação do sono. A orientação de segurança para evitar acidentes é fundamental. Quando as medidas não farmacológicas não são suficientes e quando existe o risco de lesão física ao paciente ou familiares, outras modalidades de tratamento devem ser consideradas, como o tratamento medicamentoso. Os benzodiazepínicos são a modalidade mais efetiva no tratamento, e o clonazepam (0,25 a 2 mg) apresenta os melhores resultados. Alternativas são melatonina, antidepressivos (tricíclicos e inibidores da recaptação de serotonina) e agonistas dopaminérgicos (suvorexanto). O topiramato é utilizado no transtorno alimentar relacionado ao sono.[14,15]

Quadro 4 Características das parassonias do sono NREM

	Sonambulismo	Terror noturno	Despertar confusional
Comportamento	Podem ocorrer movimentos simples ou complexos como mover objetos e mobília dos ambientes, abrir geladeira, janelas e portas, urinar em lugares inapopriados e até mesmo comportamentos violentos.	Evento abupto de medo intenso, grito e sintomas autonômicos como midríase, taquicardia, sudoreses, rubor e taquipneia. Pode ocorrer choro associado ao medo.	Estado confusional, porém o indivíduo permanace na cama, não ocorre deambulação, é comum sentar-se na cama, olha ao redor mostrando-se confuso.
Duração	Prolongada	Minutos	Minutos
Atividade autonômica	Não	Não	Sim
Amnésia	Sim	Sim	Sim
Idade	Crianças	Crianças	Crianças
Genética	Positiva	Positiva	Positiva
Período da noite	Início da noite	Início da noite	Início da noite
Confusão após o evento	Sim	Sim	Sim

Fonte: adaptado de American Academy of Sleep Medicine.[11]

Parassonias do sono REM

O transtorno comportamental do sono REM (TCSREM) é caracterizado por vocalização e comportamentos complexos cujas ações correspondem ao conteúdo dos sonhos. Os comportamentos anormais são resultado da ausência de atonia muscular em sono REM e aumento da atividade onírica. As ações durante o sono REM descritas incluem gritar, discursar, chorar, gargalhar, entre outras atividades motoras como agarrar, bater palmas, esmurrar, chutar.[11] O conteúdo dos sonhos pode tornar-se violento expondo o paciente e companheiro de cama a lesões físicas. Os eventos são breves e ocorrem na segunda metade da noite, quando o sono REM se encontra em maior proporção. Os sonhos são descritos como vívidos e o paciente tem recordação do ocorrido ao despertar.[11]

O TCSREM ocorre em 0,5% da população, especialmente em homens idosos. É relacionado ao risco de doenças degenerativas (sinucleinopatias), especialmente doença de Parkinson, atrofia de múltiplos sistemas e demência por corpos de Lewy. Nesta última o TCSREM é considerado um critério para o diagnóstico. A latência média do aparecimento do TCSREM e o início da doença degenerativa é de aproximadamente 8 anos. O TCSREM pode ser secundário ao uso de medicamentos (antidepressivos), a narcolepsia ou tumores cerebrais.[12,13]

O transtorno dos pesadelos (TP) consiste na recorrência de sonhos vívidos e prolongados, de conteúdo disfórico e que causam despertares. Os pesadelos são bem descritos e envolvem ameaça à vida, à segurança e integridade pessoal. O paciente desperta alerta e orientado. A experiência do sonho causa um sofrimento clínico com prejuízo social, emoções relacionadas ao pesadelo, alterações do humor como ansiedade, resistência para dormir e repercussões diurnas pela fragmentação do sono.[11] O TP ocorre em crianças a partir de 2 anos, estimado em 1 a 5% e 2 a 22% em adultos. É comum em populações com doença psiquiátrica, relatos de abuso psicológico/físico e estresse pós-traumático. O TP pode ser precipitado pelo uso de medicamentos (betabloqueadores, L-dopa) e suspensão abrupta de antidepressivos que inibem sono REM.

Paralisia do sono recorrente é caracterizada pela incapacidade de realizar movimentos voluntários de tronco e membros. Durante o evento existe paralisia dos músculos esqueléticos, incapacidade de falar, entretanto os movimentos oculares e respiratórios e a consciência estão preservados. A paralisia do sono pode ocorrer com experiências alucinatórias, auditivas, visuais e ou táteis. Caracteriza-se por uma duração breve, como alguns segundos ou poucos minutos, e em resolução espontâneos com o esforço do indivíduo para despertar ou por um estímulo externo.[11] A prevalência estimada é de 15% da população, ocorre em adultos jovens (segunda década de vida) e a privação do sono pode ser um fator desencadeador.

O diagnóstico do transtorno dos pesadelos e paralisia do sono baseia-se na história clínica detalhada, não sendo necessários exames complementares. A avaliação por polissonografia (PSG) é necessária para o diagnóstico do transtorno comportamental do sono REM. Além do registro padrão, serão necessários o monitoramento por vídeo e áudio e o eletromiograma de mento, tibiais anteriores e flexores dos dedos em membros superiores para a confirmação de ausência de atonia muscular em sono REM.[11]

O tratamento das parassonias do sono REM envolve medidas comportamentais, boa higiene do sono e, quando indicado, tratamento farmacológico. O tratamento do TCSREM abrange medidas de segurança no ambiente de dormir para evitar ferimentos, entre elas o uso de grades estofadas ao redor da cama, retirada de objetos de vidro, grades, uso de telas nas janelas e a colocação de um colchão ao lado da cama e em alguns casos a recomendação de o paciente dormir no colchão. Casais podem ser aconselhados a dormir em camas separadas. O clonazepam (0,5 a 2 mg) e a melatonina (3 a 15 mg) são os mais utilizados no tratamento.[17-19] A psicoterapia é recomendada para o tratamento do transtorno dos pesadelos, e em situações refratárias podem ser usados medicamentos que suprimem o sono REM.[20] Na presença de paralisia do sono é fundamental a orientação sobre o distúrbio de sono e sua fisiopatologia, a prevenção de privação de sono e nos casos refratários o uso de ansiolíticos e antidepressivos.[21]

Distúrbios do movimento

Os movimentos periódicos de membros inferiores durante o sono consistem em movimentos repetitivos, estereotipados, envolvendo membros inferiores, porém também podem ser observados em membros superiores.[11] Ocorrem em crianças e adultos, sendo mais comuns após os 40 anos. É considerado um distúrbio de sono quando provocam fragmentação do sono, queixa relacionada ao sono, sonolência diurna e comprometimento da qualidade de vida.[11,22]

São comuns em indivíduos com síndrome das pernas inquietas, com prevalência de 80 a 90%. Também podem ocorrer em associação com outros distúrbios de sono, como apneia do sono, narcolepsia e distúrbio comportamental do sono REM. O uso de medicamentos como antidepressivos tricíclicos, inibidores da recaptação de serotonina e lítio pode provocar os movi-

Quadro 5 Características das parassonias do sono REM

	Pesadelos	Transtorno comportamental do sono REM
Comportamento	Sonhos vívidos e prolongados recorrentes de conteúdo disfórico que causam despertar. Os pesadelos envolvem ameaça à vida, à segurança e à integridade pessoal.	Vocalização e comportamentos complexos cujas ações correspondem ao conteúdo dos sonhos descritos, como gritar, discursar, chorar, gargalhar, entre outras, e atividades motoras como agarrar, bater palmas, esmurrar, chutar.
Duração	Pode ser prolongada	Minutos
Atividade autonômica	Sim	Sim
Idade	Crianças/adultos	Adultos/idosos
Confusão após o evento	Não	Não
Amnésia do evento	Não	Não
Despertar após o evento	Sim	Sim

Fonte: adaptado de American Academy of Sleep Medicine.[11]

mentos. Condições médicas como deficiência de ferro e acidente vascular cerebral podem cursar com movimentos periódicos de membros inferiores e doenças neurológicas como doença de Parkinson, lesão medular e esclerose múltipla.[22]

O diagnóstico é realizado pela polissonografia com o eletromiograma de músculos tibiais anteriores. O índice de movimentos acima de 15\hora é considerado anormal em adultos.[11]

O tratamento é baseado na gravidade dos sintomas. Casos leves podem ser manejados com higiene do sono, exercícios físicos e de relaxamento, ioga e meditação. O tratamento medicamentoso envolve o uso de agonistas dopaminérgicos (pramipexol). Nos casos de deficiência de ferro a reposição aliviará os sintomas.[23]

Síndrome das pernas inquietas/doença de Willis-Ekbom

A síndrome das pernas inquietas/doença de Willi-Ekbom (SPI/DWE) é caracterizada pela necessidade (urgência) de mover as pernas, geralmente acompanhada por desconforto ou sensações desagradáveis nas pernas. É considerada um distúrbio do movimento relacionado ao sono como também ao ciclo vigília-sono, pois os sintomas ocorrem ou pioram à tarde ou à noite. A necessidade ou urgência e as sensações desagradáveis ocorrem ao repouso ou inatividade e são aliviadas total ou parcialmente pela atividade, como movimentos, andar, alongar ou executando uma atividade.[11] Os sintomas causam dificuldade de iniciar e manter o sono, prejuízos diurnos e cognitivos, fadiga, sonolência e consequências emocionais como ansiedade e depressão. A prevalência é variável, de 3 a 20%, aumenta com a idade, sendo predominante em mulheres. A fisiopatologia vincula a SPI/DWE à redução de ferro no SNC, estado hipodopaminérgico, inflamação e predisposição genética.[24]

O diagnóstico é clínico e o tratamento baseiam-se em medidas comportamentais e farmacológicas. São recomendadas a prática de atividade física e terapia cognitivo-comportamental. A reposição de ferro pode ser indicada quando o nível de ferritina estiver inferior a 75 mcg/L. O tratamento medicamentoso farmacológico baseia-se no uso de alfa-2-ligantes (pregabalina, gabapentina), que é a primeira linha de tratamento no Brasil, e agonistas dopaminérgicos (pramipexol e rotigotina).[25]

Bruxismo

O bruxismo é definido pelo ato involuntário de atividade rítmica dos músculos da mastigação, caracterizada por ranger ou apertar os dentes e/ou contrair a musculatura mastigatória, projetando a mandíbula para a frente ou para os lados.[11] Ocorre geralmente durante o sono, porém pode ser descrito durante períodos de vigília. O bruxismo relacionado ao sono ocorre devido à ativação do SNC em oposição a problemas dentários, entretanto provoca desgaste anormal dos dentes e/ou dor e fadiga da musculatura mastigatória pela manhã, cefaleia temporal e/ou dificuldade de abrir a boca ao amanhecer.[11] A prevalência é de 8 a 13% da população geral, sendo mais comum em crianças e pouco frequente em idosos.[26]

Os fatores de risco incluem tabagismo, consumo de álcool, cafeína, fatores psicossociais (estresse, ansiedade, depressão, competitividade) e distúrbios que causam despertares (apneia do sono, parassonias, movimentos periódicos de membros inferiores), refluxo gastroesofágico, doenças neurológicas e psiquiátricas. Também pode ocorrer pelo uso de medicamentos e drogas.[27] O diagnóstico é feito clinicamente ou pela polissonografia, demonstrando a ocorrência dos movimentos.[27,28]

O tratamento do bruxismo pode ser comportamental, com técnicas de manejo do estresse, terapia cognitivo-comportamental, relaxamento e higiene do sono.[29] O uso de placa oclusal é recomendado para proteger a superfície dental e reduzir a pressão das articulações. O uso de medicamentos pode incluir benzodiazepínicos, antidepressivos e relaxantes musculares.[29]

DISTÚRBIOS DE SONO RELACIONADOS AO RITMO CIRCADIANO

Os principais distúrbios do ciclo vigília-sono incluem: atraso de fase do sono, avanço de fase do sono, padrão irregular do ciclo vigília-sono, distúrbio do ritmo vigília-sono diferente das 24 horas, distúrbio do ritmo circadiano do tipo trabalhadores em turnos e distúrbio do ritmo circadiano do tipo *jet lag*.[11]

O atraso de fase é caracterizado pelo permanente atraso do horário de início do sono e acordar (3 a 6 horas) em relação ao desejado ou convencionalmente estabelecido.[9] É um distúrbio de sono comum em adolescentes e jovens adultos, com prevalência de 7 a 16%. Ocorre dificuldade em adormecer e acordar pela manhã, causando prejuízo social e nos estudos. Apesar do atraso no início do sono e no despertar, o curso do sono é normal. Pode estar relacionado ao polimorfismo genético, fatores do neurodesenvolvimento como nos adolescentes, e à interferência de fatores ambientais como exposição excessiva à luz no período da noite, baixa exposição à luz natural durante o dia e horários de trabalho adversos.[30,31]

O avanço de fase é caracterizado quando o sono ocorre horas antes do desejado, sendo comum em idosos.[11,30] O padrão irregular de sono é caracterizado por um padrão desorganizado nas 24 horas, com ausência de um padrão circadiano. É comum em demências, lesões cerebrais e retardo psicomotor em crianças.

O distúrbio do ritmo vigília-sono diferente das 24 horas (ou livre curso) é caracterizado por um ritmo vigília-sono diferente de 24 horas, isto é, 1 a 2 horas a mais ou a menos. É comum em indivíduos com cegueira total. O diagnóstico dos distúrbios acima relatados é baseado na história clínica, no diário do sono e na actigrafia. O tratamento necessita de estratégias para ressincronizar o ritmo, como fototerapia, melatonina exógena e em alguns casos o uso de hipnóticos.[30-32]

O trabalho em turnos é aquele em que o trabalho coincide com o período de sono habitual por todas as noites ou de maneira alternada. O trabalho acarreta a exposição de luz na madrugada e a necessidade de dormir durante o dia, quando o sono tende a ser mais curto. Estima-se que 30% da população que exerce trabalho em turnos apresenta distúrbio do ciclo vigília-sono. Podem ocorrer queixas de insônia durante o dia, sonolência durante o trabalho e sintomas relacionados à privação de sono. O trabalho em turnos apresenta risco aumentado de doenças como diabetes tipo 2, obesidade, doenças cardiovasculares e incidência de alguns tipos de câncer (p. ex., de mama e cólon). A caracterização do cronotipo do trabalhador pode ser uma ferramenta importante para identificar vespertinos, que terão maior capacidade de adaptação ao trabalho. O tratamento deve abordar a higiene do sono, e pode ser necessário o uso de melatonina, hipnóticos e fototerapia.[33,34]

O distúrbio de sono tipo *jet lag* consiste em queixas do sono relacionadas às mudanças de fusos horários, ocorridas em viagens aéreas que envolvem ao menos dois fusos. É resultado da dificuldade de alinhar o ritmo endógeno ao horário local na mesma velocidade da viagem. Ocorre com maior frequência nas viagens para o leste, quando a adaptação é mais difícil, pois existe a necessidade de adiantar o relógio. As queixas podem ser de insônia, cefaleia, sonolência diurna, alterações do apetite e gastrointestinais, fadiga, tontura, entre outros. Os sintomas são autolimitados na maioria dos casos, e a intensidade pode ter uma variação individual. A adaptação ocorrerá gradativamente, por volta de 7 dias. A privação de sono durante o voo, a ingestão de bebida alcoólica e os sincronizadores ambientais do destino (como pouca luminosidade no inverno) podem ser fatores desencadeadores do *jet lag*. Idosos também podem apresentar sintomas mais intensos. A exposição à luz pode ser uma medida auxiliadora na adaptação e a utilização temporária de melatonina.[32,33]

NARCOLEPSIA E HIPERSONIA IDIOPÁTICA

Narcolepsia

A narcolepsia é caracterizada por sonolência excessiva diurna e achados clínicos relacionados ao sono REM que incluem cataplexia, paralisia do sono, alucinações hipnagógicas (transição vigília-sono) ou hipnopômpicas (transição sono-vigília) e fragmentação do sono.[9] É uma doença rara, sendo mais comum na adolescência (15 anos) e com um segundo pico após os 40 anos, neste caso envolvendo mulheres.[11,34]

A narcolepsia é dividida em tipo 1 (NT1), caracterizada por cataplexia e/ou deficiência de hipocretina, e tipo 2 (NT2), que não apresenta cataplexia e sem deficiência de hipocretina. Alterações autoimunes e pacientes suscetíveis geneticamente são correlacionados à NT1.[11,34]

A sonolência é o primeiro sintoma, que inicia de maneira súbita, intensa e irresistível, provocando prejuízo das atividades rotineiras e da função cognitiva. A cataplexia é um marcador da doença, caracterizada pela perna do tônus muscular durante a vigília, desencadeada por emoções (positivas ou negativas) e consciência preservada.[11,34]

O diagnóstico é realizado pela história clínica detalhada, pelo teste das latências múltiplas do sono e nível de hipocretina-1 no líquido cefalorraquidiano. A sonolência diurna pode ser avaliada por escalas como a de sonolência de Epwort, entre outras. O teste de latências múltiplas do sono deve ser conduzido após uma polissonografia noturna, e consiste em 5 cochilos diurnos com duração de 20 minutos, em intervalos de 2 horas entre cada um deles. O diagnóstico é definido pela latência média de sono nos cochilos inferior a 8 minutos e com dois ou mais períodos de sono REM nos cochilos. A ocorrência de sono REM na polissonografia noturna com latência inferior ou igual a 15 minutos também é considerada no diagnóstico. A dosagem de hipocretina no líquido cefalorraquidiano abaixo de 110 pg/mL é característica de narcolepsia tipo 1.[11,35,36]

O tratamento e o acompanhamento de pacientes com narcolepsia requer uma equipe multiprofissional. A sonolência é um sintoma inespecífico, e o diagnóstico pode ser negligenciado e atrasado em anos. O atraso tanto no diagnóstico como no início do tratamento provoca prejuízos psicossociais, aumento do risco de lesões e acidentes.[34] O manejo envolve higiene do sono e cochilos programados. O tratamento medicamentoso tem como objetivo o controle da cataplexia e da sonolência. A modafinila torna-se a primeira opção em nosso meio por ser a droga disponível no Brasil. O controle da cataplexia é feito pelo uso de antidepressivos tricíclicos ou inibidores de recaptação de serotonina, que também são as opções disponíveis no país.[36] Os pacientes com narcolepsia devem ser acompanhados clinicamente, pois apresentam maior risco de comorbidades como depressão, obesidade, apneia do sono, dor crônica e disfunção tireoideana.[36]

Hipersonia idiopática

A hipersonia idiopática caracteriza-se por sonolência excessiva de causa desconhecida. O tempo de sono nas 24 horas é aumentado, e a sonolência é permanente.[11] Difere da narcolepsia, pois os cochilos não são restauradores, e pela ausência das manifestações de sono REM, como cataplexia e paralisia do sono. A polissonografia e o teste de múltiplas latências do sono são necessários para o diagnóstico, sendo a eficiência do sono no registro noturno alta (95% ou mais). Pode ocorrer queixa de irritabilidade, dificuldade para despertar pela manhã, prejuízo cognitivo e associação com o fenômeno de Reynaud. O tratamento deve ser comportamental e medicamentoso para o controle da sonolência.[37]

REFERÊNCIAS

1. Gottlieb DJ, Punjabi NM. Diagnosis and management of obstructive sleep apnea: a review. JAMA. 2020 Apr 14;323(14):1389-400.
2. Drager LF, Togeiro SM, Polotsky VY, Lorenzi-Filho G. Obstructive sleep apnea: a cardiometabolic risk in obesity and the metabolic syndrome. J Am Coll Cardiol. 2013;62:569-76.
3. Igelström H, Åsenlöf P, Emtner M, Lindberg E. Improvement in obstructive sleep apnea after a tailored behavioural sleep medicine intervention targeting healthy eating and physical activity: a randomised controlled trial. Sleep Breath. 2018 Sep;22(3):653-61.
4. Furlan SF, Drager LF, Santos RN, Damiani LP, Bersch-Ferreira AC, Miranda TA, et al. Three--year effects of bariatric surgery on obstructive sleep apnea in patients with obesity grade 1 and 2: a sub-analysis of the Gateway trial.Int J Obes (Lond). 2021 Apr;45(4):914-7.
5. Malhotra A, Grunstein RR, Fietze I, Weaver TE, Redline S, Azarbarzin A, et al.; Surmount-OSA Investigators. tirzepatide for the treatment of obstructive sleep apnea and obesity. N Engl J Med. 2024 Jun 21.
6. Guimarães KC, Drager LF, Genta PR, Marcondes BF, Lorenzi-Filho G. Effects of oropharyngeal exercises on patients with moderate obstructive sleep apnea syndrome. Am J Respir Crit Care Med. 2009 May 15;179(10):962-6.
7. Morin CM, Buysse DJ. Management of insomnia. N Engl J Med. 2024 Jul 18;391(3):247-58.
8. Castro LS, Poyares D, Leger D, Bittencourt L, Tufik S. Objective prevalence of insomnia in the São Paulo, Brazil epidemiologic sleep study. Ann Neurol. 2013 Oct;74(4):537-46.
9. Hudson AN, Van Dongen HPA, Honn KA. Sleep deprivation, vigilant attention, and brain function: a review. Neuropsychopharmacology. 2020 Jan;45(1):21-30.
10. Hirshkowitz M, Whiton K, Albert SM, Alessi C, Bruni O, DonCarlos L, et al. National Sleep Foundation's sleep time duration recommendations: methodology and results summary. Sleep Health. 2015 Mar;1(1):40-3.
11. American Academy of Sleep Medicine. International Classification of Sleep Disorders: ICSD-3. Third edition. Darién: AASM; 2014
12. Singh S, Kaur H, Singh S, Khawaja I. Parasomnias: a comprehensive review. Cureus. 2018;10:e3807.
13. Mahowald MW, Schenck CH. NREM sleep parasomnias. Neuro. Clin. 1996;14:675-96.
14. Mahowald MW, Bornemann MC, Schenck CH. Parasomnias. Semin Neurol. 2004;24:283-92.
15. Ohayon MM, Mahowald MW, Dauvilliers Y, Krystal AD, Léger D. Prevalence and comorbidity of nocturnal wandering in the U. S. adult general population. Neurology. 2012;78:1583-9.
16. Stallman HM, Kohler M, White J. Medication induced sleepwalking: a systematic review. Sleep Med Rev. 2018;37:105-13.
17. Schenck CH, Mahowald MW. Long-term: nightly benzodiazepine treatment of injurious parasomnias and others disorders of disrupted nocturnal sleep in 170 adults. Am J Med. 1996;100(3);333-7.

18. Howell M, Avidan AY, Foldvary-Schaefer N, Malkani RG, During EH, Roland JP, et al. Management of REM sleep behavior disorder: an American Academy of Sleep Medicine clinical practice guideline. J Clin SleepMed. 2023;19(4):759-68.

19. Kunz D, Stotz S, Bes F. Treatment of isolated REM sleep behavior disorder using melatonin as a chronobiotic. J Pineal Res. 2021;71(2).

20. Maher MJ , Rego AS, Asnis GM. Sleep disturbances in patients with post-traumatic stress disorders: epidemiology, impact and approaches to management. CNS Drug. 2006;20(7):567-90.

21. Denis D, French CC, Gregory AM. A systematic review of variables associated with sleep paralysis. Sleep Med Revie. 2018;38:141-57.

22. Hana-Rubio J, Mati-Soler H, Marques-Vidal P, Tobback N, Andries D, Preisig M, et al. Prevalence and determinants of periodic limbic movements in the general populatiom. Ann Neurol. 2016;79:464-74.

23. Samien AV, Winkelmann J. Restless legs syndrome and other movement disorders of sleep--treatment update. Curr Treat Options Neurol. 2018;20(12):55.

24. Allen RP, Picchietti DL, et al. Restless legs syndrome/Willis-Ekbom disease diagnostic criteria: update International Restless Legs Syndrome Study Group (IRLSSG) consensus criteria: history, rationale, description, and significance. Sleep Med. 2014;15:806-73.

25. Samien AV, Winkelmann J. Restless legs syndrome and other movement disorders of sleep: treatment update. CurrTreat Options Neurol .2018;20 (12):55.

26. Manfredini D, Winocur E, Guarda-Nardini L, Paesani D, Loblezoo F. Epidemiology of bruxism in adults: a systematic review of the literature. J Orofac Oain. 2013;27(2):99-110.

27. Carra MC, Huynh N, Lavigne G. Sleep bruxism a compreensive overview for dental clinician interested in sleep medicine. Dent Clin North Am. 2012;56(2):387-413.

28. Berry R, Brooks R, et al. The AASM manual for the scoring of sleep ans associated events: rules, terminology and thecnicalespecifications, version 2.6.

29. Macedo CR, Macedo EC, Torloni MR, Silva AB, Prado GF. Pharmacotherapy for sleep bruxism. Cochrane Database Syst Rev. 2014;(10):CG005578.

30. Barion A, Zee PC. A clinical approach to circadian rhythm sleep disorders. Sleep Med. 2007;8:566-77.

31. Lu BN, Zee PC. Circadian rhythm sleep disorders. Chest. 2006;130:1915-23.

32. Auger RR, Burgess HJ, Emens JS, et al. Clinical practice guideline for the treatment of intrinsic circadian rhythm sleep-wake disorders: Advance Sleep-Wake Phase Disorder (ASWPD) Delayed Sleep-wake Phase Disorder (DSWPD), Non-24-HourSleep-Wake Rhythm Disorder (N24SWD), and Irregular Sleep-Wake Rhythm Disorder (ISWRD). An update for 2015: an American Academy of Sleep Medicine clinical practice guideline. J Clin Sleep Med. 2014 May;11(10):1199-236.

33. Sack RL, Auckley D, Auger RR, Carskadon MA, Wright Jr., KP, Vitiello MV, et al. American Academy of Sleep Medicine. Circadian sleep disorders: part I, basic principles, shift work and jet lag disorders. An American Academy of Sleep Medicine Review, Sleep. 2007;30:1460-83.

34. Leschzner G. Narcolepsy: a clinical review. Pract Neurol. 2014;14 (5):323-31.

35. Bacelar A. Narcolepsia do diagnóstico ao tratamento. Associação Brasileira do Sono; 2021.

36. Littner MR. Practice parameters for clinical use of the multiple sleep test and the maintenance of wakefulness test. Sleep. 2005;28(1):113-21.

37. Tyotti LM. Idiopathic hypersomnia. Sleep Med Clin. 2017;12(3):331-44

Capítulo **5**

Diagnóstico dos distúrbios de sono

Rogerio Santos-Silva

INTRODUÇÃO

Os distúrbios de sono abrangem um amplo espectro de doenças com consequências significativas para a saúde individual e altos custos econômicos para a sociedade. Recentemente, a terceira edição da Classificação Internacional dos Distúrbios de Sono (CIDS-3), originalmente publicada em 2014, teve todo o seu conteúdo revisado, dado o contínuo e exponencial crescimento do conhecimento específico.[1] A CIDS-3-TR (texto revisado) inclui a descrição, critérios diagnósticos, características essenciais, entre outros, dos mais de 80 distúrbios específicos do ciclo sono-vigília. Este autor recomenda, fortemente, ao leitor que tenha intenção de se aprofundar no tema o acesso ao conteúdo do Manual de Métodos Diagnósticos em Medicina do Sono – Associação Brasileira do Sono[2] e da CIDS-3-TR.[1]

HISTÓRICO E EXAME FÍSICO

Assim como em outras áreas da medicina, a avaliação do sono necessita de uma entrevista detalhada e estruturada com o paciente, idealmente na presença do(a) companheiro(a) de cama ou familiar. A anamnese do sono envolve, de forma geral, a identificação da queixa principal e sua história, antecedentes pessoais e familiares, história de medicação atual e passada, horários de refeições e de sono, higiene do sono, hábitos e vícios, consumo de cafeína, álcool e nicotina, uso de drogas ilícitas, bem como a rotina profissional e social. Além disso, é importante investigar a presença de sensação de pernas inquietas, bruxismo, comportamentos anormais durante o sono, movimentação excessiva durante o sono, sudorese, ronco, episódios observados de apneia, tosse, engasgos, boca seca, sonolência diurna, cataplexia, paralisia do sono e alucinações hipnagógicas. Com o auxílio de registros de diários de sono, por 2 semanas, e informações de questionários, é possível delinear um diagnóstico provisório.

INSTRUMENTOS DE AVALIAÇÃO SUBJETIVA DO SONO

Diários de sono, escalas e questionários são instrumentos muito úteis para a investigação de sinais e sintomas relacionados aos distúrbios de sono, o que facilita o diagnóstico e o tratamento clínico. Os resultados desses instrumentos fornecem informações qualitativas e, algumas vezes, quantitativas sobre a presença de um distúrbio de sono. No entanto, eles não podem ser usados de maneira exclusiva como critérios de diagnóstico. A decisão final de diagnóstico deve ser baseada na integração de diversos dados clínicos e objetivos. A aplicação de diários, escalas e questionários permite a quantificação da gravidade dos sintomas, avaliação do impacto dos sintomas na qualidade de vida, qualidade de sono e humor do paciente, monitoramento da evolução dos sintomas e verificação da eficácia da resposta terapêutica.

A seguir são descritos alguns dos mais utilizados na rotina clínica e em pesquisas sobre o sono.

Bernese Sleep Health Questionnaire (BSHQ)[3]

Nos últimos anos, diversas dimensões independentes relacionadas à saúde do sono foram identificadas e seu impacto foi confirmado por diferentes grupos de pesquisa: regularidade, satisfação, prontidão/sonolência, duração, tempo (horários de dormir e acordar), eficiência (continuidade/fragmentação), respiração (ronco) e distúrbios de sono. É recomendado que essas dimensões do sono e os distúrbios do ciclo vigília-sono sejam avaliados simultaneamente e de forma regular. Nesse contexto, o BSHQ, um novo questionário que está sendo validado em versões em inglês, alemão, francês e italiano, foi criado como uma ferramenta prática para avaliar rapidamente a saúde do sono e monitorar distúrbios circadianos na clínica.[3] O BSHQ abrange as dimensões centrais do sono (duração, eficiência, tempo, regularidade e satisfação) e também avalia fadiga e distúrbios de sono, como insônia, apneia do sono, hipersonolência, síndrome das pernas inquietas, trabalho em turnos e parassonias. O questionário utiliza respostas graduadas e quantificáveis (nunca/raramente, 1-3 vezes por mês, 1-2 vezes por semana, 3-5 vezes por semana, mais de 5 vezes por semana) e pode ser preenchido em apenas 2 minutos pelo paciente. Todas as perguntas são formuladas na primeira pessoa e são baseadas em questionários já validados.

Diários de sono[2]

São considerados "padrão ouro" para a investigação subjetiva da qualidade e do padrão de sono do paciente. Ajudam na identificação da causa e gravidade do sintoma, higiene do sono inadequada, síndrome do sono insuficiente ou distúrbio do ritmo circadiano. É também uma ferramenta auxiliar de tratamento, evidenciando a resposta fisiológica do sono em relação às intervenções terapêuticas propostas. Trata-se de um formulário para registro/monitoramento diário dos hábitos e horários de eventos de sono, em noites consecutivas. O preenchimento deve ser feito pelo próprio paciente, diariamente e de modo retrospectivo, ou seja, o paciente deve preencher pela manhã, fazendo referência à noite anterior. Embora o diário de sono seja frequentemente usado para diagnóstico e tratamento da insônia, sua estrutura é aplicável, de forma igualmente eficiente e prática, para os demais distúrbios de sono. O registro completo dos campos do diário de sono permite uma avaliação mais detalhada do padrão de sono diário e semanal obtida de forma direta, pelo registro dos campos correspondentes a cada dia, ou indireta, por meio de cálculos específicos que permitam obter outros parâmetros relevantes de sono.

Escala de Sonolência da Epworth[2]

Amplamente utilizada em ambiente clínico e de pesquisa, é uma escala autoaplicável e avalia a probabilidade de cochilar em oito situações cotidianas, ativas e passivas, totalizando uma pontuação final que varia de 0 a 24. A pontuação ≥ 10 indica presença de sonolência excessiva.

Índice de Qualidade do Sono de Pittsburgh[2]

O PSQI – sigla do inglês *Pittsburgh Sleep Quality Index* – é composto por 19 itens que avaliam 7 domínios: qualidade subjetiva do sono, latência do sono, duração do sono, eficiência do sono, distúrbio de sono, uso de medicamentos e prejuízos diurnos. Tem o objetivo de identificar a gravidade atual da qualidade do sono considerando o último mês. A pontuação total varia de 0 a 21 pontos, permitindo a diferenciação entre "bons dormidores" (pontuações > 5) e "maus dormidores" (pontuações ≤ 5).

Questionário de Matutinidade-Vespertinidade Horne-Ostberg (H&O)[2]

É o instrumento mais utilizado e validado mundialmente para a identificação da preferência circadiana. É composto por 19 itens de múltipla escolha, de autopreenchimento, avaliando os horários de preferência pessoal para dormir, para desempenhar atividades de rotina e para executar tarefas físicas e mentais. O indivíduo é orientado a responder sempre com base no horário que reflete o horário de seu "melhor desempenho" para a atividade. A pontuação total varia de 16 a 86. Indivíduos com perfil matutino são identificados com pontuação alta (59 a 86); indivíduos com perfil vespertino apresentam pontuação baixa (16 a 41) e aqueles do tipo intermediário correspondem à pontuação entre 42 e 58.

Escala Internacional de Graduação da Síndrome das Pernas Inquietas[2]

É amplamente utilizada nos estudos de triagem da síndrome das pernas inquietas (SPI). Trata-se de uma escala com 10 itens que avalia a presença dos sintomas associados à SPI e seus impactos no humor e funcionamento diurno dos pacientes. Para cada questão, o indivíduo deve escolher uma das opções de respostas, que varia de 0 (nenhum impacto) a 4 (muito impactante). A pontuação total varia de 0 a 40. Valores inferiores a 15 indicam critério de exclusão de SPI.

Questionários para triagem da apneia obstrutiva do sono (AOS)

Os principais questionários para triagem da AOS e validados para a língua portuguesa serão descritos a seguir.

Questionário de Berlin[2]

Contém o total de 10 itens, divididos em três categorias: sonolência diurna, índice de massa corporal + hipertensão e altura + peso. Pontuação positiva em duas categorias indica alto risco de AOS de grau moderado a grave.

STOP-BANG[2]

É composto por oito itens de resposta dicotômica, sim (1) e não (2), gerando uma pontuação de 0 a 8. A sigla STOP corresponde às iniciais dos quatro sintomas avaliados, na língua inglesa: *Snoring, Tiredness, Observed apnea* e *high blood Pressure*, e a sigla BANG, aos quatro itens demográficos: *Body mass index, Age, Neck circunference* e *Gender*. Pontuações ≥ 3 são indicativas de alto risco de AOS moderada a grave.

NoSAS Score[4]

É uma ferramenta que inclui cinco itens que avaliam idade, sexo, ronco, índice de massa corporal e circunferência cervical. Sua pontuação com varia de 0 a 17. Valores ≥ 8 denotam alto risco para AOS de grau moderado e grave.

Índice de Gravidade de Insônia (IGI)[2]

É o principal instrumento na avaliação de pacientes com queixas de insônia. É uma escala de autoaplicação, breve e simples, composta por sete itens que podem classificados em escalas Likert de 0 a 4. A pontuação total varia de 0 a 28. Valores superiores a 7 indicam presença de sintomas de insônia, sendo que valores superiores a 15 sugerem presença de insônia clinicamente significativa. O objetivo do IGI é mensurar a percepção do paciente em relação a insônia, avaliando sintomas, consequências e grau de preocupação e estresse pelas dificuldades com o sono.

INSTRUMENTOS DE AVALIAÇÃO OBJETIVA DO SONO

A investigação objetiva do sono envolve os estudos realizados em laboratórios específicos para avaliar e, portanto, tratar distúrbios de sono. Incluem a polissonografia (PSG), testes domiciliares para investigação de AOS, teste de latências múltiplas do sono (TLMS) e actigrafia.

Polissonografia (PSG) (registro tipo 1)[2,5]

É considerada o exame padrão ouro para avaliação de distúrbios de sono específicos.[1] Fornece medidas objetivas, sendo realizado em ambiente controlado (laboratório do sono) e acompanhado por um profissional treinado (técnico em PSG). Essa metodologia garante a qualidade técnica do registro e a segurança do paciente durante a monitorização de uma noite do sono habitual do indivíduo. Registra simultaneamente e continuamente eletroencefalograma (EEG), eletro-oculograma (EOG), eletromiograma (EMG) da região mentos-submentoniana e dos músculos tibiais anteriores de ambas as pernas, fluxo aéreo nasal e oral, esforço respiratório, oximetria de pulso, eletrocardiograma (ECG), ronco e posição na cama. Dependendo da suspeita diagnóstica clínica, outros parâmetros podem ser adicionados, por exemplo, gás carbônico exalado ou transcutâneo, mais canais de EEG para investigação de crises epilépticas durante o sono, EMG de outros grupos musculares (membros superiores, masseter), pressão esofágica, entre outros. Formas modificadas de PSG incluem a titulação de aparelhos de pressão aérea positiva para tratamento da apneia do sono (estudos de uma noite inteira ou de uma noite dividida – do inglês: *split-night*). Os procedimentos técnicos de aquisição e análise dos sinais bioelétricos da PSG são definidos pelo manual da Academia Americana de Medicina do Sono (AASM).[5] O seguimento de tais procedimentos pelos profissionais do laboratório do sono permite o aumento da uniformidade, confiabilidade e concordância do diagnóstico e, consequentemente, do tratamento e acompanhamento dos pacientes com distúrbios de sono

Além da PSG de noite inteira no laboratório do sono (registro tipo 1), outros tipos de registros, especificamente para o diagnóstico da AOS, podem ser realizados em ambiente ambulatorial ou na casa do indivíduo, sem acompanhamento pelo técnico em PSG, sendo descritos como registros domiciliares.

PSG domiciliar não supervisionada (registro tipo 2)[2,5]

O registro tipo 2 avalia, pelo menos, sete dos parâmetros avaliados no registro tipo 1, incluindo necessariamente EEG, EOG e EMG do queixo para estagiamento do sono. A montagem do exame pode ser (1) realizada no laboratório do sono e depois o paciente se desloca para casa ou (2) um técnico faz a montagem no domicílio do paciente, mas não acompanha o exame, retornando na manhã seguinte para retirada do aparelho. Os procedimentos técnicos de aquisição e análise dos sinais bioelétricos são os mesmos recomendados para o registro tipo 1.[5]

Monitorização cardiorrespiratória domiciliar (registro tipo 3)

Esse método requer a monitorização de pelo menos quatro canais: dois canais de ventilação (fluxo e esforço respiratório), saturação de oxigênio e ECG ou frequência cardíaca. É frequentemente utilizado para diagnosticar a AOS devido a sua menor complexidade, facilidade de uso para o paciente e rapidez na interpretação dos resultados, em comparação com a PSG tipo 1. No entanto, suas limitações são significativas, especialmente em relação à indicação correta para pacientes com alta probabilidade pré-teste de AOS moderada ou grave, que não apresentem comorbidades relevantes e não relatem outros distúrbios de sono.[6] Além disso, apresenta risco aumentado de necessidade de repetição, uma vez que não é acompanhado, bem como a tendência de subestimação da quantidade média de eventos respiratórios por hora de estudo, pois, como o tempo de sono geralmente não é registrado, a soma dos eventos respiratórios será dividida pelo tempo total de registro (TTR) subtraindo-se o tempo do registro com artefatos. Esse resultado é denominado índice de eventos respiratórios (IER). Recomenda-se realização da PSG tipo 1 nos casos em que o registro tipo 3 apresentar resultados negativos.

Monitorização domiciliar de um ou dois canais (registro tipo 4)

Permite o registro contínuo de um ou dois parâmetros, sendo os mais frequentemente avaliados a oximetria de pulso, o fluxo aéreo e/ou a frequência cardíaca. O registro tipo 4 fornece informações sobre a dessaturação média de oxigênio por hora de sono – índice de dessaturação de oxigênio (IDO), porém não é recomendado para o diagnóstico de AOS nem para o seguimento dos pacientes.[7] *

---

* Nota: A escolha entre o estudo laboratorial *versus* tipos de estudo domiciliar deve ser decidida cuidadosamente, levando em consideração as limitações de recursos, a suspeita clínica de AOS moderada ou grave, e realizada de maneira individualizada para cada paciente.

Teste de latências múltiplas do sono (TMLS)[8]

Tem sido amplamente utilizado na prática clínica para avaliação de hipersonia idiopática e para confirmar o diagnóstico de narcolepsia. Avalia objetivamente a sonolência em múltiplas oportunidades de cochilo durante o dia, além de possibilitar a identificação de episódios de "sono REM precoce" (SOREMP), que é útil no diagnóstico da narcolepsia. O protocolo padronizado para o TLMS requer que o exame seja realizado no laboratório do sono, por um técnico experiente que seja capaz de reconhecer os estágios do sono, em tempo real, durante o procedimento. Uma PSG deve ser realizada na noite que precede o TLMS, de maneira a descartar eventuais causas de sonolência diurna, como a AOS, por exemplo, e para documentar a quantidade adequada de sono precedendo o TLMS. Durante o dia do TLMS, são oferecidas cinco oportunidades de cochilo para o paciente, sendo registradas as variáveis fisiológicas essenciais para identificação dos estágios do sono (EEG, EOG e EMG do queixo). A primeira oportunidade de cochilo deve ter início 2 horas após o horário habitual de acordar, podendo variar de 1,5 a 3 horas. O registro das demais oportunidades de cochilo deve começar sempre após 2 horas a partir do início da oportunidade anterior. Cada oportunidade de cochilo terá duração de 20 minutos caso o paciente não tenha dormido. Caso o paciente tenha dormido, a oportunidade de cochilo deve ser finalizada após 15 minutos (de horário corrido, e não de sono) a partir da primeira época de sono, mesmo que o SOREMP tenha ocorrido. O TLMS deve ser realizado em quarto escuro, quieto e com temperatura confortável, que propiciem o sono. Entre as oportunidades de cochilo, o paciente deve sair do quarto de registro e não dormir.

Actigrafia[9]

A actigrafia tradicional tem sido uma alternativa significativa à PSG, reconhecida por sua eficiência em custos e natureza pouco invasiva, sendo amplamente utilizada para estimar o sono de forma objetiva e ao longo do tempo, tanto em pesquisas quanto em contextos clínicos. Ela se baseia nas

---

É essencial considerar que a formação em ciência do sono pelo profissional de saúde é um pré-requisito básico para a definição do melhor método de investigação do sono, bem como o conhecimento de suas indicações e limitações são fundamentais para o sucesso do diagnóstico, escolha do tratamento e seguimento de cada paciente.

variações da aceleração gravitacional, captadas através de sensores piezoelétricos, para avaliar movimentos e períodos de descanso, utilizando algoritmos validados e acessíveis publicamente para converter esses movimentos em estimativas de estados de vigília e sono. A actigrafia de pulso é a abordagem predominante, com dispositivos geralmente usados no pulso não dominante. No entanto, a actigrafia tradicional apresenta limitações significativas. Por exemplo, ela utiliza uma abordagem dicotômica de classificação entre sono e vigília, o que limita uma descrição mais detalhada da arquitetura do sono. Além disso, essa técnica demonstrou consistentemente uma baixa capacidade de identificar com precisão episódios de vigília durante o período de sono, o que é uma limitação comum devido a sua dependência da acelerometria e à falta de avaliação simultânea de outros sinais biológicos. Isso frequentemente resulta em uma classificação errônea de episódios de vigília que ocorrem durante o período de sono. É importante notar que a actigrafia tradicional pode ser relativamente cara (acima de US$ 1.000 por dispositivo), exige que pacientes ou voluntários devolvam os dispositivos para o *download* dos dados e depende de profissionais treinados para a interpretação desses dados. Assim, embora seja menos invasiva do que a PSG e permita avaliações durante várias noites, essas limitações inerentes restringem a escala e o escopo da mensuração do sono pela actigrafia tradicional.

OUTRAS TECNOLOGIAS, DISPOSITIVOS E APLICAÇÕES PARA AVALIAÇÃO DO SONO

A inteligência artificial (IA) está causando grande entusiasmo no campo da medicina do sono, como evidenciado pela recente declaração de posicionamento pela AASM.[10] À medida que a comunidade do sono lida com as implicações clínicas e de investigação dessa área em desenvolvimento, os avanços na ciência e na engenharia informática, juntamente com o surgimento de capacidades rotuladas de *big data* e de armazenamento de dados em nuvem, estão rapidamente impulsionando a IA. Além disso, enquanto a medicina do sono avança em direção ao reducionismo diagnóstico, com plataformas cada vez mais sofisticadas de testes domiciliares de AOS, e as tecnologias vestíveis para rastreamento do sono (dispositivos *wearables*) evoluem e são adotadas pelo público leigo, fica evidente que a prática da medicina do sono e a busca pela saúde do sono serão diferentes num futuro próximo.

Tecnologia vestível de rastreamento do sono

A tecnologia vestível (*wearable*) de rastreamento do sono é cada vez mais utilizada no estudo do sono e dos ritmos circadianos, incluindo aplicações em outras áreas da saúde e para diferentes doenças. Há uma crescente disponibilidade de dispositivos comerciais e ferramentas de pesquisa e clínicas de nova geração, o que permite aos indivíduos fornecer dados de sono derivados de seus dispositivos vestíveis. As regras padronizadas recomendadas para avaliar o desempenho de dispositivos vestíveis de rastreamento do sono sugerem que os dispositivos destinados ao consumidor excedem o desempenho da actigrafia tradicional na avaliação do sono, conforme definido pela PSG.[11] No entanto, existem limitações, como a classificação incorreta da vigília durante o período de sono, problemas com o rastreamento do sono fora do período principal de sono ou do período noturno, artefatos, e a falta de evidências do desempenho em indivíduos com características incomuns ou comorbidades.[12]

A tecnologia vestível de rastreamento do sono é uma grande promessa para o campo do sono, devido às características distintas da actigrafia tradicional, como medição de parâmetros autonômicos, estimativa de características circadianas e o potencial para integrar outros indicadores de saúde autorrelatados, objetivos e registrados passivamente. Contudo, alguns pontos devem ser considerados, como a capacidade e desempenho de dispositivos vestíveis, a população-alvo e os objetivos do estudo, a disponibilidade de dados brutos e agregados, além de extração, processamento e análise de dados. Nesse sentido, a Sleep Research Society criou uma força-tarefa para revisar o estado da ciência e para abordar questões relacionadas à precisão e à utilização de dispositivos vestíveis de rastreamento do sono na pesquisa.[12]

Grandes empresas de tecnologia e *startups* de cuidados de saúde lançaram seus próprios dispositivos vestíveis de rastreamento do sono, contribuindo para melhorar o desempenho dos dispositivos e integrando algoritmos de aprendizagem de máquina e tecnologias de detecção de biossinais.[12] Assim, os dispositivos vestíveis de rastreamento do sono surgiram como soluções acessíveis para monitoramento no ambiente habitual do sono, usando sensores de fotopletismografia (PPG – sigla do inglês: *photoplethysmography*) e acelerômetros para estimar os estágios do sono e eventos relacionados ao sono.

Apesar de a adequação do uso dos dispositivos de rastreamento do sono continuar sendo debatida, esses dispositivos não estão regulamentados, mas são cada vez mais adotados pelos usuários e em pesquisas de sono. Os pacientes costumam trazer dados adquiridos por dispositivos vestíveis para seus profissionais de saúde e participar das decisões sobre seu estado de saúde. Questões relacionadas à clareza das características dos dispositivos, comparabilidade com o método padrão ouro, privacidade e segurança das informações são motivo de preocupação e devem ser avaliadas com cautela e crítica pelos profissionais de saúde.

Aplicativos

Uma revisão sistemática,[13] com o objetivo de revisar os aplicativos de *smartphones* para rastreamento da arquitetura do sono, triagem de AOS e delinear sua utilidade para profissionais do sono, identificou 50 aplicativos que relataram medidas de resultados suficientes para serem consideradas para avaliação. Metade dos aplicativos rastreou o sono com tecnologia apenas de telefone inteligente, enquanto 19 utilizaram rastreadores de sono e condicionamento físico, três utilizaram dispositivos vestíveis (*wearables*) somente para dormir e três utilizaram dispositivos próximos aos usuários (*nearables*). Sete aplicativos forneceram dados úteis para rastrear usuários em busca de sinais e sintomas de AOS.[14] Os autores concluíram que atualmente há uma variedade de aplicativos de análise do sono disponíveis no mercado para os consumidores.

Embora a análise do sono desses aplicativos possa não ser validada, os profissionais do sono devem estar cientes desses aplicativos para melhorar a compreensão e a educação de seus pacientes. Nesse sentido, com a autorização da Food and Drug Administration (FDA), um aplicativo para rastreamento da AOS está disponível nos EUA. Usando um relógio inteligente (Samsung Galaxy Watch) e um telefone inteligente compatível, o novo recurso detecta sinais de AOS moderada a grave em adultos com 22 anos ou mais, recomendando que os usuários procurem atendimento médico. Os usuários recebem uma notificação caso apresentem duas noites positivas com a presença de índice de apneia-hipopneia estimado maior que 15 eventos por hora de sono, em um período mínimo de 10 dias utilizando o recurso. De acordo com a Samsung, o recurso não se destina a substituir o diagnóstico e o tratamento por um clínico, nem a auxiliar os clínicos no diagnóstico de distúrbios de sono. Também não se destina a pessoas que já foram diagnosticadas com AOS.[15]

CONSIDERAÇÕES FINAIS

O campo da medicina do sono, incluindo métodos de diagnóstico e tecnologias que dão suporte a especialistas do sono, continua a evoluir rapidamente. Há mais de 10 anos, *Sir* Muir Gray, Diretor do Serviço Nacional de Conhecimento (NHS) do Reino Unido e Diretor de Conhecimento do NHS, declarou que "O conhecimento é o inimigo da doença – a aplicação do que sabemos terá um impacto maior do que qualquer medicamento ou tecnologia que possa ser introduzida na próxima década". Essa citação reflete o propósito deste capítulo, que é fornecer uma visão geral das principais ferramentas e recursos disponíveis para a pesquisa do sono, ajudando os profissionais de saúde a fornecer cuidados personalizados e de qualidade a seus pacientes com base em evidências científicas sólidas. Sempre considerando que o treinamento em ciência do sono é um pré-requisito básico para essa prática.

REFERÊNCIAS

1. American Academy of Sleep Medicine (AASM). International Classification of Sleep Disorders – third edition. Text Revision (ICSD-3-TR), American Academy of Sleep Medicine, Darien, IL 2023.
2. Pinto Junior LR, Almeida LA, Soster LMSFA, Santos-Silva R. Manual de métodos diagnósticos em medicina do sono. Rio de Janeiro: Atheneu, 2019 (Série Sono).
3. Vorster APA, van Someren EJW, Pack AI, Huber R, Schmidt MH, Bassetti CLA. Sleep health. Clin Transl Neurosci. 2024;8(1):8.
4. Marti-Soler H, Hirotsu C, Marques-Vidal P, Vollenweider P, Waeber G, Preisig M, et al. The NoSAS score for screening of sleep-disordered breathing: a derivation and validation study. Lancet Respir Med. 2016 Sep;4(9):742-8.
5. Troester MM, Quan SF, Berry RB, et al.; for the American Academy of Sleep Medicine. The AASM manual for the scoring of sleep and associated events. rules, terminology and technical specifications, Version 3, Darien, IL: American Academy of Sleep Medicine; 2023.
6. Kapur VK, Auckley DH, Chowdhuri S, Kuhlmann DC, Mehra R, Ramar K, et al. Clinical practice guideline for diagnostic testing for adult obstructive sleep apnea: an American Academy of Sleep Medicine clinical practice guideline. J Clin Sleep Med. 2017 Mar 15;13(3):479-504.
7. Caples SM, Anderson WM, Calero K, Howell M, Hashmi SD. Use of polysomnography and home sleep apnea tests for the longitudinal management of obstructive sleep apnea in adults: an American Academy of Sleep Medicine clinical guidance statement. J Clin Sleep Med. 2021 Jun 1;17(6):1287-93.
8. Krahn LE, Arand DL, Avidan AY, Davila DG, DeBassio WA, Ruoff CM, et al. Recommended protocols for the Multiple Sleep Latency Test and Maintenance of Wakefulness Test in adults: guidance from the American Academy of Sleep Medicine. J Clin Sleep Med. 2021 Dec 1;17(12):2489-98.

9. Smith MT, McCrae CS, Cheung J, Martin JL, Harrod CG, Heald JL, et al. Use of actigraphy for the evaluation of sleep disorders and circadian rhythm sleep-wake disorders: an American Academy of Sleep Medicine clinical practice guideline. J Clin Sleep Med. 2018 Jul 15;14(7):1231-7.

10. Goldstein CA, Berry RB, Kent DT, et al. Artificial intelligence in sleep medicine: an American Academy of Sleep Medicine position statement. J Clin Sleep Med. 2020 Apr 15;16(4):605-7.

11. Chinoy ED, Cuellar JA, Jameson JT, Markwald RR. Performance of four commercial wearable sleep-tracking devices tested under unrestricted conditions at home in healthy young adults. Nat Sci Sleep. 2022 Mar 22;14:493-516.

12. de Zambotti M, Goldstein C, Cook J, et al. State of the science and recommendations for using wearable technology in sleep and circadian research. Sleep. 2023 Dec 27:zsad325.

13. Bazoukis G, Bollepalli SC, Chung CT, et al. Application of artificial intelligence in the diagnosis of sleep apnea. J Clin Sleep Med. 2023 Jul 1;19(7):1337-63.

14. Hathorn T, Byun YJ, Rosen R, Sharma A. Clinical utility of smartphone applications for sleep physicians. Sleep Breath. 2023 Dec;27(6):2371-7.

15. American Academy of Sleep Medicine (ASSM) website. Disponível em: https://aasm.org/samsung-galaxy-watch-sleep-apnea-feature-receives-fda-authorization/. Acesso em: 20 ago. 2024.

Relação entre nutrição e sono

Capítulo **6**

Crononutrição

Letícia Ramalho
Andressa Juliane Martins

CRONONUTRIÇÃO: ORIGEM DO TERMO E CONCEITO

Os primeiros ensaios clínicos publicados que estudaram a relação entre nutrição e os ritmos biológicos, conhecidos como crononutrição, foram publicados por volta da primeira década dos anos 2000, quando pesquisadores testaram o impacto de dois tipos de fórmulas para bebês recém-nascidos no sono: uma fórmula com componentes para o dia e outra para a noite.[1] Então se criou o termo crononutrição, destacando a importância de levar em consideração a harmonia entre a alimentação e o meio ambiente, níveis hormonais e taxas metabólicas corporais. A partir desse momento, autores cunharam o termo como uma nova área da nutrição, cujo conhecimento ditava o comer alguns alimentos em certas horas do dia, respeitando o ritmo biológico, com a finalidade de melhorar a saúde.[2] Anterior a isso, o termo crononutrição era utilizado apenas de forma empírica para elencar alimentos que poderiam ser consumidos dependendo da hora do dia, sem embasamento científico.

O conhecimento de que existem ritmos biológicos endógenos e que estes *per se* podem, quando dessincronizados, levar ao aparecimento de doenças crônicas como obesidade, diabetes tipo 2, síndrome metabólica e doenças cardiovasculares,[3] deve permear a construção da alimentação dos pacientes, para que ela não se torne um catalisador dessas doenças, mas sim um fator de proteção. Além disso, a alimentação realizada em período noturno também pode levar ao aparecimento dessas doenças, como será discutido mais à frente.

Crononutrição não é um tipo de dieta específica, e sim um conjunto de ações que visam à adequação das refeições e hábitos alimentares à rotina do paciente, considerando seus horários de refeição e qualidade da alimentação, com respeito à manifestação dos ritmos biológicos de cada indivíduo. Essas ações buscam desde a adequação dos níveis de hormônios envolvidos no balanço energético quanto ao funcionamento do sistema gastrointestinal, que culminam nos benefícios da relação do indivíduo com a alimentação e melhor qualidade de vida.

Esse conjunto de ações pode ser realizado por meio de várias estratégias, como alguns tipos de dietas que já tiveram seus benefícios comprovados – *dietary approach to stop hypertension* (DASH) e mediterrânea, por exemplo, restrição calórica, mudança de horário das refeições e acréscimo de alimentos mais saudáveis. Também são estratégias válidas a aplicação da higiene do sono, a prática de atividade física regular e o cuidado com a saúde mental.

REGULAÇÃO HIPOTALÂMICA DA FOME E SACIEDADE

Os ritmos circadianos nos padrões alimentares provavelmente têm origem e podem ser controlados pelos osciladores periféricos tanto quanto pelo oscilador central. Vários fatores de saciedade que são sintetizados em tecidos periféricos, incluindo a leptina e a grelina, exibem um padrão circadiano de expressão e secreção, independentemente do consumo alimentar.

A regulação do metabolismo energético se dá no hipotálamo por neurônios de primeira ordem localizados no núcleo arqueado (ARC) e depois, por neurônios de segunda ordem, localizados no núcleo paraventricular do hipotálamo (PVN) e hipotálamo lateral (HL). Os sinais hormonais produzidos na periferia chegam a esses locais para neuromodular as sensações de fome e saciedade.

A leptina, hormônio anorexígeno, é o mais importante para a sinalização do estoque de tecido adiposo para o sistema nervoso central (SNC), e responde diretamente à quantidade de gordura acumulada. A insulina, produzida e liberada pelo pâncreas, tem função secundária no controle do balanço energético e responde diretamente à ingestão de alimentos, porém também tem a capacidade de responder conforme a quantidade de adiposidade acumulada.[4]

A leptina, produzida e secretada pelos adipócitos, sinaliza via sangue ao ARC, ligando-se a seu receptor, sobre a quantidade de tecido adiposo disponível. No ARC encontram-se os neurônios produtores de neuropeptídeos Y/ peptídeos relacionados ao gene agouti (NPY/AgRP) e também o pró-opiome-lanocortina/transcritos (POMC (alfa-MSH)/CART). Em estado de jejum, os neurônios NPY/AgRP são ativados por meio da AMPK (adenosina monofosfato quinase), aumentando a expressão dos neurônios NPY e liberando neurotransmissores NPY nos terminais sinápticos.

Após ingestão de nutrientes, com o aumento da concentração sanguínea de leptina e insulina, há a inibição dos neurônios NPY/AgRP. A leptina é responsável pela ativação dos neurônios anorexígenos POMC (alfa-MSH)/CART por meio da via da enzima PI3K.[5] A sinalização para o ARC sobre a depleção de nutrientes se dá por meio da liberação da grelina, hormônio orexígeno secretado pelo estômago, que, juntamente com a leptina e a insulina, participa do ciclo jejum/alimentação.[6]

Ambos os grupos de neurônios NPY/AgRP e POMC (alfa-MSH)/CART se projetam para o PVN e LH.[7] No LH, os neurônios *melanin-concentrating-hormone* (MCH) e orexina-hipocretina (OH) também estão envolvidos na regulação da fome e vigília,[8] estando os neurônios OH, localizados na área perifornical (PFA) do hipotálamo lateral (LH), relacionados ao início da sensação de fome e pela organização do ciclo sono/vigília,[9] e são modificados em resposta ao horário de alimentação.

Núcleo supraquiasmático e homeostase energética

O núcleo supraquiasmático, conhecido como oscilador central, localizado no hipotálamo, é fundamental para o controle do metabolismo, uma vez que pode regular a concentração basal de glicose e da leptina, independentemente da alimentação.[10,11] Já o ARC possui os neurônios sensíveis à glicose, tornando esse núcleo uma das principais áreas de controle do balanço energético. Neurônios do ARC e da eminência média transmitem sinais ao NSQ relacionados à alimentação quando estimulados por grelina, indicando que hormônios periféricos podem modular a atividade no NSQ. Uma população de células da eminência média se projeta para o NSQ e contém dopamina, o que pode indicar a via de interação entre as duas áreas. Essas duas regiões parecem ter conexões recíprocas com as informações de hormônios catabólicos, ativando o ARC e inibindo a atividade neuronal do NSQ.[12]

Ritmicidade dos hormônios relacionados ao metabolismo energético

Leptina

A leptina sérica circulante é proporcional às reservas lipídicas e aumenta após as refeições. Porém, além da resposta pós-prandial, a leptina sérica apresenta um padrão circadiano por via simpática do NSQ ao adipócito, com diminuição durante o dia e aumento durante a noite, promovendo a saciedade nessa fase, quando em condições normais de ciclo sono/vigília (CSV). Quando esse padrão de CSV é alterado, há uma diminuição de leptina circulante durante o período noturno, favorecendo o aumento do apetite. Em indivíduos com obesidade, os valores séricos da leptina estão mais altos tanto no dia quanto à noite, quando comparados a sujeitos eutróficos, o que indica resistência à leptina, porém a ritmicidade circadiana ainda é preservada.[13]

Grelina

A grelina, hormônio orexígeno, produzida pelo estômago e outros tecidos, está aumentada antes das refeições e entre as refeições e diminuída na fase pós-prandial. A privação de sono pode aumentar os níveis de grelina, provocando maior sensação de fome no dia seguinte. A grelina tem um ritmo circadiano que a faz aumentar durante o dia, aumentar durante as primeiras horas da noite e diminuir na segunda metade do sono, em condições normais de CSV.[14]

Insulina

No período de sono, há uma diminuição da insulina e glicose sérica. No entanto, já foi demonstrado que a insulina tem ritmo circadiano, com seu pico no início da fase clara (dia), acompanhada da glicose. Esse aumento de insulina serve como antecipação para as demandas energéticas do dia. A insulina pode agir como um sinal anorexígeno, no sentido de favorecer a diminuição do apetite e da ingesta alimentar. A privação de sono de 4 horas pode reduzir em 24% a sensibilidade à insulina e reduzir a resposta aguda à glicose.[15-17]

Como vimos, alterações ou restrição de sono podem levar à perturbação nos ritmos circadianos dos hormônios envolvidos na regulação do balanço energético, acarretando aumento da fome e consequentemente da ingestão calórica, com grande risco para ganho de peso e desenvolvimento da obesidade.

IMPACTO DO CRONOTIPO NA ALIMENTAÇÃO

O mais importante sinalizador externo para o nosso corpo é a luz solar, pois por meio dela nossos ritmos internos são sincronizados. Os indivíduos demonstram diferentes comportamentos diante desse *zeitgeber* (ver Capítulo 1), e esses comportamentos são chamados de cronotipos. A relação entre o tempo externo e interno é chamada fase de encarrilhamento, que é geneticamente estabelecida, e quando as pessoas apresentam diferentes fases elas têm diferentes cronotipos. Em uma curva gaussiana, os extremos representam os cronotipos matutino e vespertino e no centro há os intermediários.[18]

Além do horário de dormir e despertar, os cronotipos apresentam diferenças em horários de melhor desempenho mental, sono, pico de temperatura corporal e pico de secreção de hormônios, como melatonina, leptina e grelina, por exemplo.[19]

O indivíduo com cronotipo intermediário normalmente tem facilidade de adaptar seu ritmo social, ou seja, atividades diárias e alimentação, para qualquer horário.

Já os matutinos tendem a acordar e dormir mais cedo que os vespertinos, bem como a ter maior disposição para fazer atividades mais cedo do que os vespertinos. Quanto à alimentação, existem diferenças entre esses dois cronotipos. É importante esclarecer que o matutino se diferencia dos vespertinos nos horários de alimentação e na qualidade da alimentação. A principal diferença entre matutino e vespertino em relação à alimentação está no horário do café da manhã. O matutino costuma acordar cedo e sentir fome. Ele realiza o café da manhã com mais regularidade que o vespertino, que tende a pular essa refeição. Ainda, os matutinos fazem escolhas mais saudáveis de alimentos que os vespertinos, principalmente no café da manhã e jantar. Matutinos geralmente dormem mais cedo que os vespertinos. Os vespertinos tendem a jantar mais tarde que os matutinos e alguns estudos encontraram que eles comem mais calorias nessa refeição. Vespertinos ingerem menos vegetais e ingerem mais bebidas alcoólicas, bem como costumam fazer uma refeição rica em lipídios no período do jantar.[20-22]

Quanto ao comportamento alimentar desses dois grupos, os resultados ainda são limitados. Alguns trabalhos investigaram a síndrome do comer noturno, porém não encontraram relação direta entre indivíduos vespertinos e essa síndrome. Um trabalho encontrou que os vespertinos têm 1,3 mais chance de descontrole alimentar.[23,24]

Apesar das diferenças apontadas entre esses cronotipos em relação ao horário e à qualidade de alimentação, é importante salientar que muitos estudos indicam que não há diferença de índice de massa corporal (IMC) entre matutinos e vespertinos, porém essa questão é controversa. Mais estudos devem ser realizados nessa área.[20,21]

APLICAÇÃO NA NUTRIÇÃO CLÍNICA

Entender e aplicar o conhecimento do cronotipo na dieta do paciente é interessante, pois a preferência de hábitos alimentares impacta na saúde em geral, porém é importante salientar que a ingestão calórica diária total tem mais impacto sobre o IMC do que o cronotipo. No entanto, avaliar o cronotipo na anamnese do paciente pode ser uma ótima ferramenta para montar um plano alimentar.

Na anamnese, é fundamental registrar o padrão de horário de alimentação. Além disso, questionar sobre o horário de trabalho, padrão de sono e o horário em que o paciente se sente mais disposto, e analisar seu ritmo social, são de grande valia para montar um plano alimentar adequado à rotina do paciente.

Em se tratando de avaliação de padrão de sono, questões como horário de deitar-se, latência do sono, horário de levantar-se, qualidade do sono, se acorda cansado ou bem-disposto, devem fazer parte da anamnese da nutricionista, pois o sono de má qualidade está associado à obesidade e a outras doenças crônicas, e orientações quanto à higiene do sono devem ser aconselhadas.

Ao aplicar essas questões, pode-se ter uma ideia do cronotipo e a partir daí tentar trabalhar a alimentação e o horário das refeições. Caso haja dúvida e seja necessário utilizar algum instrumento para avaliação, o *Horne and Östberg's Morningness-Eveningness Questionnaire* (Questionário de Matutinidade e Vespertinidade – MEQ) pode ser bem aplicado na área clínica.[25] É um instrumento simples e de forma subjetiva que classifica o cronotipo por meio de 19 questões sobre sono e atividades diárias.

É imprescindível salientar que tentar modificar drasticamente o horário de refeição do paciente que tem um cronotipo extremo, como matutino ou vespertino, pode causar muita dificuldade na adesão de um plano alimentar. Isso pode gerar sofrimento ao paciente e sensação de fracasso. O papel do nutricionista é organizar a rotina alimentar respeitando o padrão de seu ritmo biológico, para trazer o benefício de uma alimentação adequada e factível ao paciente.

TRABALHADOR EM TURNO NOTURNO

O trabalho em turnos, caracterizado como fora dos horários regulares, é extremamente comum na sociedade moderna.[26] Isso se dá pela necessidade de diversos profissionais atuando em setores como da saúde, transporte, aviação e segurança, que devem funcionar 24 horas por dia, 7 dias por semana. Estima-se que a prevalência do trabalho em turno seja entre 15 e 20% da força de trabalho ao redor do mundo.[27,28]

O recorrente comportamento de exposição à luz pode aumentar as chances do aparecimento de doenças crônicas. Nota-se atualmente o aumento dessas patologias em trabalhadores de turno, especialmente nos noturnos. Inúmeros impactos na saúde dos trabalhadores em turno são descritos pela literatura científica, e incluem maior risco de alterações metabólicas, resistência insulínica, diabetes tipo 2, obesidade e doenças gastrointestinais.[29-32] Além disso, o trabalho em turno também está relacionado com fadiga e piora da *performance*, especificamente do trabalho em turno noturno.[26,33]

A alimentação é um aspecto fundamental para a saúde e a *performance*. E ao longo dos anos tornou-se objeto de investigação no campo da crononutrição, especialmente no que concerne aos estudos relacionados aos horários das refeições e seu papel envolvido na sincronização de ritmos circadianos.[34,35]

Como explicitado ao longo deste capítulo, osciladores (ou relógios) circadianos participam da regulação de processos metabólicos, homeostase da glicose, processos digestivos e até mesmo da motilidade gastrointestinal. Estudos apontam que o consumo alimentar em horários que conflitam nossos ritmos circadianos, como a presença de refeições noturnas para trabalhadores em turnos, podem causar a dessincronização tanto em relação ao oscilador central quanto a outros osciladores periféricos, e levar ao ganho de peso e obesidade.[36]

É possível observar que, em seres humanos, há um padrão diurno hormonal e fisiológico compatível com a fome, o apetite e consumo de alimentos, e o jejum noturno. As evidências científicas apontam a interseção entre horários das refeições e o metabolismo energético, no qual os horários de alimentação poderiam influenciar o metabolismo e ter implicações na regulação do peso corporal. Tais aspectos podem ser observados com a presença de padrões irregulares de alimentação, como pular refeições ou consumir muitas calorias em refeições noturnas, relacionados a alterações metabólicas, como risco aumentado para obesidade e resistência insulínica.[37-39]

O elevado consumo energético, a baixa qualidade nutricional e refeições noturnas são os principais agravos relacionados à ingestão alimentar de trabalhadores em turnos.[40-42]

Do ponto de vista nutricional, a literatura ainda não estabeleceu se alta prevalência de sobrepeso e obesidade entre esses indivíduos se dá pela ingestão calórica excessiva em função da maior janela de disponibilidade para alimentação; pela redução do período de jejum noturno fisiológico associado à menor lipólise e oxidação lipídica; pelo comprometimento metabólico noturno associado ao consumo alimentar nesse período; ou pela interação de todos esses fatores.[43] Entretanto, um estudo de revisão sistemática com metanálise demonstrou que não existem diferenças no consumo energético em 24 horas entre trabalhadores noturnos e diurnos.[44]

No que tange à qualidade da dieta, estudos anteriores demonstram que a qualidade geral da alimentação de trabalhadores em turnos tende a ser pior em comparação aos trabalhadores diurnos. Entre as principais características dessa alimentação estão o baixo consumo de fontes de fibra, como frutas e vegetais, e alto consumo de alimentos ricos em gordura e açúcar e altamente calóricos.[45,46]

Os trabalhadores noturnos têm preferência por lanches ricos em gorduras e não refeições completas, porém o consumo energético dos dois grupos parece ser o mesmo. A alimentação entre trabalhador diurno e noturno difere no horário das refeições, com este último redistribuindo as refeições do dia para a noite, e isso sugere que as alterações metabólicas prevalentes nesse grupo podem resultar de má adaptação fisiológica às mudanças da dieta, podendo o horário de alimentação também ser considerado um disruptor.[44,46]

Diante do panorama descrito, alguns pesquisadores discutem se a alta prevalência de doenças metabólicas entre trabalhadores em turno poderia, ainda que em parte, estar associada com o fato de que o consumo alimentar ocorrer frequentemente em maior volume e baixa qualidade nutricional em um período no qual o corpo não está programado para metabolizar nutrientes.

Entretanto, ainda são necessários mais ensaios clínicos para testar os efeitos do consumo alimentar noturno, bem como o jejum noturno, para esclarecer seus possíveis efeitos em variáveis metabólicas e nutricionais.[47-49]

Estratégias nutricionais de cuidado para o trabalho noturno na prática clínica

Levando em consideração os aspectos discutidos até o presente momento, parece razoável ressaltar a importância do alinhamento dos horários de refeições ao funcionamento circadiano, por exemplo, comer durante o dia e promover jejum noturno, especialmente entre trabalhadores noturnos, como medida prática para a melhora de variáveis metabólicas. Entretanto, os estudos que investigam o efeito do jejum no período noturno são bastante heterogêneos e não fornecem ainda evidências suficientes que suportem essa hipótese.[49-52]

Somado a esse aspecto, há o fato de que as recomendações do jejum noturno encontram muitos desafios para serem implementados entre esse grupo de trabalhadores, uma vez que existem outras motivações para comer para além da fome fisiológica. Outros aspectos podem influenciar o comportamento alimentar no trabalho, por exemplo, disponibilidade, influência dos colegas, socialização, a busca por melhora na saúde, como estratégia para manter a vigília e o alerta, estresse e também no sentido de evitar desconfortos gástricos.[53]

Diante das dificuldades impostas, pesquisadores sugerem uma pequena refeição contendo um aporte calórico de 10% da recomendação energética diária como mais apropriado e factível para trabalhadores em turnos e noturnos. Segundo relatado, uma quantidade limitada de energia por refeição noturna seria importante para promover a energia para o trabalho e contribuir para as sensações hedônicas relacionadas ao comer, com uma abordagem mais ampla e holística do cuidado.[54]

Considerando o contexto desafiador para alimentação de trabalhadores em turnos, e a ausência de recomendações dietéticas específicas e padronizadas para essa população, algumas orientações práticas podem ser valiosas para o cuidado nutricional no dia a dia da clínica ambulatorial. Dentre elas, ressaltamos as recomendações preconizadas pelo The National Institute for Occupational Safety and Health (NIOSH) para o trabalho em turno,[55] conforme o Quadro 1.

Quadro 1 Estratégias nutricionais de cuidado para trabalhadores em turno noturno

Estimular	Trabalhar mudanças
Priorizar o horário diurno de refeições o máximo possível, buscando o fracionamento da alimentação em pelo menos 3 refeições ao longo das 24 horas. Comer com mais frequência quando há a necessidade de aumentar o nível de energia corporal.	Evitar ou reduzir o consumo alimentar entre meia-noite e 6 da manhã.
As refeições devem conter proteínas de boa qualidade nutricional (carnes de cortes magros, frango, peixe) ou de origem vegetal, como as leguminosas em geral (grão-de-bico, lentilha, ervilha) e feijões.	Evitar alimentos ricos em açúcares e com baixa concentração de fibras, como os carboidratos simples e refinados. Esses alimentos podem aumentar os níveis de sonolência durante o turno e por consequência diminuir os níveis de alerta.
Refeições durante o turno de trabalho devem priorizar a elevada qualidade nutricional, com a presença de vegetais, saladas, sopas e caldos contendo vegetais em variedade, frutas, grãos e cereais integrais, sanduíches integrais, iogurte, queijos magros, nozes e castanhas, e chá verde.	Evitar preparações de difícil digestão, com alta concentração de gorduras e ingredientes picantes, que tendem a piorar sintomas gástricos por serem excitantes de mucosas.
O momento da refeição também deve ser trabalhado com cuidado, com estímulo à socialização em um ambiente tranquilo e prazeroso, no qual o trabalhador possa ter relaxamento ao compartilhar as refeições com outros colegas longe do posto de trabalho.	Desestimular o consumo de cafeína como estratégia para se manter acordado durante o turno de trabalho, com orientação para consumo reduzido e, se possível, na versão descafeinada.
Estimular o consumo de um pequeno café da manhã para trabalhadores noturnos antes do período de sono diurno para evitar despertares em função do nível aumentado de fome.	Evitar grandes refeições entre 1 e 2 horas antes do maior episódio de sono. Evitar o consumo de bebidas alcoólicas, especialmente como estratégias para adormecer.

CONSIDERAÇÕES FINAIS

É fundamental ressaltar o incentivo ao uso do *Guia alimentar da população brasileira* como material complementar para a promoção de uma alimentação saudável no atendimento clínico, dentro das premissas de respeito aos ritmos biológicos e, portanto, à vida.

Além do nível de processamento dos alimentos (classificados como *in natura* e minimamente processados, processados e ultraprocessados) e com estímulo à adoção de uma dieta baseada em alimentos *in natura* e minimamente processados, o guia reforça a autonomia alimentar dos indivíduos para a escolha de alimentos para além de nutrientes, e resgata um padrão alimentar brasileiro de alimentação como estratégia segura e eficiente para a prevenção e proteção contra doenças crônicas, como obesidade, diabetes e outras alterações metabólicas.[56]

Outro aspecto importante, abordado pelo guia alimentar, é a dimensão social do comer e a importância da comensalidade, fator geralmente negligenciado dos hábitos alimentares de trabalhadores em turno e da população em geral no tratamento nutricional, e que impactam no comportamento alimentar e, portanto, nas escolhas alimentares. Assim, entendemos que a junção desses saberes acerca do quanto, o quê, como e quando se come seja um caminho possível a ser trilhado no campo do atendimento clínico nutricional.

REFERÊNCIAS

1. Cubero J, Narciso D, Terrón P, Rial R, Esteban S, Rivero M, et al. Chrononutrition applied to formula milks to consolidate infants' sleep/wake cycle. Neuro Endocrinol Lett. 2007 Aug;28(4):360-6.
2. Arslanoglu S, Bertino E, Nicocia M, Moro GE. WAPM Working Group on Nutrition: Potential chronobiotic role of human milk in sleep regulation. Journal of Perinatal Medicine. 2012;40(1):1-8.
3. Touitou Y, Reinberg A, Touitou D. Association between light at night, melatonin secretion, sleep deprivation, and the internal clock: health impacts and mechanisms of circadian disruption. Life Sci. 2017 Mar 15;173:94-106.
4. Bruning JC, Gautam D, Burks DJ, Gilette J, Schubert M, Orban PC, et al. Role of brain insulin receptor in control of body weight and reproduction. Science. 2000;289(5487):2122-5.
5. Meyers MG, Cowley MA, Munzberg H. Mechanisms of leptin actions and leptin resistance. Annu Rev Physiol. 2008; 70:537-556.
6. Yu JH, Kim MS. Molecular mechanisms of appetite regulation. Diabetes Metab J. 2012;3(6):391-8.
7. Breton C. The hypothalamus-adipose axis is a key target of developmental programming by maternal nutritional manipulation. J Endocrinol. 2013;216(2):19-31.
8. Gao XB, Horvath TL. Feeding behavior: hypocretin/orexin neurons act between food seeking and eating. Curr Biol. 2016;26(18):R845-7.
9. Tortorella S, Rodrigo-Angulo ML, Núñez A, Garzón M. Synaptic interactions between perifornical lateral hypothalamic area, locus coeruleus nucleus and the oral pontine reticular nucleus are implicated in the stage succession during sleep-wakefulness cycle. Front Neurosci. 2013;7(216):1-9.
10. La Fleur SE, Kalsbeek A, Wortel J, Bujis RM. A suprachiasmatic nucleus generated rhythm in basal glucose concentrations. J Neuroendocrinol. 1999;11(8):643-52.
11. Kalsbeek A, Fliers E, Romijn JA, La Fleur SE, Wortel J, Bakker O, et al. The suprachiasmatic nucleus generates the diurnal changes in plasma leptin levels. Endocrinology. 2001;142(6):2677-85.
12. Herrera-Moro Chao D, León-Mercado L, Foppen E, Guzmán-Ruiz M, Basualdo MC, Escobar C, et al. The suprachiasmatic nucleus modulates the sensitivity of arcuate nucleus to hypoglycemia in the male rat. Endocrinology. 2016;157(9):3439-51
13. Cagampang FR, Bruce KD. The role of the circadian clock system in nutrition and metabolism. British Journal of Nutrition. 2012;108(3):381-92.
14. Chaput JP, McHill AW, Cox RC, Broussard JL, Dutil C, da Costa BGG, et al. The role of insufficient sleep and circadian misalignment in obesity. Nat Rev Endocrinol. 2023 Feb;19(2):82-97.
15. Shea SA, Hilton MF, Orlova C, Ayers RT, Mantzoros CS. Independent circadian and sleep/wake regulation of adipokines and glucose in humans. J Clin Endocrinol Metab. 2005 May;90(5):2537-44.

16. Reutrakul S, Van Cauter E. Interactions between sleep, circadian function, and glucose metabolism: implications for risk and severity of diabetes. Ann N Y Acad Sci. 2014 Apr;1311:151-73.
17. Scherer T, Sakamoto K, Buettner C. Brain insulin signalling in metabolic homeostasis and disease. Nat Rev Endocrinol. 2021 Aug;17(8):468-83.
18. Roenneberg T, Kuehnle T, Juda M, Kantermann T, Allebrandt K, Gordijn M, et al. Epidemiology of the human circadian clock. Sleep Med Rev. 2007 Dec;11(6):429-38.
19. Roenneberg T, Wirz-Justice A, Merrow M. Life between clocks: daily temporal patterns of human chronotypes. Journal of Biological Rhythms. 2023;18(1):80-90.
20. Maukonen M, Kanerva N, Partonen T, Männistö S. Chronotype and energy intake timing in relation to changes in anthropometrics: a 7-year follow-up study in adults. Chronobiol Int. 2019 Jan;36(1):27-41.
21. Mazri FH, Manaf ZA, Shahar S, Mat Ludin AF. The association between chronotype and dietary pattern among adults: a scoping review. Int J Environ Res Public Health. 2020;17:68.
22. van der Merwe C, Münch M, Kruger R. Chronotype differences in body composition, dietary intake and eating behavior outcomes: a scoping systematic review. Adv Nutr. 2022 Dec 22;13(6):2357-405.
23. Kandeger A, Selvi Y, Tanyer DK. The effects of individual circadian rhythm differences on insomnia, impulsivity, and food addiction. Eat Weight Disord. 2019;24:47-55.
24. Vera B, Dashti HS, Gómez-Abellán P, et al. Modifiable lifestyle behaviors, but not a genetic risk score, associate with metabolic syndrome in evening chronotypes. Sci Rep. 2018;8:945.
25. Horne JA, Östberg O. A self-assessment questionnaire to determine morningness-eveningness in human circadian rhythms. Int J Chronobiol. 1976;4:97-110.
26. Åkerstedt T. Shift work and disturbed sleep/wakefulness. Occup Med (Lond). 2003;53:89-94.
27. NIOSH. Work Organization Characteristics [Charts]. NHIS Occupational Health Supplement (NHIS-OHS) 2015; National Institute for Disease Control and Prevention: Atlanta, GA, USA, 2015. Disponível em: https://www.cdc.gov/niosh/topics/nhis/data2015.html. Acesso em: 25 set. 2024.
28. Eurostat. Employed persons working at nights as a percentage of the total employment, by sex, age and professional status (%). 2019. Disponível em: https://appsso.eurostat.ec.europa.eu/nui/show.do?dataset=lfsa_ewpnig&lang=en. Acesso em: 25 set. 2024.
29. Banks S, Dorrian J, Grant C, Coates A. Circadian misalignment and metabolic consequences: shiftwork and altered meal times. Modulation of Sleep by Obesity, Diabetes, Age, and Diet. 2015;155:64.
30. Knutsson A, Bøggild H. Gastrointestinal disorders among shift workers. Scand J Work Environ Health. 2010;36:85-95.
31. Knutsson A, Health disorders of shift workers. Occup Med (Lond). 2003;53:103-8.
32. Eberly R, Feldman H. Obesity and shift work in the general population. Internet J Allied Health Sci Pract. 2010;8:10.
33. Folkard S, Tucker P. Shift work, safety and productivity. Occup Med (Lond). 2003;53:95-101.
34. Marcheva B, Ramsey KM, Peek CB, Affinati A, Maury E, Bass J. Circadian clocks and metabolism. Handb Exp Pharmacol. 2013;217:127-55.
35. Hutchison AT, Wittert GA, Heilbronn LK. Matching meals to body clocks: impact on weight and glucose metabolism. Nutrients. 2017;9:222.
36. Arble DM, Bass J, Laposky AD, Vitaterna MH, Turek FW. Circadian timing of food intake contributes to weight gain. Obesity (Silver Spring). 2009;17:2100-2.
37. Garaulet M, Gomez-Abellán P. Timing of food intake and obesity: a novel association. Physiol Behav. 2014;134:44-50.
38. McHill AW, Wright KP. Role of sleep and circadian disruption on energy expenditure and in metabolic predisposition to human obesity and metabolic disease. Obes Rev. 2017;18:15-24.

39. Wehrens SMT, Christou S, Isherwood C, Middleton B, Gibbs MA, Archer SN, et al. Meal timing regulates the human circadian system. Curr Biol. 2017;27:1768-75.

40. Kosmadopoulos A, Kervezee L, Boudreau P, Gonzales-Aste F, Vujovic N, Scheer FAJL, et al. Effects of shift work on the eating behavior of police officers on patrol. Nutrients. 2020;12:999.

41. Balieiro LCT, Rossato LT, Waterhouse J, Paim SL, Mota MC, Crispim CA. Nutritional status and eating habits of bus drivers during the day and night. Chronobiol Int. 2014;31:1123-9.

42. Marot LP, Balieiro LCT, Lopes TVC, Rosa DE, Wright KP, Jr., Moreno CRC, et al. Meal timing variability of rotating shift workers throughout a complete shift cycle and its effect on daily energy and macronutrient intake: a field study. Eur J Nutr. 2023;62:1707-18.

43. Paoli A, Tinsley G, Bianco A, Moro T. The influence of meal frequency and timing on health in humans: the role of fasting. Nutrients. 2019;11:719.

44. Bonham MP, Bonnell EK, Huggins CE. Energy intake of shift workers compared to fixed day workers: a systematic review and meta-analysis. Chronobiol Int. 2016;33:1086-100.

45. Hemio K, Puttonen S, Viitasalo K, Harma M, Peltonen M, Lindstrom J. Food and nutrient intake among workers with different shift systems. Occup Env Med. 2015;72:513-20.

46. Waterhouse J, Buckley P, Edwards B, Reilly T. Measurement of, and some reasons for, differences in eating habits between night and day workers. Chronobiol Int. 2003 Nov;20(6):1075-92.

47. De Almeida RS, Marot LP, Latorraca COC, Oliveira RÁ, Crispim CA. Is evening carbohydrate intake in healthy individuals associated with higher postprandial glycemia and insulinemia when compared to morning intake? A systematic review and meta-analysis of randomized crossover studies. J Am Nutr Assoc. 2023;42:349-60.

48. Kelly KP, Mcguinness OP, Buchowski M, Hughey JJ, Chen H, Powers J, et al. Eating breakfast and avoiding late-evening snacking sustains lipid oxidation. PLoS Biol. 2020;18:622-30.

49. Marot LP, Lopes TVC, Balieiro LCT, Crispim CA, Moreno CRC. Impact of nighttime food consumption and feasibility of fasting during night work: a narrative review. Nutrients. 2023;15:2570.

50. Leung GKW, Davis R, Huggins CE, Ware RS, Bonham MP. Does rearranging meal times at night improve cardiovascular risk factors? An Australian pilot randomised trial in night shift workers. Nutr Metab Cardiovasc Dis. 2021;31:1890-902.

51. Manoogian ENC, Zadourian A, Lo HC, Gutierrez NR, Shoghi A, Rosander A, et al. Feasibility of time-restricted eating and impacts on cardiometabolic health in 24-h shift workers: the Healthy Heroes randomized control trial. Cell Metab. 2022;34:1442-56.e7.

52. Teixeira BS, Silva CM, Silva ATF, Santos LLD, de Paiva Maia YC, Pedrazzoli M, et al. Influence of fasting during the night shift on next day eating behavior, hunger, and glucose and insulin levels: w randomized, three-condition, crossover trial. Eur J Nutr. 2023;62:1281-93.

53. Gupta CC, Coates AM, Dorrian J, Banks S. The factors influencing the eating behaviour of shiftworkers: what, when, where and why. Ind Health. 2019;57:419-53.

54. Gupta CC, Centofanti S, Dorrian J, Coates AM, Stepien JM, Kennawa D, et al. Subjective hunger, gastric upset, and sleepiness in response to altered meal timing during simulated shiftwork. Nutrients. 2019;11:1352.

55. NIOSH. NIOSH training for nurses on shift work and long work hours. By Caruso CC, Geiger-Brown J, Takahashi M, Trinkoff A, Nakata A. Cincinnati, OH: US Department of Health and Human Services, Centers for Disease Control and Prevention, National Institute for Occupational Safety and Health, DHHS (NIOSH) Publication No. 2015-115 (Revised 4/2024).

56. Brasil. Ministério da Saúde. Departamento de Atenção Básica. Guia alimentar para a população brasileira. 2.ed. Brasília, 2014.

Capítulo 7

Comportamento alimentar e sono

Alexandre Pinto de Azevedo

INTRODUÇÃO

Não há mais dúvidas de que o sono é de extrema importância para o desempenho adequado do organismo, não apenas contabilizando os períodos de repouso, mas como um processo diário de recuperação fisiológica, não devendo ser considerado uma opção devido a seus reconhecidos benefícios à saúde.[1] O sono é uma necessidade biológica fundamental, e sua ausência e/ou redução é reconhecida por ter várias consequências nos diferentes sistemas orgânicos, inclusive sobre o comportamento alimentar e o metabolismo. Infelizmente, na sociedade moderna há uma crescente negligência com a disponibilidade para dormir, com uma duração do sono ofertada cada vez mais curta, levando a consequências prejudiciais nos sistemas endócrino e no balanço energético, na modulação do equilíbrio fome-saciedade, repercutindo no comportamento alimentar, facilitando o desenvolvimento de sobrepeso e obesidade. O sono encurtado também causa diminuição no gasto energético, uma vez que dormir menos horas leva também à fadiga e à diminuição do engajamento em realizar atividade física.[1]

Nos últimos anos, diversos estudos têm sido realizados com o objetivo de analisar a relação entre os padrões distintos de sono (tempo total de sono, cronotipo, distúrbios de sono) no metabolismo e influências nas escolhas alimentares e quantidades alimentares no dia a dia. Distúrbios de sono, particularmente insônia e síndromes fragmentatórias do sono, têm sido associados a alterações nas funções termorregulatórias, o que levaria a uma diminuição no gasto energético, e, somado à irregularidade da oferta de tempo total de sono, modulariam o comportamento alimentar (aumento do apetite e desejo por alguns alimentos específicos), resultando em refeições mais ricas em alimentos doces e de alta densidade energética.[1,2]

Deve-se também considerar nessa relação a possibilidade de ativação inapropriada reverberante do sistema cerebral de recompensa, envolvido no comportamento alimentar hedônico, assim como a identificação de distúrbios do comportamento alimentar que ocorrem exclusivamente durante o período principal de sono e que certamente podem comprometer a continuidade, qualidade e eficiência do sono, por meio de despertares exclusivamente para ingestão alimentar; associa-se ao conjunto de consequências o fato de haver consumo de alimentos de uma forma e frequência em um período em que o organismo não deveria receber aporte calórico, repercutindo também no metabolismo e no ganho de peso.[3,4] Incluem-se nesses quadros o transtorno de sono conhecido como distúrbio alimentar relacionado ao sono e o transtorno alimentar conhecido como síndrome do comer noturno (SCN).[3,4]

SISTEMA CEREBRAL DE RECOMPENSA, SONO E COMPORTAMENTO ALIMENTAR

Quase tudo na experiência humana pode ser experimentado como gratificante ou recompensador, e o sistema neural que medeia a experiência de recompensa consiste em uma rede de regiões cerebrais que, segundo estudos, está crescendo em número e complexidade. A via mesocorticolímbica é um componente central desse sistema. Ela surge de neurônios dopaminérgicos localizados na área tegmentar ventral do mesencéfalo que enviam projeções para áreas-alvo no prosencéfalo límbico, particularmente o núcleo *accumbens*, bem como o córtex pré-frontal. Este, por sua vez, fornece projeções descendentes para o núcleo *accumbens* e a área tegmentar ventral. Esse circuito mesocorticolímbico é, então, um participante fundamental na via comum final que processa sinais de recompensa e regula o comportamento motivado de acordo com dados de imagem em humanos.[5]

Validando o papel central proposto para a via mesolímbica, estudos mostram níveis elevados de dopamina no núcleo *accumbens* após exposição a comida, em especial altamente palatável.[5] O conhecimento crescente sobre o papel do sistema de recompensa alimentar humano na regulação da ingestão alimentar estimulou o aumento do interesse e da pesquisa dentro da comunidade científica. As propriedades hedônicas de alguns alimentos, em particular ultraprocessados, podem estimular a alimentação mesmo quando as necessidades energéticas já foram atendidas, contribuindo para o ganho de peso e a obesidade.[5] Torna-se ainda necessária a compreensão mais completa dos substratos neuronais que fundamentam a ingestão de alimentos, mas já é sabido que a regulação da ingestão de alimentos envolve uma estreita inter-relação entre fatores homeostáticos e não homeostáticos, incluindo o sono.[5,6]

Recentes estudos em humanos mostram que o aumento do consumo de lanches no sono de má qualidade e insuficiente não poderia ser explicado exclusivamente por mudanças nos hormônios periféricos da fome ou da saciedade, implicando o papel dos sistemas que impulsionam a alimentação "não homeostática", isto é, alimentação excessiva impulsionada por processos motivacionais ou cognitivos.[6] A estimulação de sub-regiões estriatais (particularmente o núcleo *accumbens* – área cerebral considerada a sede do sistema de recompensa dopaminérgica) aumenta a sensação de prazer por sabores altamente palatáveis e aumenta a ingestão de alimentos doces e/ou ricos em gordura, particularmente os mesmos tipos de alimentos cuja ingestão é aumentada na perda de sono,[5,6] podendo ter um papel importante no consumo de alimentos saborosos ou ricos em gordura observados com a perda de sono em humanos, o que parece ser um fator crucial facilitador para o ganho de peso.

Talvez a implicação clínica mais clara da regulação positiva pela privação do sono esteja relacionada à compreensão da preferência aumentada de alimentos saborosos enriquecidos com gordura ou carboidratos, associada à redução da restrição alimentar e à tendência à impulsividade alimentar. Da mesma forma, as alterações do sistema de recompensa cerebral dopaminérgico podem contribuir para a sintomatologia do comportamento alimentar em distúrbios específicos, como síndrome da alimentação noturna e transtorno alimentar relacionado ao sono, ambos caracterizados por interrupção do sono.[6]

A ativação do sistema dopaminérgico mesolímbico e outras redes motivacionais exploratórias instintivas normalmente está presente durante o sono de mamíferos. Mais especificamente, durante o sono de ondas lentas no rato, neurônios relacionados à recompensa do estriado ventral são ativados. Da mesma forma, durante o sono REM, as regiões mesolímbicas relacionadas à recompensa também são ativas, incluindo a área tegmentar ventral, o núcleo *accumbens* e o sistema orexina, bem como o hipocampo humano (com seu ritmo teta relacionado à recompensa) e o córtex cingulado anterior.[7] Entende-se como, então, a privação do sono leva a disfunções dos estímulos de recompensa, por exemplo, a busca por alimentos promotores da sensação mais intensa de prazer e a superestimação de experiências emocionais positivas.[7]

A ativação dos circuitos de recompensa durante o sono estaria relacionada principalmente à consolidação da memória, ao aprimoramento do aprendizado, à melhora do desempenho, bem como à geração de sonhos e seu conteúdo motivado. À luz de novas evidências sobre a implicação do sistema dopaminérgico mesolímbico na relação impulsiva com a alimentação, a ativação disfuncional do sistema de recompensa durante um sono recorrentemente insuficiente (tempo total de sono, fragmentação do sono) pode oferecer uma condição permissiva para episódios de impulsividade alimentar noturna, além de tornar o indivíduo vulnerável a um comportamento alimentar motivado pela recompensa prazerosa durante o dia.

PRIVAÇÃO DE SONO E IMPACTO NA ALIMENTAÇÃO

Particularmente na última década, investigações sobre a relação entre duração do sono e comportamentos alimentares têm surgido. A curta duração do sono por um período prolongado está associada a uma série de resultados adversos para a saúde física e emocional.[8,9] O sono insuficiente em números objetivos de horas dormidas tem sido associado à ingestão alimentar inadequada e ao desenvolvimento de doenças relacionadas à dieta e à nutrição, potencialmente em parte devido a consequentes alterações na regulação hormonal metabólica, bem como horas de vigília prolongadas.[8]

A curta duração do sono é relatada como associada a maior ingestão de energia, principalmente devido ao aumento do consumo de gordura saturada, resultando em ganho de peso e aumento do índice de massa corporal (IMC).[9] Está também associada a maus hábitos alimentares, incluindo aumento do volume ingerido nas refeições principais, maior frequência de consumo de lanches e maior consumo alimentar no período noturno, assim como consumo de alimentos de alto valor calórico, menor ingestão de frutas e vegetais e maior ingestão de *fast food* com elevado teor de açúcar e gorduras, resultando em maior ingestão geral de energia e consequente progressivo aumento do IMC.[8,9] O ciclo de sono-vigília é estritamente controlado pela ritmicidade circadiana endógena e exerce forte efeito nos moduladores metabólicos, por exemplo, nos níveis circulantes de grelina e leptina, hormônios que regulam o apetite e o consumo alimentar.[9] A curta duração do sono pode desencadear um aumento circulante no hormônio grelina, que sinaliza a sensação de fome, e uma diminuição no hormônio promotor de saciedade leptina. O sono insuficiente e suas consequências negativas na regulação fome-saciedade prejudicam os esforços dietéticos para reduzir o peso em indivíduos com sobrepeso e obesidade, reduzindo também a adesão às mudanças dietéticas em um plano alimentar.

Um aumento na duração do sono e o tratamento de possíveis distúrbios de sono podem ser acompanhados por melhor equilíbrio dos hormônios que regulam o apetite, com maior tolerância à glicose e redução no nível de cortisol.[9,10] Isso deve sempre ser considerado em indivíduos que estão em tratamento para perda de peso e aparentemente engajados em mudanças na rotina alimentar, porém sem sucesso nos resultados.

Um mecanismo proposto para resultados adversos à saúde durante a interrupção circadiana e sono insuficiente é a ingestão calórica excedente em horários do dia inapropriados. Estudos em laboratório demonstraram que, quando os indivíduos recebem refeições durante a noite (quando as concentrações de melatonina são elevadas), eles têm uma resposta metabólica menor a essa refeição em comparação com a alimentação que ocorre durante o dia, bem como tolerância à glicose prejudicada e maior estocagem de energia.[10] Indivíduos com sono insuficiente que por hábito têm maior ingestão calórica à noite apresentam composições corporais mais alteradas, perdem menos peso durante programas de perda de peso e têm risco cardiometabólico aumentado.[10]

Em regime de investigação laboratorial, voluntários experimentalmente restringidos ao sono com acesso à alimentação livre consomem um número maior de calorias do que quando não têm restrição de sono; esses aumentos de calorias geralmente ocorrem em lanches após o jantar.[10] Dado o papel do sono na regulação dos hormônios que afetam o apetite e o controle da impulsividade alimentar (p. ex., insulina, leptina, grelina), a promoção um sono adequado entre adolescentes, por exemplo, pode estimular o desenvolvimento de uma série de comportamentos alimentares saudáveis e sustentáveis. A adolescência é especialmente importante porque é caracterizada por muitas mudanças de desenvolvimento e comportamento, incluindo um declínio nos hábitos alimentares saudáveis e irregularidades fisiológicas no ritmo sono-vigília. As mudanças no ritmo circadiano que ocorrem durante esse período de desenvolvimento resultam em uma mudança natural para um início de sono mais tardio entre adolescentes, contribuindo para o sono insuficiente e repercutindo negativamente no comportamento alimentar.[8]

Revisão sistemática publicada em 2022 sobre estudos que investigaram a relação entre duração do sono e comportamentos alimentares entre adolescentes revelou uma clara relação entre curta duração do sono e ingestão de alimentos de certos grupos alimentares, bebidas e alimentos processados.[8] Nessa revisão, a maioria dos estudos observou que o sono curto estava associado a maior ingestão de bebidas adoçadas com açúcar e refrigerantes, além de frequentemente relatar a ingestão de alimentos processados, incluindo *fast food*, doces e salgadinhos. Dessa forma, há de fato a projeção científica de que a curta duração do sono está associada a maior ingestão calórica em refeições únicas ou ao longo das 24 horas, além de modular uma busca alimentar para alimentos com maior palatabilidade, representados por alimentos processados e ultraprocessados.[8]

COMPORTAMENTOS ALIMENTARES NOTURNOS INADEQUADOS

Quando os comportamentos de dormir e comer são afetados simultaneamente, um espectro fascinante de estados de doenças pode se revelar. O comportamento alimentar noturno inadequado ocorre em uma variedade de síndromes, mas o tratamento pode diferir significativamente, dependendo da etiologia subjacente. A síndrome do comer noturno (SCN) e o transtorno alimentar relacionado ao sono (TARS) serão os mais notáveis e, portanto, principais focos desta parte do capítulo. Há ainda um debate sobre se os dois devem ser classificados como entidades independentes ou se deveriam ser considerados um *continuum* de uma única condição envolvendo desejos alimentares e distúrbios de sono, partindo de ambiguidades nosológicas e diagnósticas.[11] A distinção entre SCN e TARS pode às vezes ser desafiadora, e ainda há debates sobre se as duas condições representam entidades separadas ou simplesmente dois polos de um *continuum* fisiopatológico. Características comuns a ambas as condições incluem hereditariedade, prevalência aumentada de psicopatologia, predominância feminina e conexão temporal entre o início e eventos estressantes. Além disso, ambos podem resultar em constrangimento social, interrupção pronunciada do sono e, finalmente, problemas de saúde secundários à obesidade.

A fisiopatologia de ambos os processos não é clara. Em uma tentativa de eliminar a confusão nosológica, a SCN não é mais reconhecida no contexto do sono, pois é vista como um transtorno alimentar com perturbações do sono associadas. Em contraste, o TARS se caracteriza como uma real perturbação da manutenção do sono e é classificado como uma parassonia. Em muitos aspectos, a publicação da II Classificação Internacional dos Distúrbios do Sono (ICSD-2) serviu para confundir a distinção entre os dois transtornos, e muitos casos que antes eram caracterizados como SCN agora poderiam ser caracterizados como TARS, devido à falta de um critério para alteração de consciência e à inclusão de transtornos do sono associados. Contudo, essas dificuldades foram parcialmente superadas com a III Classificação Internacional dos Distúrbios do Sono (ICSD-3) e o 5º Manual Estatístico e Diagnóstico dos Transtornos Mentais (DSM-5). A avaliação diferencial dessas condições consiste em um histórico detalhado do padrão de sono, em conjunto com um histórico médico e psiquiátrico completo e especificamente as características do comportamento alimentar identificadas.

Distúrbio alimentar relacionado ao sono

Distúrbio ou transtorno alimentar relacionado ao sono (TARS) é uma parassonia do sono NREM, que pode ser considerada um subtipo clínico-evolutivo de sonambulismo. O TARS é caracterizado por episódios recorrentes de comportamento mastigatório e deglutitório após despertares parciais do sono. Indivíduos afetados tipicamente não se lembram do comportamento noturno no dia seguinte ou têm apenas uma lembrança parcial do ocorrido. O quadro pode surgir espontaneamente ou ser provocado por certos medicamentos.[12] O TARS foi descrito pela primeira vez por Schenck et al. em 1991 por meio de uma série de casos de 19 pacientes adultos predominantemente do sexo feminino.[13] Desde a descrição original, a compreensão das características clínicas e polissonográficas avançou, mas o transtorno continua pouco reconhecido e é frequentemente desafiador gerenciar seu diagnóstico e tratamento.

A característica principal do TARS inclui despertares do sono durante os quais alimentos, ou mesmo substâncias não alimentares, são usualmente ingeridos. Um primeiro despertar ocorre tipicamente poucas horas após o início do sono (geralmente na primeira metade da noite, quando há maior concentração do sono NREM), podendo ocorrer um ou mais breves episódios ao longo da noite.[12,13] É definido pela ocorrência de episódios recorrentes de comportamentos alimentares anormais durante um despertar incompleto a partir do período principal de sono e pode envolver comportamentos motores simples ou complexos, começando por pegar alguns lanches já prontos ou itens não comestíveis disponíveis próximo à cama, até cozinhar refeições ou, embora raramente, se locomover até uma loja em busca de comida.[13]

Os critérios diagnósticos formais da III Classificação Internacional de Distúrbios do Sono estão resumidos no Quadro 1. O critério central foi reformulado como "ingestão repetida de alimentos não usuais após acordar durante o período principal de sono", e a lista de sintomas associados foi encurtada para três critérios: alimentos não comestíveis ou substâncias não apropriadas para consumo ingeridas durante esses episódios, danos ou possíveis danos durante os processos de cozimento ou comportamentos de busca por alimentos e consequências negativas para a saúde.[13] Além disso, há um critério que se refere a perda completa ou parcial da consciência durante os episódios, seguida do comprometimento da lembrança do evento. O TARS é incluído na seção de "parassonias relacionadas ao NREM", o que pode sinalizar uma tendência a se integrar mais precisamente à configuração das parassonias do espectro do sonambulismo.

É estimado que em mais de 65% desses pacientes haja um histórico de consumo de alimentos estranhos (crus, não adequadamente preparados ou em combinações nada usuais) ou substâncias não alimentares durante os episódios, como consumo de ração de *pets*, cigarros, produtos de limpeza, entre outros já relatados. Curiosamente, o álcool quase nunca é consumido durante os episódios de TARS, e um histórico de uso de álcool durante os episódios pode indicar um potencial outro diagnóstico. Seus portadores podem se envolver em acidentes durante os episódios quando há preparação de alimentos, incluindo cortar e cozinhar. Isso pode resultar em ferimentos pessoais, como lesões perfurocortantes e queimaduras, ou ocorrências mais graves, como incêndios. A

Quadro 1 Critérios diagnósticos do transtorno alimentar relacionado ao sono

1. Episódios recorrentes de alimentação noturna involuntária/inconsciente que ocorrem após um despertar.

2. Pelo menos um dos seguintes está associado aos episódios de alimentação noturna:
   a. Consumo de alimentos estranhos ou substâncias não alimentares.
   b. Lesões relacionadas ao sono ou potenciais lesões durante o ato de preparar.
   c. Consequências adversas para a saúde dos episódios de alimentação noturna.

3. Amnésia parcial ou completa em relação aos episódios alimentares e falta de consciência durante os episódios.

4. Os episódios não são mais bem explicados por outro transtorno do sono comórbido, transtorno médico, transtorno psiquiátrico ou uso de medicamentos/substâncias.

Fonte: Lipford e Auger;[12] Classificação Internacional de Distúrbios do Sono.[14]

comida pode ser consumida em diferentes ambientes da casa, mas também trazida para a cama. Na ausência de clara lembrança para o evento, evidências de uma cozinha bagunçada, manchas de comida nas roupas ou lençóis ou mesmo embalagens e migalhas na cama podem ser o meio pelo qual os indivíduos se tornam cientes de seus episódios.[12,13]

De forma geral, é considerado que o TARS e distúrbios relacionados (p. ex., sonambulismo, sexônia, terrores noturnos, despertares confusionais) são parte da categoria nosológica denominada "distúrbios de despertar", com base em dados epidemiológicos (p. ex., prevalência semelhante em crianças e adultos, e possível agregação familiar) e clínicos (p. ex., risco de autolesão, comportamentos automáticos, amnésia parcial/completa).[13]

Como é típico para a maioria das parassonias dessa classe, o início do TARS é mais comum entre jovens indivíduos e há predominância em mulheres, representando 60 a 83% dos casos.[12] A doença tende a ter um curso crônico com atraso no diagnóstico, conforme evidenciado por uma série de casos descrevendo uma duração dos sintomas entre 4 e 15 anos antes da identificação do TARS.[12] A prevalência exata do TARS ainda é desconhecida. Estudos de pesquisa de estudantes universitários encaminhados para investigação sobre queixas relacionadas ao sono em clínicas especializadas identificaram que 0,5 a 5% podem atender aos critérios para TARS.[12,13] Esses números podem potencialmente representar uma super ou subestimação, provavelmente pelos possíveis diagnósticos diferenciais e desconhecimento dos critérios diagnósticos.

Não está claro se há um componente genético para TARS: existem dados que demonstram relações familiares; em 4 séries de casos, entre 19 e 27% dos indivíduos com TARS tinham familiares com sintomas semelhantes.[12] Isso não é surpreendente, dadas as predileções genéticas em outros comportamentos de parassonia, incluindo sonambulismo. Naqueles portadores com outros distúrbios de sono concomitantes, foi sugerido que os despertares podem provocar níveis variados de consciência, levando ao sonambulismo e à alimentação relacionada ao sono em indivíduos predispostos.[12,13]

Estudo videopolissonográfico descreveu movimentos estereotipados recorrentes de deglutição e mastigação durante o sono NREM em 29 de 35 pacientes (83%)[12] mesmo na ausência de consumo alimentar. Séries de casos de TARS mostram associações com distúrbios de sono comórbidos, bem como associação com o uso de medicamentos sedativos-hipnóticos. Em relação à influência de vários fatores de risco sobre o início de TARS, há evidências consideráveis apoiando o impacto de certos medicamentos, como os hipnóticos

Z e vários benzodiazepínicos, todos os quais compartilham a ativação dos receptores de ácido gama-aminobutírico (Gaba) tipo A. Zolpidem, vários agentes antipsicóticos de segunda e terceira geração (p. ex., olanzapina, quetiapina) e antidepressivos (p. ex., inibidores seletivos de recaptação de serotonina e bupropiona) foram associados ao sonambulismo ou TARS.[13] Medicamentos hipnossedativos têm sido associados a vários comportamentos complexos do sono, incluindo TARS, e consistentemente associados ao uso de zolpidem (especialmente quando doses utilizadas no limite superior ou fora do intervalo terapêutico ≥ 10 mg/dia foram administradas), oxibato de sódio e quetiapina.[13]

Um histórico de sonambulismo na infância (sonambulismo) é particularmente frequente; na verdade, o TARS pode ser considerado uma forma de apresentação evolutiva específica de sonambulismo. Comorbidades com outros distúrbios de sono são frequentes. Estima-se que mais de 30% de portadores com síndrome das pernas inquietas também apresentaram sintomas de TARS; também foi associado com apneia obstrutiva do sono, narcolepsia e distúrbios do ritmo circadiano do sono-vigília; e pode se sobrepor a outros distúrbios de parassonia, incluindo distúrbio comportamental do sono REM.[12,13]

Síndrome do comer noturno

A síndrome do comer noturno (SCN) é um distúrbio classificado na categoria de transtornos alimentares caracterizado por aumento na necessidade de comer no período compreendido após a última refeição do dia, usualmente o jantar, e a partir de despertares durante o período principal do sono à noite.[15] A síndrome foi primeiro relatada na década de 1950 e houve um interesse crescente por ela nas últimas duas décadas, pois está relacionada a uma série de transtornos comportamentais e psicológicos, além de sobrepeso e obesidade. A SCN está incluída na quinta edição do Manual Diagnóstico e Estatístico de Transtornos Mentais (DSM-5) como um transtorno alimentar não especificado com dois sintomas principais como parte do quadro clínico: a hiperfagia noturna, que antecede o início do sono, e episódios de consumo de alimentos ao acordar durante a noite.[15,16] A SCN ainda não tem critérios diagnósticos estabelecidos.

Alguns estudos sugeriram critérios para incluir hiperfagia à noite com 25% ou mais da ingestão calórica diária ocorrendo após o jantar com não menos que dois despertares noturnos durante a semana para comer. Critérios adicionais incluem a consciência no momento do comportamento alimentar noturno e a lembrança dos eventos na manhã seguinte. O quadro clínico é descrito pelos seguintes sintomas:

- A refeição matinal é usualmente negligenciada devido à falta de desejo e/ou fome.
- Urgência em comer entre a última refeição da noite (considerada no Brasil como jantar) e a hora de adormecer e/ou urgência em comer a partir de despertares do período principal de sono (durante a noite/madrugada).
- Dificuldade em iniciar ou manter o sono em algumas noites por semana.
- Em especial, a crença de que o indivíduo deve comer para conseguir iniciar o sono ou conseguir voltar a dormir após despertares.

O Quadro 2 faz um resumo da descrição da apresentação clínica disposta no DSM-5.

Embora apenas uma estimativa de 1,5% da população geral seja diagnosticada com SCN, as taxas de prevalência aumentam consideravelmente entre amostras clínicas, de modo que 22,4 a 25% dos pacientes ambulatoriais psiquiátricos podem atender aos critérios para SCN. Nesse caso deve-se ter em mente o diagnóstico diferencial de impulsividade alimentar noturna induzida por psicofármacos. Além disso, a SCN é altamente comórbida com outras patologias alimentares, como bulimia nervosa e transtorno de compulsão alimentar (TCA), ganho de peso indesejado e risco aumentado de obesidade, má qualidade do sono, ansiedade, sintomas depressivos e saúde mental geral precária.[16] Devido às altas taxas de comorbidade, os critérios de diagnóstico da SCN permanecem amplos e controversos e a avaliação da SCN é frequentemente negligenciada em ambientes clínicos.

Pesquisas adicionais sobre a nosologia da SCN são necessárias para fornecer melhor compreensão da SCN e melhorar a avaliação, intervenção e medidas

Quadro 2   Critérios diagnósticos da síndrome do comer noturno

- Episódios recorrentes de ingestão noturna, manifestados pela ingestão ao despertar do sono noturno ou pelo consumo excessivo de alimentos depois de uma refeição noturna.
- Há consciência e recordação da ingesta.
- A ingestão noturna não é mais bem explicada por influências externas, como mudanças no ciclo de sono-vigília do indivíduo, ou por normas sociais locais.
- A ingestão noturna causa sofrimento significativo e/ou prejuízo no funcionamento.
- O padrão desordenado de ingestão não é mais bem explicado por transtorno de compulsão alimentar ou outro transtorno mental, incluindo uso de substâncias, e não é atribuível a outro distúrbio médico ou ao efeito de uma medicação.

Fonte: Salman e Kabir;[15] Echeverri et al.[16]

preventivas. Desde a publicação do DSM-5, muitos autores estão investigando a possibilidade de diferentes subtipos de apresentação da SCN; alguns apontam a existência de dois subgrupos de SCN: um grupo com predomínio de hiperfagia noturna (com/sem episódios de alimentação noturna) e um grupo com predomínio de ingestão alimentar em despertares noturnos (ao longo do período principal de sono).[16] Notavelmente, indivíduos no subgrupo de hiperfagia noturna apresentam episódios durante vigília pré-sono mais longos e passam mais tempo envolvidos em outras atividades (além de comer) antes de consumir alimentos do que aqueles no subgrupo de ingestões noturnas apenas (em que o consumo alimentar acontece imediatamente após o despertar).

Dado que os padrões alimentares parecem ser diferentes entre aqueles que apresentam hiperfagia noturna e aqueles que relatam apenas ingestões noturnas, é importante abordar se os subtipos de SCN diferem em termos de sintomas de patologia alimentar. Por exemplo, o comportamento similar ao de perda de controle alimentar sobre o que e quanto se come é geralmente observado na hiperfagia noturna, mas não parece ocorrer durante ingestões noturnas ao longo da noite (geralmente pequenas porções de alimentos disponíveis). Portanto, sintomas mais graves de compulsão alimentar seriam esperados entre indivíduos que se enquadram no subtipo de hiperfagia noturna em comparação com aqueles no subtipo de ingestões ocorridas ao longo da noite. Além disso, indivíduos que relatam ambos, hiperfagia noturna e ingestões noturnas, provavelmente representam um subtipo mais grave, com calorias consumidas geralmente consistindo em alimentos que são à base de carboidratos ou ricos em gordura e açúcar.

A etiologia da síndrome da alimentação noturna permanece desconhecida. Pesquisas recentes propuseram uma ligação entre fatores psicológicos, processos neurológicos e genéticos.[15] Estudo recente comparou os comportamentos alimentares noturnos em famílias com uma pessoa com a condição com aquelas sem. Os resultados mostraram que aqueles com SCN tinham parentes de primeiro grau com o mesmo transtorno com mais frequência do que o grupo de controle, sugerindo um aspecto de herdabilidade.[15]

A reatividade alimentar ao estresse pode precipitar ou exacerbar os sintomas desse transtorno alimentar, assim como os sintomas podem ser minimizados em alguns casos pela diminuição dos níveis de estresse. Pesquisas acreditam que cognições e uma ampla gama de emoções podem desempenhar um papel importante em ter SCN. A maioria dos sintomas ocorre à noite devido à crença de que o indivíduo não consegue dormir sem comer. Os pacientes também sentem a necessidade de controlar a ansiedade associada a essa crença por meio da alimentação. Embora alguns hormônios tenham sido investigados em raras publicações (cortisol, leptina, insulina, melatonina) buscando entender a fisiopatologia da SCN, os achados não foram consistentes e replicáveis em outras publicações.

Nos EUA, a prevalência da SCN é de 1,5% e aproximadamente semelhante a outros transtornos alimentares, como TCA e bulimia nervosa. É mais frequentemente visto em populações de indivíduos com obesidade, embora nem todos os indivíduos com SCN tenham de fato obesidade. Um estudo na Suécia revelou prevalência 2,5 vezes maior de SCN em homens com obesidade, juntamente com prevalência 2,8 vezes maior em mulheres com obesidade em comparação com uma população sem obesidade de ambos os sexos.[15] Prevalência entre 6 e 64% de SCN foi encontrada entre indivíduos com obesidade grau III que procuram cirurgia para perda de peso (cirurgia bariátrica e metabólica).[15]

A história natural da SCN revela que usualmente aparece ao final da adolescência e início da vida adulta e costuma ter um curso crônico longo, com recaída e remissão atreladas a estressores.[15] Sintomas sobrepostos entre SCN e TCA foram também relatados, pois 15 a 20% dos pacientes com SCN também foram encontrados com TCA em comorbidade. É preciso investigar se é uma ocorrência em comorbidade ou diagnóstico diferencial, pois as duas condições são diferenciadas pela quantidade de comida ingerida por refeição, a motivação para comer e o impacto na preocupação com o peso e forma.[15,16]

CONSIDERAÇÕES FINAIS

Uma onda crescente de publicações tenta correlacionar padrões de sono com comportamento e atitude alimentar, alterações metabólicas, sobrepeso e obesidade. Investigações sobre a ativação disfuncional do sistema cerebral mesolímbico dopaminérgico de recompensa em pessoas com distúrbios de sono que comprometem a eficiência do sono e o tempo total de sono disponibilizado têm apontado uma relação de impacto sobre o comportamento alimentar motivado pela busca de alimentos altamente palatáveis, sendo também um mecanismo de compreensão de facilitação de ganho de peso nesses sujeitos.

Por outro lado, já não se questiona o impacto da privação objetiva de horas de sono e sono insuficiente no comportamento alimentar. Evidências experimentais apontam que após apenas uma noite de privação severa de sono é possível observar aumento da sensação física de fome e mudanças nas escolhas alimentares. Em privação de sono crônica, o aumento global do consumo alimentar e escolhas alimentares dirigidas a alimentos altamente palatáveis, processados e ultraprocessados, e seguramente ricos em açúcares, gordura e sal, são observados, modulados por alterações da ritmicidade circadiana da regulação metabólica e hormonal da fome-saciedade.

A relação entre privação de sono e ganho progressivo de peso, sobrepeso e obesidade já está bem estabelecida. Por fim, deve-se considerar na investigação entre sono e comportamento alimentar o transtorno alimentar relacionado ao sono e a SCN, uma parassonia do sono NREM e um TCA respectivamente, como comportamentos alimentares noturnos inadequados distintos, porém ainda com sintomatologia do mesmo espectro. Com particularidades sobre comportamento sonambúlico de mastigar e deglutir além de amnésia total ou parcial para o evento, o TARS distingue-se da SCN pelo fato de este apresentar uma urgência em comer enquanto em vigília no período noturno pré-sono e em despertares noturnos conscientes a partir do período principal do sono. Ambos os distúrbios podem cursar de forma crônica e com repercussões na saúde metabólica e no IMC.

REFERÊNCIAS

1. Gomes S, Ramalhete C, Ferreira I, Bicho M, Valente A. Sleep patterns, eating behavior and the risk of noncommunicable diseases. Nutrients. 2023;15:2462.
2. Doan N, Parker A, Rosati K, van Beers E, Ferro MA. Sleep duration and eating behaviours among adolescents: a scoping review. Health Promot Chronic Dis Prev Can. 2022;42(9):384-97.
3. Lipford MC, Auger RR. Sleep-related eating disorder. Sleep Med Clin. 2024 Mar;19(1):55-61.
4. Echeverri B, Kozak AT, Gildner DJ, Pickett SM. Night eating syndrome subtypes: differences in binge eating and food addiction symptoms. Eat Weight Disord. 2023;28:3.
5. Alonso-Alonso M, Woods SC, Pelchat M, Grigson PS, Stice E, Farooqi S, et al. Food reward system: current perspectives and future research needs. Nutr Rev. 2015 May;73(5):296-307.
6. Baldo BA, Hanlon EC, Obermeyer W, Bremer Q, Paletz E, Benca RM. Up-regulation of gene expression in reward-modulatory striatal opioid systems by sleep loss. Neuropsychopharmacology. 2013 Dec;38(13):2578-87.
7. Perogamvros L, Baud P, Hasler R, Cloninger CR, Schwartz S, Perrig S. Active reward processing during human sleep: insights from sleep-related eating disorder. Front Neurol. 2012 Nov 27;3:168.
8. Doan N, Parker A, Rosati K, van Beers E, Ferro MA. Sleep duration and eating behaviours among adolescents: a scoping review. Health Promot Chronic Dis Prev Can. 2022;42(9):384-97.
9. Papatriantafyllou E, Efthymiou D, Zoumbaneas E, Popescu CA, Vassilopoulou E. Sleep deprivation: effects on weight loss and weight loss maintenance. Nutrients. 2022;14:1549.

10. McHill AW, Hull JT, Klerman EB. Chronic Circadian disruption and sleep restriction influence subjective hunger, appetite, and food preference. Nutrients. 2022;14:1800.

11. Auger RR. Sleep-related eating disorders. Psychiatry (Edgmont). 2006 Nov;3(11):64-70.

12. Lipford MC, Auger RR. Sleep-related eating disorder. Sleep Med Clin. 2024 Mar;19(1):55-61.

13. Vasiliu O. Current evidence and future perspectives in the exploration of sleep-related eating disorder: a systematic literature review. Front Psychiatry. 2024;15:1393337.

14. Classificação Internacional de Distúrbios do Sono – third edition. Revisão de texto. Darien, IL: American Academy of Sleep Medicine 2023

15. Salman EJ, Kabir R. Night eating syndrome. 2022 Sep 14. In: StatPearls [Internet]. Treasure Island (FL): StatPearls Publishing; 2024.

16. Echeverri B, Kozak AT, Gildner DJ, Pickett SM. Night eating syndrome subtypes: differences in binge eating and food addiction symptoms. Eat Weight Disord. 2023;28:3.

Capítulo 8

Microbiota intestinal e distúrbios de sono

Lucio Huebra Pimentel Filho
Giselle de Martin Truzzi
Maria Fernanda Naufel

INTRODUÇÃO

A microbiota humana é formada pelos microrganismos comensais que residem o corpo humano, em diversas regiões, dentre eles pele, vagina, cavidade oral e todo o trato gastrointestinal (TGI). Estima-se que, no corpo humano, o número de células microbianas seja cerca de 10 vezes maior que o número de células do hospedeiro. Diversos fatores, como idade, sexo, estilo de vida, sono, hábitos e dieta parecem influenciar na composição dessa microbiota. Ela é formada principalmente de bactérias e auxilia em funções como manutenção do pH, umidade, defesa contra patógenos, digestão e absorção de nutrientes, entre outros. Com o avanço dos estudos na área, observa-se que desempenham um papel muito mais amplo na regulação corporal humana.[1]

Em relação à microbiota intestinal, através do eixo intestino-cérebro (EIC), há a comunicação entre TGI e sistema nervoso central, que ocorre via neurotransmissores, hormônios, neuropeptídeos, células imunológicas, aminoácidos e outros metabólitos. Esse eixo utiliza várias vias de comunicação. O EIC utiliza o sistema nervoso parassimpático, de forma bidirecional, principalmente através do nervo vago. Os sistemas endocrinológico, imunológico e circulatório também integram a comunicação do EIC. Dessa forma, diversas pesquisas mostram que a microbiota intestinal desempenha também papéis reguladores no metabolismo e no sistema imunológico do hospedeiro, influenciando na homeostase[1] (Figura 1).

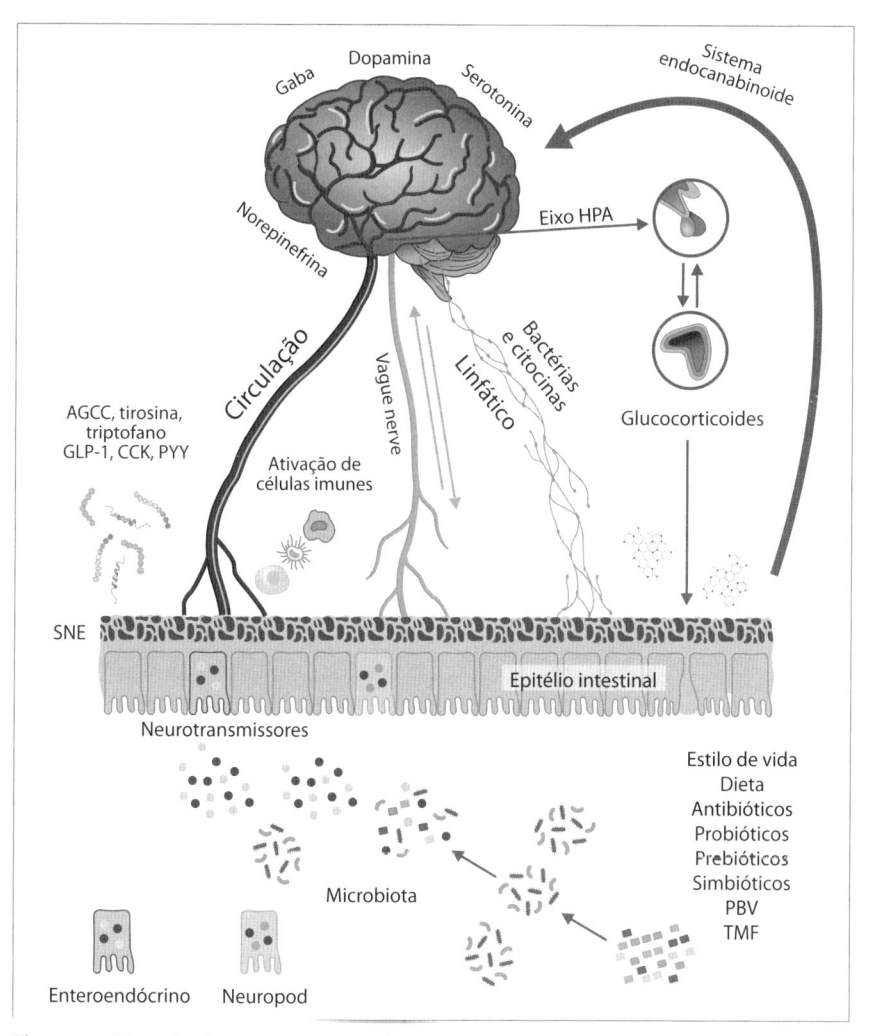

Figura 1   Eixo microbiota-intestino-cérebro.

HPA: hipotalâmico-pituitário-adrenal; SNE: sistema nervoso entérico; AGCC: ácidos graxos de cadeia curta; GLP-1: *glucacon like peptide*-1; CCK: colecistocinina; PYY: peptídeo YY; PBV: produtos bioterapêuticos vivos; TMF: transplante de microbiota fecal.

Fonte: adaptada de Naufel et al.[2]

Sabe-se que hábitos de vida como aumento do consumo de açúcares e de alimentos processados e diminuição do consumo de frutas e vegetais, bem como sedentarismo e estresse, alteram a composição da microbiota intestinal, levando à diminuição dos microrganismos comensais e ao aumento daqueles potencialmente patógenos, causando a disbiose.[2]

A disbiose pode causar no indivíduo acometido alterações no sistema imunológico, desencadear inflamação crônica, além de doenças gastrointestinais, diversas doenças neurodegenerativas, psiquiátricas, entre outras.[2]

MICROBIOTA INTESTINAL E OS DISTÚRBIOS DE SONO

Diversos estudos recentes vêm demonstrando que a relação entre a disbiose intestinal e os distúrbios de sono é bidirecional, ou seja, tanto a disbiose interfere na qualidade do sono quanto os distúrbios de sono podem influenciar na microbiota intestinal, inclusive levando à disbiose.[3]

Associados a fatores como idade, dieta, doenças clínicas e alterações ambientais, os distúrbios de sono e as alterações do ritmo circadiano também podem levar ao desequilíbrio do microbioma. O ritmo circadiano desempenha papel crucial na manutenção das funções fisiológicas normais do TGI, e quaisquer distúrbios relacionados a esse "relógio biológico central" podem levar a desregulações no sistema digestivo e alterar as atividades das bactérias intestinais, que também costumam seguir um ritmo circadiano.[3]

Além disso, a fragmentação do sono e a perturbação do ritmo circadiano provocam danos à barreira intestinal, deixando mais frágil e permeável, permitindo, portanto, a translocação da microbiota intestinal, de metabólitos e de citocinas pró-inflamatórias, levando a alterações em sua diversidade e abundância, e aumentando a chance de disbiose.[3]

Pesquisadores observaram que a piora na qualidade e/ou quantidade insuficiente de sono pode levar a diminuição na abundância de certas cepas bacterianas da microbiota. Especificamente, descobriu-se que *Faecalibacterium*, *Bacteroides* e *Akkermansia* estão em níveis mais baixos devido à privação do sono, enquanto a fragmentação do sono pode reduzir o número de *Bacteroidetes, Actinobacteria* e *Bifidobacteriaceae*.[4]

Insônia e a microbiota intestinal

A insônia aguda ou crônica pode estar relacionada à diminuição da diversidade bacteriana, já que estudos demonstraram que pacientes diagnosticados com insônia apresentavam redução de microrganismos anaeróbios na microbiota intestinal. Além disso, a estrutura do microbioma de indivíduos com insônia crônica parece estar alterada, com potencial diminuição de microrganismos produtores de butirato e aumento de marcadores inflamatórios. Os pesquisadores também observaram um aumento no gênero *Blautia* e uma diminuição no *Faecalibacterium*, o que pode estar associado a alterações inflamatórias e doenças neuropsicológicas. Além disso, parece que pacientes privados de sono podem ter níveis mais baixos de melatonina no cólon e nas fezes.[2]

Apneia obstrutiva do sono e a microbiota intestinal

A apneia obstrutiva do sono (AOS) parece influenciar negativamente na microbiota intestinal humana, já que pacientes portadores desse distúrbio apresentam reduzida concentração de bactérias produtoras de aminoácidos de cadeia curta, enquanto os níveis de interleucina-6 e de inflamação se encontram aumentados na microbiota, quando comparados a pacientes saudáveis. Por outro lado, estudos experimentais sugerem que a microbiota também pode influenciar na patogênese da AOS, e o efeito da hipóxia intermitente na resistência à insulina parece ser mediado pela microbiota intestinal.[5]

EFEITOS DA PRIVAÇÃO DO SONO NA MICROBIOTA INTESTINAL

A privação do sono pode levar a diversos distúrbios nos indivíduos acometidos, como ao aumento da ansiedade, depressão, inflamação sistêmica e alterações na cognição.[6]

O aumento do estresse e a consequente ativação do sistema hipotálamo-hipófise-adrenal pode afetar a estrutura microbiana, alterando a composição bacteriana e a integridade da barreira intestinal. Além disso, a privação do sono e a diminuição da serotonina poderiam levar à diminuição da melatonina e, consequentemente, a alterações na microbiota intestinal, por meio da redução da diversidade bacteriana. A privação de sono também está relacionada ao aumento da translocação bacteriana, bem como a fragmentação do sono e a alteração na composição da microbiota.[2]

Em estudo com camundongos, a privação do sono resultou em alteração da microbiota intestinal, aumento dos marcadores inflamatórios no intestino e da permeabilidade intestinal e diminuição de ácidos graxos de cadeia curta.[7] Em outro estudo experimental com ratos privados de sono, observou-se alteração na microbiota intestinal, com aumento de *Candidatus, Arthromitus e*

Enterobacter e diminuição da abundância de *Lactobacillus, Muribaculum, Monoglobus, Parasutterella,* entre outros.[6]

A privação do sono REM levou a comportamentos relacionados à depressão e alterações na composição da microbiota, com aumento de bactérias potencialmente patogênicas, em experimento com ratos. Outro estudo mostrou um aumento acelerado de proliferação de bactérias potencialmente patógenas e aumento da translocação bacteriana, que poderia ser um dos fatores propiciadores de infecções de órgãos e linfonodos, como observado no estudo. A disfunção subjetiva global do sono estaria associada, em diversos estudos em humanos, a alterações na composição bacteriana intestinal. A fragmentação de sono levou a um aumento de crescimento das famílias *Lachnospiraceae* e *Ruminococcaceae,* e diminuição do crescimento da família *Lactobacillaceae,* além de reduzir a abundância de *Bacteroidetes, Actinobacteria* e *Bifidobacteriaceae.*[7]

TRABALHO DE TURNO E A MICROBIOTA INTESTINAL

Estima-se que cerca de 20% da população empregada exerça trabalho de turno, relacionado ao aumento de diversos distúrbios e doenças, dentre elas a obesidade, a síndrome metabólica e o diabetes tipo II.

Observam-se, na microbiota intestinal, variações circadianas na composição e atividade bacteriana. Estudos experimentais relataram que os *clock genes* são capazes de controlar a composição da microbiota intestinal por meio da regulação dos períodos de alimentação/jejum dos camundongos, que por sua vez estão relacionadas à variação rítmica dessa microbiota.[7]

Sabe-se que indivíduos que trabalham em turno têm menor duração do tempo total de sono e maior tendência a distúrbios relacionados ao sono, dentre eles a insônia e a sonolência excessiva diurna. Estão expostos a maior estresse e a distúrbios alimentares, levando a um aumento da obesidade e doenças metabólicas. Em estudos experimentais e em humanos, observou-se que o trabalho de turno e as alterações alimentares ligadas a ele também teriam relação com a proliferação de bactérias patógenas e a translocação bacteriana.

Estudos experimentais mostraram aumento da disbiose, com diminuição das bifidobactérias e aumento da proliferação de bactérias patógenas.[8] Em outro estudo, em humanos, observou-se que houve pequenas mudanças na quantidade e na diversidade da microbiota intestinal em trabalhadores de turno. Contudo, quando analisadas as alterações apresentadas, estas estão relacionadas ao aumento da incidência de várias doenças, de modo que, devido à complexidade desse sistema, essas alterações já poderiam causar desequilíbrio na função da microbiota.[9]

POSSÍVEIS MECANISMOS DA RELAÇÃO BIDIRECIONAL ENTRE MICROBIOTA INTESTINAL E SONO

Essencialmente, o intestino e o cérebro comunicam-se constantemente através de inúmeras vias, e o eixo microbiota-intestino-cérebro desempenha papel crucial na facilitação dessa comunicação. O nervo vago aferente ajuda a reconhecer a atividade metabólica e imunológica por meio de hormônios, ácidos graxos e fatores inflamatórios. Além disso, o intestino e o cérebro podem se comunicar através das barreiras intestinais e hematoencefálica. Assim, por meio do eixo microbiota-intestino-cérebro, que se comunicam por diversas vias, a relação bidirecional entre o sono e a microbiota intestinal pode ser explicada. Ainda, boa parte de neurotransmissores relacionados ao sono e ao humor é produzida no TGI, como a serotonina e o Gaba.[2,5]

TRATAMENTO

Pelo fato de bactérias que habitam o intestino desempenharem papel crucial na manutenção da saúde mental e do sono, intervenções direcionadas ao tratamento da disbiose parecem exercer efeito terapêutico na ansiedade, depressão e na qualidade do sono.[2,5]

Como medicamentos tradicionais para o sono podem apresentar efeitos adversos, novas terapias alternativas direcionadas ao equilíbrio da microbiota intestinal, como a utilização de probióticos, prebióticos, simbióticos, pós-bióticos, ou mesmo o transplante fecal, podem ser estratégias promissoras para o tratamento de distúrbios de sono.[2]

A suplementação de melatonina em indivíduos com distúrbio no ritmo circadiano pode auxiliar no reestabelecimento do sono e auxiliar no equilíbrio da microbiota intestinal. Um estudo experimental prévio com ratos privados de sono mostrou que, em algumas populações bacterianas, a melatonina é capaz de auxiliar no reestabelecimento do ritmo circadiano, como no caso das famílias *Muribaculaceae e Lachnospiraceae*, levando a melhoria da microbiota colônica e da homeostase intestinal.[10]

A diminuição no consumo de ultraprocessados, açúcares e bebidas alcoólicas, junto com o aumento na ingesta de frutas e vegetais, bem como evitar o tabagismo e a manutenção de exercícios físicos regulares, desempenham papel benéfico, junto aos tratamentos clínicos, para manutenção do equilíbrio da microbiota intestinal.

CONSIDERAÇÕES FINAIS

O estudo da microbiota ainda é recente; contudo, tem sido estabelecida uma relação intrínseca com uma perfeita homeostase corporal, alterando-se quando há o surgimento de algum desbalanço maior, como o que ocorre em diversas doenças clínicas, incluindo os distúrbios de sono.

A manutenção de uma dieta balanceada, bem como hábitos de vida saudáveis, higiene do sono adequada e tratamento dos distúrbios relacionados ao sono, têm-se relacionado a uma melhora na qualidade da microbiota intestinal e na saúde de seus hospedeiros.

REFERÊNCIAS

1. Human Microbiome Project Consortium. Structure, function and diversity of the healthy human microbiome. Nature. 2012;486(7402):207-14.
2. Naufel MF, Truzzi GM, Ferreira CM, Coelho FMS. The brain-gut-microbiota axis in the treatment of neurologic and psychiatric disorders. Arq Neuropsiquiatr. 2023;81(7):670-84.
3. Wu J, Zhang B, Zhou S, Huang Z, Xu Y, Lu X, et al. Associations between gut microbiota and sleep: a two-sample, bidirectional Mendelian randomization study. Front Microbiol. 2023;14:1236847.
4. Gao T, Wang Z, Dong Y, Cao J, Lin R, Wang X, et al. Role of melatonin in sleep deprivation-induced intestinal barrier dysfunction in mice. J Pineal Res. 2019;67(1):e12574.
5. Wang Z, Wang Z, Lu T, Chen W, Yan W, Yuan K, et al. The microbiota-gut-brain axis in sleep disorders. Sleep Med Rev. 2022;65:101691.
6. Yang DF, Huang WC, Wu CW, Huang CY, Yang YSH, Tung YT. Acute sleep deprivation exacerbates systemic inflammation and psychiatry disorders through gut microbiota dysbiosis and disruption of circadian rhythms. Microbiol Res. 2023;268:127292.
7. Matenchuk BA, Mandhane PJ, Kozyrskyj AL. Sleep, circadian rhythm, and gut microbiota. Sleep Med Rev. 2020;53:101340.

8. Reynolds AC, Paterson JL, Ferguson SA, Stanley D, Wright KP Jr, Dawson D. The shift work and health research agenda: considering changes in gut microbiota as a pathway linking shift work, sleep loss and circadian misalignment, and metabolic disease. Sleep Med Rev. 2017;34:3-9.

9. Liu Z, Wei ZY, Chen J, Chen K, Mao X, Liu Q, et al. acute sleep-wake cycle shift results in community alteration of human gut microbiome. mSphere. 2020 Feb 12;5(1):e00914-19.

10. Li W, Wang Z, Cao J, Dong Y, Chen Y. Melatonin improves the homeostasis of mice gut microbiota rhythm caused by sleep restriction. Microbes Infect. 2023;25(6):105121.

Abordagem nutricional nos distúrbios de sono

Capítulo 9

Abordagem nutricional na insônia

Maria Fernanda Naufel

INTRODUÇÃO

Afetando quase um terço da população adulta mundial, a insônia é considerada hoje um desafio de saúde pública. Caracterizada pela dificuldade em iniciar e/ou manter o sono, os sintomas vêm normalmente acompanhados por sonolência excessiva diurna, disfunção diurna, má qualidade do sono e piora da qualidade de vida. O declínio na qualidade de vida relacionado à insônia parece ser maior do que outras condições médicas e psiquiátricas, incluindo hipertensão, artrite e até mesmo a depressão.[1,2]

OBESIDADE, DIABETES E INSÔNIA

Estudos epidemiológicos associam a insônia ao desenvolvimento de doenças crônicas como obesidade, diabetes tipo 2 (DM2), acidente vascular cerebral, doença renal crônica e demência.

A insônia, a privação e/ou restrição de sono são importantes fatores de risco para ganho de peso e obesidade total e abdominal por inúmeros motivos.[2,3] Os principais são apresentados no Quadro 1.

A associação entre insônia e obesidade é bidirecional, já que a obesidade também influencia diretamente na piora da qualidade do sono. Em estudo realizado pelo nosso grupo de pesquisa da Universidade Federal de São Paulo (Unifesp) observamos, em mulheres na pós-menopausa, que

Quadro 1 Mecanismos que podem estar relacionados com a associação entre insônia e obesidade

Mecanismos desencadeados pela insônia	Consequências relacionadas ao ganho ponderal
Alterações de hormônios do apetite	Redução dos níveis de leptina e aumento dos níveis de grelina, levando ao aumento do apetite e diminuição do gasto energético.
Piora na qualidade da dieta	Aumento da fome hedônica e elevação do consumo de bebidas alcoólicas, bebidas açucaradas, petiscos e alimentos ricos em gordura e açúcar. Redução do consumo de frutas, verduras e legumes.
Alterações na rotina alimentar	Regularmente pulando o café da manhã e se alimentando durante as madrugadas.
Aumento das oportunidades para se alimentar	Aumenta o tempo acordado e, consequentemente, a oportunidade para se alimentar. Lembrando que durante a madrugada a tendência é a preferência por alimentos hiperpalatáveis.
Aumento da fadiga	O indivíduo se sente mais cansado, reduzindo atividades diárias e exercício físico, o que diminui seu gasto energético.

valores elevados de índice de massa corporal (IMC) e a obesidade abdominal, além de aumentar o risco de apneia obstrutiva do sono (AOS) em até 60%, reduziram significativamente o sono profundo e a eficiência do sono. Assim, o combate à obesidade total e abdominal deve ser incluído como fator benéfico na prevenção e tratamento de distúrbios de sono como a insônia e a AOS.[4]

Quanto à DM2, a insônia é considerada fator de risco independente para seu desenvolvimento. Vários mecanismos podem explicar a associação entre insônia ou sono de curta duração e DM2, como mudança na homeostase energética, aumento da resistência à insulina e piora na função das células beta.[2,3]

Dessa forma, ao tratar pacientes com obesidade e/ou diabetes, é essencial ter o conhecimento de como está a qualidade de seu sono, já que, caso o paciente se encontre com insônia ou mesmo AOS (que piora quantidade e qualidade do sono), e esse distúrbio de sono não esteja sendo tratado, isso irá influenciar negativamente na eficácia do tratamento dessas e de outras doenças crônicas não transmissíveis (DCNT), como as doenças cardiovasculares. São inúmeras as variáveis que levam a insônia a piorar quadros de DCNT, como DM2 e obesidade[2,3] (Figura 1).

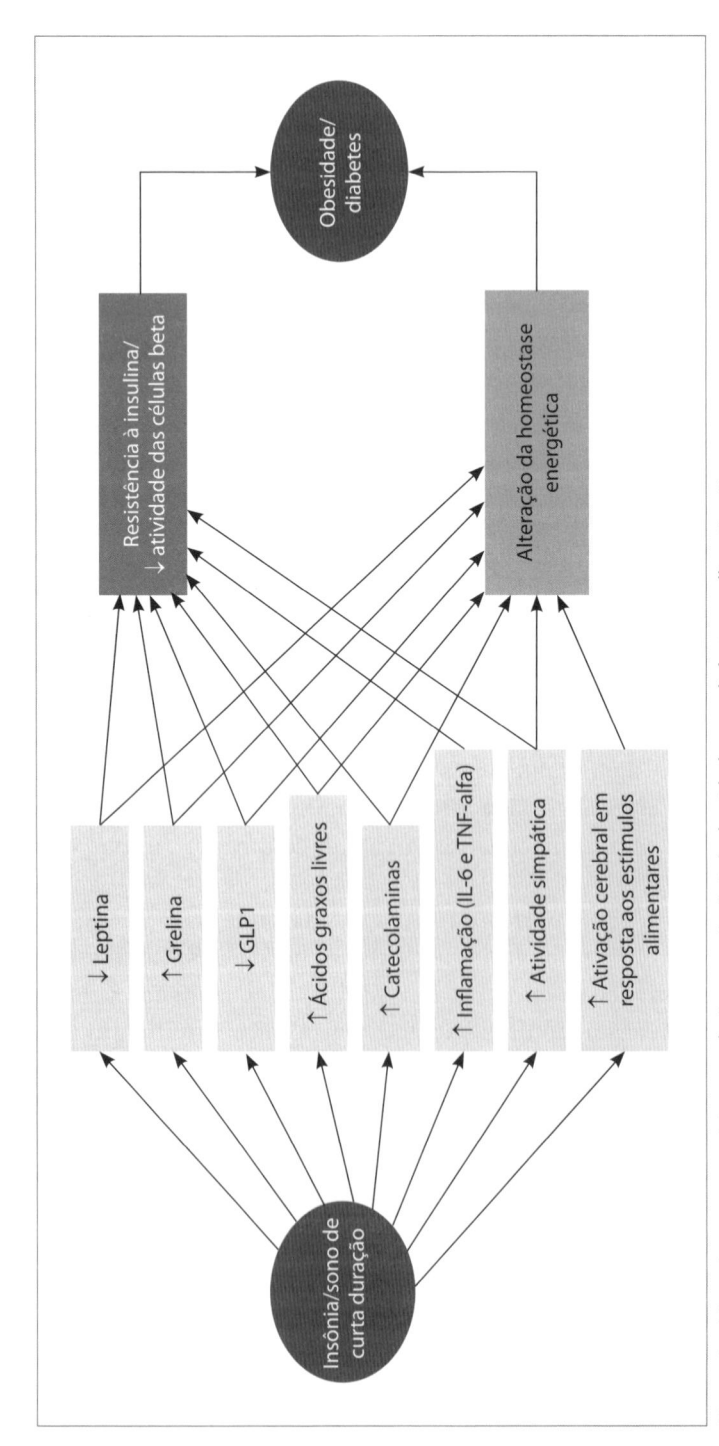

Figura 1 Mecanismos potenciais que relacionam a insônia à obesidade e ao diabetes *mellitus* tipo 2.

GLP1: *glucagon-like peptide-1*; IL-6: interleucina 6; TNF-alfa: fator de necrose tumoral alfa.

Fonte: adaptada de Antza et al.[3]

INSÔNIA E DIETA

Inúmeros estudos apontam que um padrão alimentar saudável, caracterizado por alta ingestão de frutas, vegetais, grãos integrais, oleaginosas, produtos lácteos com moderado teor de gorduras saudáveis, e limitado em alimentos ultraprocessados e açúcar refinado, está associado a menor prevalência de insônia. Entre as dietas consideradas favoráveis ao sono de qualidade, pode-se citar a mediterrânea, a DASH (*dietary approaches to stop hypertension*), as com baixo índice glicêmico, a *plant-based*, entre outras dietas de alta qualidade. Por outro lado, dietas consideradas não saudáveis, com alto consumo de ultraprocessados, açúcar refinado e gordura saturada, associaram-se ao aumento nos sintomas de insônia.[2]

Pesquisadores sugerem inúmeras variáveis que podem explicar essa associação entre a dieta não saudável e a insônia (Figura 2). A dieta, quando não segue padrões considerados saudáveis, pode afetar a produção e a regulação de neurotransmissores e hormônios envolvidos no ciclo sono-vigília, como melatonina, serotonina, dopamina e cortisol.

Outro mecanismo que pode explicar a relação do alimento com a insônia é a capacidade daquela dieta de aumentar ou reduzir a inflamação subclínica, ou seja, alterar as concentrações de citocinas pró-inflamatórias na circulação sanguínea, já que as elevações nos níveis de inflamação podem levar a neuroinflamação, e estudos apontam para relação bidirecional entre inflamação e piora da qualidade do sono. Quanto ao nível antioxidante das dietas, é importante, já que foi demonstrado que indivíduos com distúrbios de sono e insônia são mais propensos a comprometimento da defesa antioxidante e aumento do dano oxidativo.[2]

Os padrões alimentares à base de plantas são ricos em polifenóis e vitaminas antioxidantes, que demonstraram exercer efeitos neuroprotetores, regulando danos da resposta oxidativa e inflamatória, ao mesmo tempo que gorduras saudáveis, incluindo ácidos graxos monoinsaturados e ácidos graxos poli-insaturados (ômega 3), exercem propriedades neuroprotetoras e anti-inflamatórias. Por outro lado, embutidos, entre outros produtos processados, parecem estar associados à produção de biomarcadores inflamatórios.

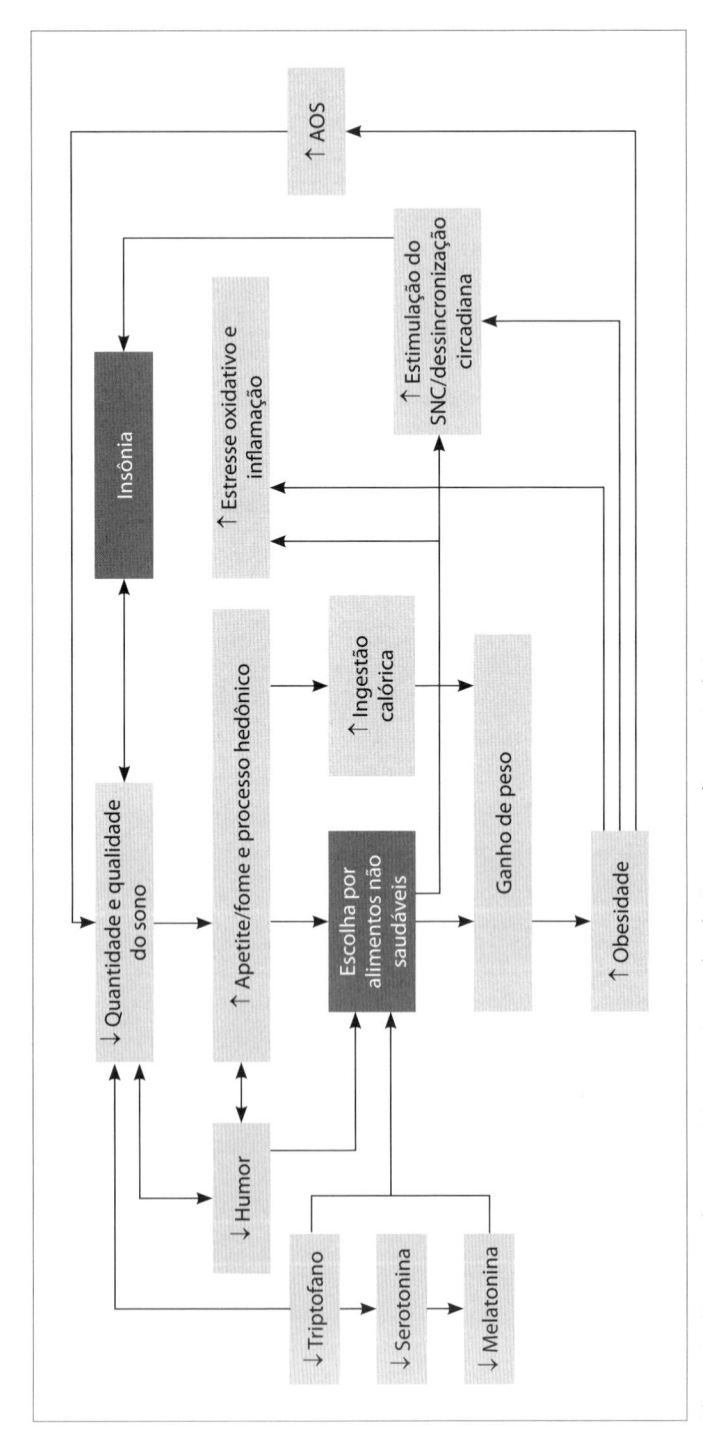

Figura 2　Esquema de potenciais mecanismos da relação entre a dieta e a insônia.

AOS: apneia obstrutiva do sono; SNC: sistema nervoso central.

Fonte: adaptada de Arab et al.[2]

DIETAS ESPECÍFICAS NO TRATAMENTO DA INSÔNIA

Dieta mediterrânea

Rica em legumes, frutas, vegetais, cereais integrais, oleaginosas, peixes e azeite extravirgem, moderada em laticínios e pobre em doces, ovos e carnes (exceto peixes), a dieta mediterrânea é considerada uma das mais saudáveis, sendo muito estudada como parte do tratamento de inúmeras patologias, incluindo a insônia. O consumo da dieta mediterrânea tem sido associado à qualidade de sono em diferentes populações, de adolescentes a adultos mais velhos. Foi associada à melhora em parâmetros como dificuldade para iniciar o sono, dificuldade para manter o sono e despertar matinal em adultos, mostrando-se eficaz na melhora de quadros de insônia.[2,5]

Dieta DASH

A *dietary approach to stop hypertension* (DASH) é semelhante à dieta mediterrânea, focando em maiores ingestões de vegetais, frutas, peixes e oleaginosas e menor consumo de carne vermelha, carnes processadas, carboidratos refinados, açúcar e sal. A dieta apresentou correlação negativa com a insônia e parece ser eficaz na melhora da qualidade do sono.[2,6]

Dietas *plant-based*

As dietas *plant-based*, como o nome diz, à base de plantas e vegetais, são caracterizadas pelo consumo de cereais integrais, frutas, vegetais, oleaginosas e grãos, baixo teor de alimentos vegetais processados e considerados não saudáveis como grãos refinados, bebidas açucaradas, doces e sobremesas, e baixa ou nenhuma ingesta de alimentos de origem animal. Esse tipo de alimentação se mostrou positivo para qualidade do sono, auxiliando na prevenção da insônia.[7]

Existem vários mecanismos por meio dos quais uma dieta vegetariana e uma dieta saudável baseada em vegetais podem reduzir o risco de insônia, e um deles é que essas dietas são ricas em frutas, vegetais, oleaginosas, muitas vezes fontes ricas em triptofano e melatonina. Além disso, essas dietas costumam ser aliadas da microbiota intestinal e contêm carboidratos de baixo índice glicêmico.[7]

Dietas de alta qualidade

Assim como as dietas citadas, outras dietas abordadas em estudos como saudáveis ou de alta qualidade também se mostraram positivas na melhora da qualidade do sono. Pode-se incluir como critérios para essas dietas consideradas de alta qualidade aquelas com baixo consumo de açúcar simples, entre outros alimentos de alto índice glicêmico e ultraprocessados, alto consumo de peixes, frutas, vegetais, grãos e cereais integrais.[2,8]

ÍNDICE GLICÊMICO, CARGA GLICÊMICA E INSÔNIA

Pesquisadores vêm observando que dietas com alto índice glicêmico (IG) e carga glicêmica (CG) se associam a maior prevalência de insônia.[9,10] O IG avalia a velocidade com que o carboidrato do alimento é digerido e absorvido pelo organismo; alimentos com alto IG são absorvidos rapidamente, elevando de forma acelerada a glicemia pós-prandial. Exemplos de carboidratos de alto IG incluem açúcar simples, pão francês e batata-inglesa, enquanto a aveia e a batata-doce são considerados carboidratos de baixo IG, ou seja, contêm boa quantidade de fibras, que ajudam a manter os níveis da glicose sanguínea estáveis.

Além do IG, outro índice que ajuda a avaliar os carboidratos é a carga glicêmica. A CG combina dois fatores que incluem o IG juntamente com a quantidade de carboidrato contida em uma porção, e foi criada para minimizar erros causados pela variação na quantidade de carboidratos consumidos. Um exemplo clássico para explicar a CG é a melancia, que, apesar de ter alto IG, por conter quantidade reduzida de carboidratos (baixa carga glicêmica) não produz efeitos alarmantes nas concentrações plasmáticas de glicose e insulina.[9,10]

Grandes estudos observaram que alimentos de alto IG e CG são considerados fatores de risco para insônia, enquanto dietas ricas em fibras, priorizando carboidratos de baixo IG, e evitando o consumo de ultraprocessados, foram consideradas tratamento efetivo e preventivo para insônia.[9,10]

Entre as principais hipóteses que os autores citam como possíveis causadoras da insônia, alimentos com alto IG e CG levam a hiperinsulinemia, que desencadeia a secreção de hormônios como adrenalina, cortisol, glucagon e GH, que podem causar palpitações, tremores, suor frio, ansiedade, irritabilidade e fome. Os alimentos com alto IG e CG também estimulam a resposta inflamatória, aumentando o risco de insônia por elevar citocinas que inibem o sono; além disso, esses mesmos alimentos comprometem a microbiota intestinal, podendo causar disbiose, que está ligada a piora na qualidade do sono.[9,10] Portanto, pode-se sugerir que, para auxiliar no sono de boa qualidade, alimentos com alto IG e CG devem ser evitados; o ideal é dar preferência a carboidratos ricos em fibra e com baixo a médio IG e CG.[9,10]

PROTEÍNAS/AMINOÁCIDOS

Os aminoácidos são monômeros que formam as proteínas. Dos 20 diferentes tipos de aminoácidos que compõem as proteínas, 9 são considerados essenciais para o ser humano, já que são fundamentais para a função do organismo, porém não são produzidos endogenamente, ou seja, precisam ser consumidos pela alimentação.

Muitos estudos apontam que o consumo adequado de proteínas também é importante para a boa qualidade do humor e do sono. O triptofano é um dos aminoácidos essenciais mais estudados no sono por ser o precursor da serotonina e da melatonina. Como esse aminoácido essencial é indispensável para produção endógena de melatonina, a ingestão de alimentos fonte desse componente se faz necessária, entre outros fatores, para produção adequada desse hormônio, que auxilia na indução do sono e na regulação do ciclo circadiano.[10,11]

Os alimentos de origem animal, assim como a aveia, grãos, algumas frutas e oleaginosas, estão entre as principais fontes de triptofano. Além disso, estudos sugerem que a suplementação maior que 1 g de triptofano 45 minutos antes de se deitar auxilia na melhora da qualidade do sono, contudo mais estudos são necessários para comprovar sua eficácia.[10,11]

ÁCIDOS GRAXOS

Os lipídios considerados saudáveis, incluindo ácidos graxos monoinsaturados (p. ex., azeite de oliva) e ácidos graxos poli-insaturados (ômega 3 e ômega 6), por exercerem propriedades neuroprotetoras e anti-inflamatórias, parecem ser aliados da boa qualidade do sono.[2]

As dietas consideradas saudáveis que foram citadas anteriormente neste capítulo podem auxiliar na melhora da insônia também por serem ricas em gorduras saudáveis, já que incluem alimentos como peixes marinhos, azeite de oliva, oleaginosas, abacate e sementes.[2]

FRUTAS E VEGETAIS

Como já mencionado, os estudos apontam que o consumo diário e em quantidade adequada (média de 5 porções ao dia) de frutas e vegetais é um hábito aliado da boa qualidade do sono. Os autores sugerem que os efeitos positivos do consumo de frutas, verduras e legumes na qualidade do sono são decorrentes de inúmeros fatores,[12,13] entre eles:

- São alimentos ricos em serotonina e melatonina.
- Ricos em polifenóis, que melhoram a qualidade do sono por meio de seu conteúdo antioxidante, reduzindo o estresse oxidativo.
- Auxiliam na melhora do metabolismo energético, da composição corporal, diminuem a gordura corporal e a adiposidade abdominal, consequentemente melhorando a qualidade do sono.
- Equilibram a microbiota intestinal e protegem contra a disbiose.
- Melhoram a função mitocondrial.
- Reduzem o IG das dietas.

Ao mesmo tempo que o consumo de frutas e vegetais auxilia na prevenção e tratamento de quadros de insônia, o inverso também se mostrou verdadeiro, ou seja, um sono de boa qualidade se associou a melhores escolhas alimentares.[13]

ALIMENTOS E BEBIDAS QUE PODEM PREJUDICAR O SONO

Certos alimentos, exemplificados a seguir, podem prejudicar a qualidade e a quantidade de sono.

Cafeína

O consumo de bebidas à base de cafeína, como o café, no decorrer da tarde e durante à noite pode piorar a qualidade do sono. Além de produtos à base de cafeína, outros alimentos e bebidas estimulantes, como os energéticos, também são prejudiciais ao sono, dependendo do horário em que são administrados. Estudiosos sugerem que esse tipo de bebida deve ser evitado ao menos 8,8 horas antes de deitar, lembrando que a Food and Drug Administration (FDA) recomenda não mais do que 400 mg de cafeína por dia para a maioria dos adultos considerados saudáveis.[14] Ademais, para indivíduos com insônia crônica, a redução ou eliminação da ingesta de cafeína e de bebidas estimulantes deve ser pensada.[2,15]

Bebidas alcóolicas

Os estudos apontam que o consumo de bebidas alcóolicas pode levar a despertares frequentes e à redução da qualidade do sono em geral. O uso prolongado de álcool pode resultar em problemas crônicos de sono e distúrbios como apneia obstrutiva do sono.

Apesar de culturalmente muitos ressaltarem que o álcool ajuda a adormecer mais facilmente, pesquisadores concluíram que essas bebidas têm impacto negativo no sono, mesmo quando consumidas em quantidades moderadas. Portanto, para combater a insônia, o consumo de bebidas alcóolicas deve ser evitado.[15]

Ultraprocessados

Os alimentos ultraprocessados, apesar de muitas vezes serem palatáveis, de baixo custo e práticos, são produtos que geralmente incluem muitos aditivos, como conservantes, emulsificantes, adoçantes, corantes e sabores artificiais. Esses alimentos e bebidas geralmente têm uma longa vida útil, são nutricionalmente desbalanceados e contêm alto teor de gordura saturada, gordura *trans*, açúcar e sódio. Por conter ingredientes prejudiciais à saúde, esse tipo de produto pode causar doenças como hipertensão, diabetes, obesidade e depressão.

Exemplos de alimentos ultraprocessados incluem alguns tipos de sorvetes, embutidos (presunto, salsichas, mortadela etc.), salgadinhos de pacote, cereais matinais, biscoitos, refrigerantes, a maioria dos iogurtes com sabor de frutas, sopas instantâneas, sucos artificiais, entre outros.

Muitas pesquisas vêm demonstrando que o consumo de ultraprocessados, além de aumentar a chance de adquirir doenças crônicas, pode influenciar no aparecimento ou agravar quadros de insônia. Um estudo epidemiológico revelou associação significante entre a ingestão de ultraprocessados e a insônia crônica, independentemente de covariáveis sociodemográficas, de estilo de vida, da qualidade da dieta e do estado de saúde mental. As descobertas fornecem *insights* para futuras pesquisas longitudinais, bem como programas de intervenção e prevenção focados em nutrição e sono.[2,16]

Além dos alimentos e bebidas citados, alimentos e bebidas de alto IG, o uso de nicotina e o consumo exagerado de alimentos durante à noite (entenda melhor este assunto no Capítulo 6 Crononutrição) também são hábitos que pioram a qualidade do sono e podem levar à insônia.

ALIMENTOS E BEBIDAS ALIADOS DO SONO

Existem alimentos e bebidas que ajudam a relaxar e induzir ao sono. Entre eles, pode-se citar aqueles que são fonte de melatonina, como o leite, o kiwi, a cereja, frutas vermelhas, entre outros alimentos.[12]

Alimentos e bebidas considerados aliados do sono vêm sendo estudados. Esses alimentos ou produtos parecem apresentar propriedades calmantes, combater o estresse, o nervosismo, as palpitações, a dor de cabeça, amenizar alterações de humor como a ansiedade, além de reduzir sintomas de fadiga e dores crônicas. Como todos esses fatores mencionados prejudicam a qualidade do sono e aumentam os índices de insônia, ao conter tais sintomas a tendência é melhorar a qualidade do sono, reduzir a latência do sono, além de aumentar o tempo total de sono.[2,8]

Entre esses alimentos, chás, suplementos ou extratos de princípios bioativos que são aliados do sono, pode-se citar o maracujá e a passiflora (obtida da flor do maracujá), camomila, melissa, valeriana e lavanda. Importante ressaltar que, caso se opte por chás relaxantes antes de se deitar, a ingestão deste ou de qualquer outro líquido deve ser feita ao menos 1 hora antes de dormir, já que a ingestão de líquidos próxima ao horário de deitar-se aumenta a chance de acordar durante a noite para ir ao banheiro, o que leva à fragmentação do sono.

CONSIDERAÇÕES FINAIS

Os estudos publicados até os dias atuais vêm confirmando que certos padrões alimentares e alimentos são promissores na melhora da qualidade do sono, podendo ser considerados terapias coadjuvantes no tratamento da insônia. Além disso, o controle do peso, evitando a obesidade total e abdominal, é um forte aliado do sono saudável.

Dessa forma, o profissional nutricionista deve atuar no tratamento de distúrbios de sono, como a insônia, junto à equipe interdisciplinar em saúde. Da mesma forma, pode-se também concluir que um sono de qualidade e o tratamento da insônia são fatores protetores para obesidade, DM2, entre muitas outras doenças crônicas tratadas por nutricionistas.

A Figura 3 apresenta as principais dicas nutricionais na prevenção e tratamento da insônia.

PRIORIZE	EVITE
Controle de peso.	Obesidade.
Padrões alimentares considerados saudáveis. Exemplos: dieta mediterrânea, DASH, *plant-based*, entre outras de alta qualidade.	Padrões alimentares considerados não saudáveis. Exemplo: dieta americana padrão.
Alimentos de baixo a médio índice glicêmico.	Alimentos de alto índice glicêmico
Dietas ricas em aminoácidos essenciais, principalmente em triptofano.	Dietas pobres em aminoácidos essenciais.
Dietas que priorizam gorduras consideradas saudáveis, incluindo ácidos graxos mono e poli-insaturados	Dietas ricas em gorduras consideradas não saudáveis, incluindo saturadas e trans.
Dietas ricas em frutas, verduras e legumes.	Dietas ricas em ultraprocessados.
Pratos leves à noite.	Alimentos considerados "pesados", calóricos e de difícil digestão à noite.
Chás relaxantes como de passiflora, melissa, camomila e valeriana.	Café, chá verde, mate ou preto, energéticos, entre outras bebidas estimulantes, quando consumidas próximas ao horário de dormir.
Leite, leite fermentado, kiwi, cereja, entre outros alimentos.	Bebidas alcoólicas.

Figura 3   Para o tratamento da insônia, o que evitar e o que preferir.
Fonte: elaborada pela autora.

REFERÊNCIAS

1. Mai E, Buysse DJ. Insomnia: prevalence, impact, pathogenesis, differential diagnosis, and evaluation. Sleep Med Clin. 2008;3(2):167-74.
2. Arab A, Karimi E, Garaulet M, Scheer FAJL. Dietary patterns and insomnia symptoms: a systematic review and meta-analysis. Sleep Med Rev. 2024;75:101936.
3. Antza C, Kostopoulos G, Mostafa S, Nirantharakumar K, Tahrani A. The links between sleep duration, obesity and type 2 diabetes mellitus. J Endocrinol. 2021;252(2):125-41.
4. Naufel MF, Frange C, Andersen ML, Girão MJBC, Tufik S, Beraldi Ribeiro E, et al. Association between obesity and sleep disorders in postmenopausal women. Menopause. 2018;25(2):139-44.

5. Godos J, Ferri R, Caraci F, Cosentino FII, Castellano S, Galvano F, et al. Adherence to the Mediterranean diet is associated with better sleep quality in Italian adults. Nutrients. 2019;11(5):976.

6. Rostami H, Khayyatzadeh SS, Tavakoli H, Bagherniya M, Mirmousavi SJ, Farahmand SK, et al. The relationship between adherence to a dietary approach to stop hypertension (DASH) dietary pattern and insomnia. BMC Psychiatry. 2019 Jul 30;19(1):234.

7. Gan ZH, Chiu THT, Lin CL, Lin MN, Kuo PH. Plant-based dietary patterns and risk of insomnia: a prospective study. Eur J Clin Nutr. 2024;78(3):228-35.

8. Potts KS, Wallace ME, Gustat J, Ley SH, Qi L, Bazzano LA. Diet quality and sleep characteristics in midlife: the Bogalusa heart study. Nutrients. 2023;15(9):2078.

9. Gangwisch JE, Hale L, St-Onge MP, Choi L, LeBlanc ES, Malaspina D, et al. High glycemic index and glycemic load diets as risk factors for insomnia: analyses from the Women's Health Initiative. Am J Clin Nutr. 2020;111(2):429-39.

10. St-Onge MP, Mikic A, Pietrolungo CE. Effects of diet on sleep quality. Adv Nutr. 2016;7(5):938-49.

11. Sutanto CN, Loh WW, Kim JE. The impact of tryptophan supplementation on sleep quality: a systematic review, meta-analysis, and meta-regression. Nutr Rev. 2022;80(2):306-16.

12. Pereira N, Naufel MF, Ribeiro EB, Tufik S, Hachul H. Influence of dietary sources of melatonin on sleep quality: a review. J Food Sci. 2020;85(1):5-13.

13. Noorwali E, Hardie L, Cade J. Bridging the reciprocal gap between sleep and fruit and vegetable consumption: a review of the evidence, potential mechanisms, implications, and directions for future work. Nutrients. 2019;11(6):1382.

14. Gardiner C, Weakley J, Burke LM, Roach GD, Sargent C, Maniar N, et al. The effect of caffeine on subsequent sleep: a systematic review and meta-analysis. Sleep Med Rev. 2023 Jun;69:101764.

15. Claydon EA, Kahwash JM, Lilly CL, Alamir Y, Zullig KJ. Subjective sleep quality, caffeine, and dieting behaviors among university-attending young adults. Nat Sci Sleep. 2023 Sep 22;15:737-47.

16. Duquenne P, Capperella J, Fezeu LK, Srour B, Benasi G, Hercberg S, eet al. The association between ultra-processed food consumption and chronic insomnia in the NutriNet-Santé study. J Acad Nutr Diet. 2024;124(9):1109-1117.e2.

Capítulo 10

Abordagem nutricional na apneia obstrutiva do sono

Emilly Santos Oliveira
Fabiana Martins Kattah
Jocélia Paula Rocha Cavalcante
Flávia Campos Corgosinho

INTRODUÇÃO

A apneia obstrutiva do sono (AOS) é um distúrbio respiratório caracterizado por interrupções repetidas da respiração durante o sono causadas por obstrução parcial ou total das vias aéreas superiores, que promovem fragmentação do sono, hipoxemia e hipercapnia.[1] Estima-se que 54% da população mundial tenha AOS, no entanto vale ressaltar que essa é uma condição sub-diagnosticada. Tal condição está intimamente relacionada ao excesso de peso. A literatura aponta que cerca de 60 a 90% das pessoas com AOS são portadoras de excesso de peso ou obesidade.[2] Adicionalmente, a AOS é um fator preditor para obesidade, hipertensão, doenças cardiovasculares, resistência à insulina e diabetes tipo 2.[3]

Dentre os principais sintomas da AOS, destacam-se: ronco alto, sonolência excessiva diurna, dificuldade de concentração e sono não revitalizante, culminando em prejuízos no aspecto social e na qualidade de vida. Considerando a estreita ligação da AOS com o excesso de peso, a abordagem nutricional em pacientes portadores da doença se torna fundamental.[3] De fato, estratégias nutricionais que busquem auxiliar no tratamento da AOS e minimizar os sintomas têm-se tornado um tópico atual no âmbito da nutrição.

Este capítulo tem como objetivo trazer uma abordagem atualizada das principais estratégias nutricionais no tratamento da AOS.

BINÔMIO OBESIDADE-APNEIA

A AOS apresenta fisiopatologia multifatorial, podendo ter como causa fatores anatômicos e não anatômicos (endótipos).[3] A obesidade é um dos principais fatores que causam obstrução das vias aéreas superiores; o acúmulo de gordura nos tecidos moles, na língua e nas paredes laterais da faringe causa estreitamento das vias respiratórias.[4] O estreitamento ocasiona períodos de dessaturação de oxiemoglobina e despertares noturnos frequentes, resultando em hipoxemia, hipercapnia, fragmentação do sono, piora da qualidade do sono, fadiga e sonolência excessiva diurna.[3]

A AOS e a obesidade são doenças associadas que se manifestam com altas concentrações de citocinas pró-inflamatórias.[3,5] A relação entre obesidade e distúrbios de sono vem sendo estudada amplamente. Sabe-se que a qualidade e a duração do sono influenciam diretamente no peso corporal, e por outro lado o excesso de peso prejudica o sono dos indivíduos.[6] A fragmentação do sono, causada pela AOS, tem por consequência um sono de má qualidade, que leva a alterações na secreção de diversos hormônios responsáveis pela homeostase energética, ingestão alimentar, aumento da sonolência diurna e fadiga, que contribuem para a redução do nível de atividade física do indivíduo e o aumento da fome hedônica.[3,5,7]

Por fim, pode-se observar que a relação entre a AOS e a obesidade é complexa e multifatorial, envolvendo tanto mecanismos fisiológicos quanto comportamentais. O sono de baixa qualidade e a inflamação crônica resultante da AOS afetam diretamente a regulação do apetite e o metabolismo, favorecendo o ganho de peso. Tais fatores, associados ao aumento do consumo de alimentos hiperpalatáveis, de alta densidade energética, e ao comportamento alimentar desregulado, criam um ciclo vicioso que contribui tanto para o desenvolvimento e a progressão da obesidade como para a piora do quadro da AOS. Um resumo das vias que relacionam a AOS com a obesidade é apresentado na Figura 1.

ESTRATÉGIAS NUTRICIONAIS NA APNEIA OBSTRUTIVA DO SONO

Tratamento multidisciplinar

O tratamento multidisciplinar consiste na associação de diferentes profissões, podendo incluir médico, nutricionista, psicólogo, fisioterapeuta, profis-

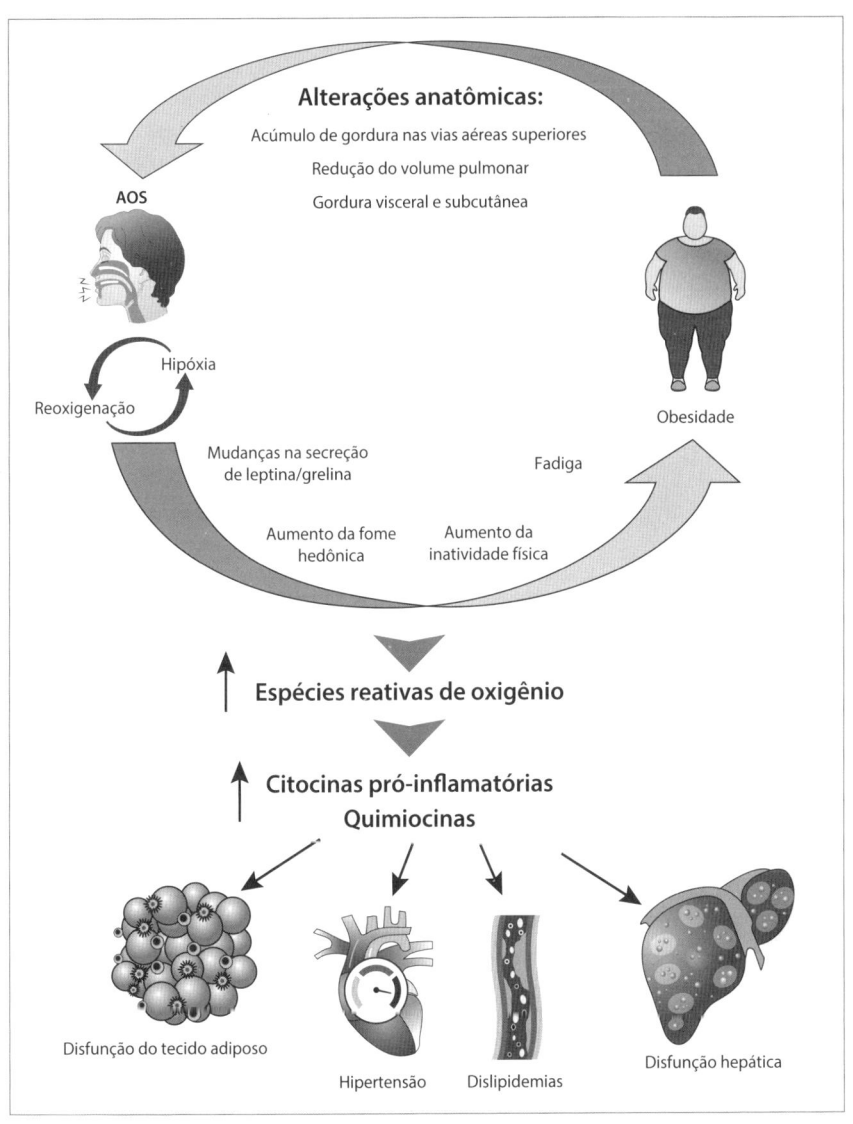

Figura 1   Ciclo vicioso entre a obesidade e a apneia obstrutiva do sono. A obesidade provoca acúmulo de gordura visceral subcutânea e nas vias aéreas superiores, resultando no colapso destas e na redução do volume pulmonar e da oxigenação. A interrupção frequente da respiração causa fragmentação do sono, levando a piora da qualidade do sono, impactando hormônios da fome e saciedade (grelina e leptina) e aumentando a sonolência diurna e a fadiga, que favorecem a inatividade física. Todos esses fatores em conjunto intensificam o ganho de peso. A combinação de apneia e obesidade coexiste em um estado inflamatório crônico, desencadeando doenças metabólicas e cardiovasculares e criando um ciclo vicioso.

Fonte: elaborada pelos autores.

sional de educação física e enfermeiro. Essa tem sido uma estratégia aplicada em diversas desordens metabólicas, trazendo efeitos mais significativos do que o tratamento uniprofissional.

Conforme abordado no tópico anterior, sabe-se da relação entre obesidade e AOS, e uma importante estratégia para controlar e reduzir a gravidade da AOS é a perda de peso sustentável, que muitas vezes só é mantida com modificações do estilo de vida motivadas por uma equipe multidisciplinar. Já é evidenciado que uma redução de 5 a 10% do peso corporal promove melhoras nos sintomas e na gravidade da AOS.[8]

Para crianças e adolescentes, uma restrição dietética variando entre 1.400 e 1.600 kcal/dia associada a 10 horas de exercícios por semana parece ser uma estratégia multiprofissional interessante; 90% dos estudos de uma revisão sistemática reportaram redução da prevalência de AOS com a intervenção multiprofissional.[9]

De modo geral, estudos com adultos e adolescentes demonstraram efeitos positivos da terapia multidisciplinar no controle do peso, na redução dos eventos respiratórios e na qualidade do sono. Um estudo voltado para o emagrecimento para portadores de apneia, o *Interdisciplinary weight loss and lifestyle intervention for OSA (Interapnea)*, avaliou benefícios na AOS após 8 semanas de tratamento. Esse estudo contava com sessões semanais de 60 minutos lideradas por nutricionista, profissional de educação física e psicólogo, abordando mudança de comportamento nutricional, exercício aeróbico moderado, redução/cessação de tabagismo, evitar álcool e realizar o processo de higiene do sono.[10]

Em relação ao tempo de tratamento, tanto estudos de curta (8 semanas) como de longa duração (12 meses) demonstraram benefícios do tratamento multiprofissional na melhora do índice de apneia-hipopneia (IAH), eficiência do sono e qualidade do sono.[11,12] Em conjunto, os estudos de intervenção multidisciplinar reforçam a importância do tratamento multiprofissional no tratamento da apneia.

Entre as terapias multidisciplinares, a abordagem nutricional mais encontrada foi a educação nutricional focada na melhora da qualidade alimentar e em dietas hipocalóricas. Alguns estudos utilizaram o modelo de dietas de muito baixa caloria (menos de 1.000 kcal/dia). Esses estudos mostraram que a intervenção com essa abordagem nutricional foi capaz de diminuir o IAH, o que significa redução do número médio de apneias e hipopneias por hora de sono.[8] Ao associar dieta de muito baixa caloria (600 calorias), exercícios físicos (30 minutos de caminhada rápida/dia) e tratamento medicamentoso (sibutramina), foi observada redução do IAH.[13] Apesar de uma dieta muito restrita em energia apresentar bons resultados no quadro de apneia, não são estratégias recomendadas devido à dificuldade de adesão, manutenção a longo prazo e perda de massa muscular.

Visando à melhoria na perda de peso na intervenção dietética, estudos apresentaram vantagens com intervenções dietéticas de baixa energia e alta em proteína, sugerindo que esse tipo de intervenção aumenta a saciedade, diminui a perda de massa livre de gordura e melhora o gasto energético.[14,15] Ademais, o consumo proteico ajustado na dieta pode contribuir com a melhora da qualidade do sono, a duração do sono, o estado de vigília e a redução da prevalência da insônia em indivíduos não portadores de AOS. Entretanto, ressalta-se que a qualidade da proteína é de extrema relevância, sendo recomendado o uso de proteínas de origem animal magras (peixe e frango), laticínios com baixo teor de gordura e proteínas de origem vegetal.[16]

Padrões alimentares na apneia

Os padrões alimentares ocidental, mediterrâneo, vegetariano e restritivo, por exemplo, *plant-based,* são intensamente investigados quanto a seu impacto nas doenças metabólicas. Tendo em vista que indivíduos com sono inadequado são mais propensos a adotar padrões alimentares irregulares e de baixa qualidade, também é observada essa relação com a apneia. Em uma amostra representativa mexicana (5.076 adultos), indivíduos com padrão alimentar industrializado (caracterizado por bebidas alcoólicas e açucaradas, café ou chá, produtos de panificação, *fast foods*, doces e pães) apresentaram maior probabilidade de alto risco de AOS.[16]

Sabe-se que o alto consumo de carne vermelha e de carnes processadas pode aumentar o risco de várias desordens metabólicas, incluindo AOS.[17] AOS de moderada a grave foi associada a menor consumo de grãos e alto consumo de carne vermelha e processada.[18] Já foi observada correlação entre carne vermelha e o IAH, mas não entre consumo de carne branca e peixes com esse índice.[17] Uma das explicações do impacto da carne vermelha está no fato de que seu aquecimento leva à liberação de aminas heterocíclicas que aumentam o estresse oxidativo, contribuindo para a AOS.[17] Ademais, uma dieta padrão ocidental, que tem prevalência de carne vermelha, açúcar, bebidas adoçadas e grãos refinados, está positivamente associada com o IAH, possivelmente por também contribuírem com o excesso de peso.[19]

Em contrapartida, após intervenções dietéticas com estilo de vida baseados no padrão alimentar mediterrâneo, foram observadas melhorias na gravidade da AOS, no perfil cardiometabólico e em marcadores de estresse oxidativo.[19] A dieta mediterrânea enfatiza o consumo de cereais não refinados, vegetais, frutas e óleos saudáveis, sendo o azeite a principal fonte de gordura.[17,20] Esse padrão alimentar tem propriedades anti-inflamatórias e antioxidantes que provavelmente podem melhorar a função neuromuscular das vias aéreas superiores.[12] Assim, uma melhor adesão a esse tipo de dieta está associada a riscos menores de alterações na duração e na qualidade do sono, bem como menor risco de excesso de peso.[20]

Por fim, a dieta integral à base de plantas, *whole food plant based diet,* foi capaz de reduzir a sonolência diurna em pacientes com AOS.[21] Esse tipo de estratégia enfatiza a alimentação integral com frutas, grãos e legumes, evitando alimentos processados, carnes e laticínios. Assim, com base nos estudos disponíveis, observa-se que pacientes com AOS podem se beneficiar de dietas com redução de proteínas e gorduras de origem animal e carboidratos refinados, e aumento de alimentos *in natura* e fibras, bem como de gorduras mono e poli-insaturadas. A Figura 2 ilustra esses padrões alimentares.

O TRE, do inglês *time restricted eating,* refere-se à alimentação com restrição de tempo, um tipo de jejum intermitente no qual a ingestão diária dos alimentos é restrita a um período de 4 a 12 horas, que deve ser realizada até as 18 horas. Diversos estudos têm demonstrado a eficácia dessa terapia no controle de peso e saúde cardiometabólica,[22] além de sua influência na qualidade de sono, independentemente da perda de peso.[23]

Intervenções baseadas na janela alimentar visam regularizar e sincronizar o indivíduo com o ritmo circadiano, uma vez que a interrupção crônica do ritmo circadiano está associada ao risco de desenvolver obesidade e doenças cardiometabólicas. Restringir a janela de ingestão alimentar, além de regularizar os ritmos circadianos, melhora o metabolismo ao prolongar o jejum diário, levando a melhora da composição corporal, aumento da sensibilidade à insulina e controle mais eficaz dos níveis de glicose no sangue, o que pode, por sua vez, diminuir o risco de desenvolvimento de condições metabólicas associadas à obesidade. A associação entre TRE e AOS se dá pela capacidade da terapia de atenuar as comorbidades associadas à doença, o que impacta diretamente na qualidade do sono dos indivíduos. Relações diretas da TRE com a AOS ainda estão sendo investigadas e mais estudos são necessários para identificar os mecanismos de associação.[24]

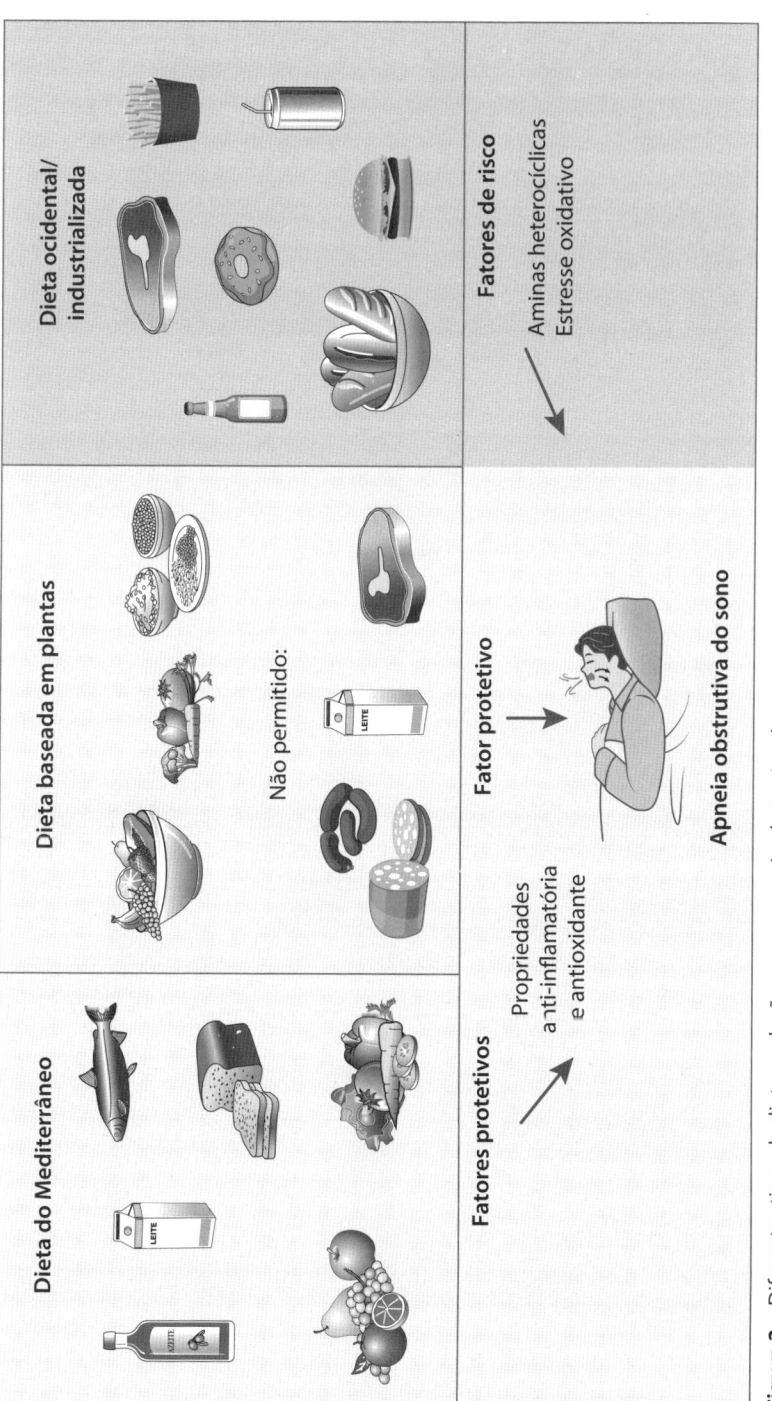

Figura 2 Diferentes tipos de dieta e relações com a apneia obstrutiva do sono.

Fonte: elaborada pelas autoras.

RECOMENDAÇÕES NUTRICIONAIS PARA APNEIA OBSTRUTIVA DO SONO

Não existe, até o presente momento, uma diretriz nutricional específica para pacientes com AOS. O que se demonstra no Quadro 1 é uma sugestão de recomendações baseadas nos estudos que abordam tanto o efeito da dieta na prevenção quanto no tratamento da AOS.

Quadro 1   Principais recomendações nutricionais para o manejo da apneia obstrutiva do sono

Recomendação	Justificativa	Efeito da recomendação no sono e na AOS
Reduzir o consumo de carnes vermelhas	Reduzir a liberação de aminas heterocíclicas e consequentemente o estresse oxidativo.	Reduz as chances de apresentar AOS e menor gravidade da doença com base nas pontuações do IAH.
Reduzir o consumo de alimentos processados e ultraprocessados	Reduzir o aporte de agentes pró-inflamatórios, melhorar a sensibilidade insulínica, promover a perda de peso.	Reduz as chances de apresentar AOS e menor gravidade da doença.
Promover uma janela alimentar que respeite o ciclo claro-escuro, evitando o consumo de alimentos 2 horas antes de dormir	Melhorar a digestão, o padrão metabólico e favorecer o controle de peso corporal.	Melhora a qualidade do sono, independente da perda de peso.
Aumentar o consumo de cereais não refinados, vegetais, frutas e óleos saudáveis, sendo o azeite a principal fonte de gordura	Aumentar o aporte de agentes anti-inflamatórios e antioxidantes, que, além de combaterem o estresse oxidativo, podem melhorar a função neuromuscular das vias aéreas superiores e promover a perda de peso.	Reduz o risco de alterações na duração e na qualidade do sono.
Dieta hipocalórica e hiperproteica (proteínas magras)	Melhorar o aporte de aminoácidos que favoreçam a liberação de serotonina e melatonina. Promover maior perda de peso em função da maior saciedade e auxiliar na manutenção da massa magra.	Melhora na qualidade do sono e nos índices de AOS.

AOS: apneia obstrutiva do sono; IAH: índice de apneia-hipopneia.

CONSIDERAÇÕES FINAIS

A abordagem nutricional no manejo da apneia obstrutiva do sono ainda é limitada aos ensaios clínicos. As revisões sistemáticas são voltadas para a terapia multidisciplinar, que parece ser o melhor protocolo para o tratamento da apneia em conjunto com o uso do aparelho CPAP (*continuous positive airway pressure*). De modo geral, as abordagens nutricionais vão ao encontro das recomendações para perda de peso, dando destaque na melhora da qualidade da dieta, com maior consumo de frutas, verduras, hortaliças e redução no consumo de carne vermelha, gordura saturada e alimentos processados e ultraprocessados.

REFERÊNCIAS

1. Chang JL, Goldberg AN, Alt JA, Mohammed A, Ashbrook L, Auckley D, et al. International consensus statement on obstructive sleep apnea. Int Forum Allergy Rhinol. 2023;13(7):1061-82.
2. Dantas ABA, Gonçalves FM, Martins AA, Alves GÂ, Stechman-Neto J, Corrêa CC, et al. Worldwide prevalence and associated risk factors of obstructive sleep apnea: a meta-analysis and meta-regression. Sleep and Breathing. 2023;27(6):2083-109.
3. Bonsignore MR. Obesity and obstructive sleep apnea. Handb Exp Pharmacol. 2022:274:181-201.
4. Drager LF, Togeiro SM, Polotsky VY, Lorenzi-Filho G. Obstructive sleep apnea: a cardiometabolic risk in obesity and the metabolic syndrome. J Am Coll Cardiol. 2013;62(7):569-76.
5. Perrini S, Cignarelli A, Quaranta VN, Falcone VA, Kounaki S, Porro S, et al. Correction of intermittent hypoxia reduces inflammation in obese subjects with obstructive sleep apnea. Journal of Clinical Investigation Insight. 2017;2(17):e94379.
6. Castellucci B, Barrea L, Laudisio D, Aprano S, Pugliese G, Savastano S, et al. Improving sleep disturbances in obesity by nutritional strategies: review of current evidence and practical guide. Int J Food Sci Nutr. 2021;72(5):579-91.
7. Crispim CA, Rinaldi AEM, Azeredo CM, Skene DJ, Moreno CRC. Is time of eating associated with BMI and obesity? A population-based study. Eur J Nutr. 2024;63(2):527-37.
8. Rokou A, Eleftheriou A, Tsigalou C, Apessos I, Nena E, Dalamaga M, et al. Effect of the implementation of a structured diet management plan on the severity of obstructive sleep apnea: a systematic review. Curr Nutr Rep. 2023;12(1):26-38.
9. Roche J, Isacco L, Masurier J, Pereira B, Mougin F, Chaput JP, et al. Are obstructive sleep apnea and sleep improved in response to multidisciplinary weight loss interventions in youth with obesity? A systematic review and meta-analysis. International Journal of Obesity. 2020;44:753-70.
10. Carneiro-Barrera A, Amaro Gahete FJ, Guillén-Riquelme A, Jurado-Fasoli L, Sáez-Roca G, Martín-Carrasco C, et al. Effect of an interdisciplinary weight loss and lifestyle intervention on obstructive sleep apnea severity: the Interapnea randomized clinical trial. JAMA Netw Open. 2022;5(4):e228212.
11. Carneiro-Barrera A, Díaz-Román A, Guillén-Riquelme A, Buela-Casal G. Weight loss and lifestyle interventions for obstructive sleep apnoea in adults: systematic review and meta-analysis. Obesity Reviews. 2019;20(5):750-62.
12. Georgoulis M, Yiannakouris N, Kechribari I, Lamprou K, Perraki E, Vagiakis E, et al. The effectiveness of a weight-loss mediterranean diet/lifestyle intervention in the management of obstructive sleep apnea: results of the "Mimosa" randomized clinical trial. Clinical Nutrition. 2021;40(3):850-9.
13. Sutherland K, Lee RWW, Phillips CL, Dungan G, Yee BJ, Magnussen JS, et al. Effect of weight loss on upper airway size and facial fat in men with obstructive sleep apnoea. Thorax. 2011;66(9):797-803.

14. Javaheri FSH, Ostadrahimi AR, Nematy M, Arabi SM, Amini M. The effects of low calorie, high protein diet on body composition, duration and sleep quality on obese adults: a randomized clinical trial. Health Sci Rep. 2023;6(11):1-8.

15. Melo CM, Quaresma MVLS, del Re MP, Ribeiro SML, Antunes HKM, Togeiro SM, et al. One--month of a low-energy diet, with no additional effect of high-protein, reduces obstructive sleep apnea severity and improve metabolic parameters in obese males. Clin Nutr Espen. 2021;42:82-8.

16. Gaona-Pineda EB, Martinez-Tapia B, Rodríguez-Ramírez S, Guerrero-Zúñiga S, Perez-Padilla R, Shamah-Levy T. Dietary patterns and sleep disorders in Mexican adults from a National Health and Nutrition Survey. J Nutr Sci. 2021;10:1-10.

17. Dayal S, Huynh N, DelRosso LM. Is consuming red meat associated with obstructive sleep apnea? a systematic review. Sleep Med Rev. 2024;78:101998. Disponível em: https://linkinghub. elsevier.com/retrieve/pii/S1087079224001023. Acesso em: 25 set. 2024.

18. Reid M, Maras JE, Shea S, Wood AC, Castro-Diehl C, Johnson DA, et al. Association between diet quality and sleep apnea in the Multi-ethnic study of atherosclerosis. Sleep. 2019;42(1):1-9.

19. Kechribari I, Kontogianni MD, Fragopoulou E, Tenta R, Georgoulis M, Lamprou K, et al. Adherence to a "Western-type" dietary pattern is positively associated with the apnea-hypopnea index in adults with obstructive sleep apnea. Nutrition Research. 2023;117:56-65.

20. Kechribari I, Kontogianni MD, Georgoulis M, Lamprou K, Critselis E, Vagiakis E, et al. Association of adherence to the mediterranean diet and physical activity habits with the presence of insomnia in patients with obstructive sleep apnea. Sleep and Breathing. 2022;26(1):89-97.

21. Patel K, Lawson M, Cheung J. Whole-food plant-based diet reduces daytime sleepiness in patients with OSA. Sleep Med. 2023;107:327-9.

22. Cienfuegos S, Gabel K, Kalam F, Ezpeleta M, Pavlou V, Lin S, et al. The effect of 4-h versus 6-h time restricted feeding on sleep quality, duration, insomnia severity and obstructive sleep apnea in adults with obesity. Nutr Health. 2022;28(1):5-11.

23. Pattnaik H, Mir M, Boike S, Kashyap R, Khan SA, Surani S. Nutritional elements in sleep. Cureus. 2022;14(12):e32803.

24. Manoogian ENC, Chow LS, Taub PR, Laferrère B, Panda S. Time-restricted eating for the prevention and management of metabolic diseases. Endocr Rev. 2022;43(2):405-36.

Capítulo 11

Abordagem nutricional na narcolepsia

Giselle de Martin Truzzi
Fernando Morgadinho Santos Coelho

INTRODUÇÃO

A sonolência excessiva diurna (SED) ou hipersonia consiste na dificuldade em se manter acordado e alerta, com maior tendência a adormecer durante o dia, de forma e em horários inapropriados.[1] A SED é um sintoma que está diretamente relacionado a uma interpretação subjetiva. Pacientes com SED compõem um grupo bem heterogêneo de síndromes e distúrbios com epidemiologia complexa. Diversos fatores podem estar associados, como idade, sexo, índice de massa corporal (IMC), turno de trabalho, ronco, apneia obstrutiva, e entre grupos de comorbidades específicas, porém a prevalência na população geral é em torno de 4 a 20,6%.[2-4] Pacientes com SED apresentam maior morbidade e mortalidade, com prejuízos econômicos e sociais, seja no âmbito profissional, familiar e escolar.

Algumas escalas clínicas auxiliam nessa avaliação subjetiva do sintoma. A Escala de Sonolência de Epworth (ESE) é uma boa alternativa para quantificar a sonolência de pacientes com SED.[5] A ESE é um questionário com 8 questões que mostram situações rotineiras em que o paciente deve graduar sua probabilidade de adormecer, considerando os seus sintomas no último mês. Cada questão é pontuada de 0 a 3. A pontuação global varia de 0 a 24. Quanto maior o escore, maior a sonolência diurna. Definimos que o paciente tem sonolência excessiva diurna quando a pontuação na escala é maior que 10 (Quadro 1).

A Escala de Sonolência de Stanford também é uma escala para avaliação da SED, avaliando o estado de alerta do paciente naquele momento e sua propensão a dormir naquela situação momentânea em que é aplicada. A pontuação

Quadro 1 Escala de Sonolência de Epworth*

Qual a probabilidade de você cochilar ou adormecer nas situações abaixo – e não apenas sentir-se cansado?
Este questionário refere-se ao seu modo de vida habitual nos últimos tempos. Mesmo que não tenha passado por alguma dessas situações ultimamente, tente imaginar como elas o afetariam. Use a escala que se segue para escolher o número mais apropriado para cada situação:

0 – nenhuma probabilidade de pegar no sono;
1 – pequena probabilidade de pegar no sono;
2 – probabilidade média de pegar no sono;
3 – grande probabilidade de pegar no sono.

( ) Sentado lendo um livro;
( ) Sentado vendo televisão;
( ) Sentado inativo em lugar público (por exemplo, sala de espera, cinema ou reunião);
( ) Como passageiro num carro durante uma hora sem paragem;
( ) Deitado descansando à tarde quando as circunstâncias permitem;
( ) Sentado conversando com alguém;
( ) Sentado calmamente após um almoço sem ter bebido álcool;
( ) Ao volante parado no trânsito durante alguns minutos.

* Versão traduzida e validada para o Brasil.

varia de 1 a 7, e pontuações maiores ou iguais a 4 mostram sonolência importante naquele momento[6] (Quadro 2).

Quadro 2 Escala de Sonolência de Stanford

Grau de sonolência	Nível
Sente-se ativo, alerta, bem-disposto.	1
Pode se concentrar, mas não está no nível máximo de alerta.	2
Relaxado, acordado e responsivo, mas não está completamente alerta.	3
Sonolento, mas acordado.	4
Sonolento, quase dormindo, sem interesse em permanecer acordado, pensamento lento.	5
Prefere estar deitado, luta contra o sono.	6
Encontra-se perdendo a luta contra o sono, na iminência de dormir.	7

Exames complementares para quantificação objetiva da sonolência diurna são exames neurofisiológicos: o Teste de Múltiplas Latências do Sono (TMLS) e o Teste de Manutenção da Vigília (TMV).[1]

O TMLS é indicado para investigação dos pacientes com SED e especialmente importante para o diagnóstico de narcolepsia, e é iniciado 2 horas após o término da polissonografia noturna em um ambiente calmo, escuro e silencioso. O paciente é orientado a tentar cochilar. O TMLS analisa canais de eletroencefalograma (EEG), canais de eletro-oculograma (EOG) e de eletromiografia (EMG) da região mentoniana, com 5 cochilos realizados durante o dia, um cochilo a cada 2 horas com registro médio de 20 minutos por cochilo. Faz-se a média da latência do sono desses cinco registros. Considera-se sugestivo de SED se a média das latências para início do sono for menor do que 10 minutos.[7]

O TMV é um exame que não se usa no diagnóstico de SED, porém pode ser útil no acompanhamento clínico de pacientes na documentação legal de sonolência excessiva diurna para fins trabalhistas ou condução veicular. O paciente é monitorizado com EEG, EOG e EMG de mento e posicionado sentado na poltrona, iluminado com luz indireta, também em ambiente silencioso. Nesse caso, recebe orientação de não dormir. Avalia-se também a latência para o início de sono, dentro de 4 oportunidades de 40 minutos, calculando-se a média da latência do sono.[8]

NARCOLEPSIA

A narcolepsia é uma doença neurológica crônica que se caracteriza por SED, fragmentação do sono noturno e outros fenômenos do sono REM (cataplexia, paralisia do sono, alucinações hipnagógicas e hipnopômpicas), e com uma média de evolução dos sintomas até o diagnóstico de 10 anos. Estima-se que a prevalência da narcolepsia seja ao redor de 0,03 a 0,16% da população geral e sem diferença no predomínio da doença entre sexos.[9]

Evidenciam-se dois picos de ocorrência da narcolepsia, na segunda década de vida, com pico de incidência próximo aos 14 anos. A cataplexia pode aparecer simultaneamente à SED ou com um atraso de 1 até 30 anos.

Atualmente é dividida em dois tipos: narcolepsia tipo 1 e narcolepsia tipo 2. A narcolepsia tipo 1 é aquela em que há evidência de cataplexia e/ou de deficiência de hipocretina-1 (também conhecida como orexina-A) no líquido cefalorraquiano; já na narcolepsia tipo 2 não há evidência de cataplexia nem de déficit hipocretinérgico.

FISIOPATOLOGIA

As evidências estão direcionas à narcolepsia tipo 1, com a principal hipótese indicando uma origem autoimune relacionada à destruição de células produtoras de hipocretina (hipocretina 1 e 2). Há perda das células hipocretinérgicas em pacientes com narcolepsia e cataplexia evidenciada após necrópsia. A alteração de receptores de linfócitos T, a alteração de linfócitos CD40L e a presença de anticorpos anti-Tribbles homolg 2 (TRIB2) em pacientes com narcolepsia direcionam para a teoria imunológica.[9]

A hipocretina, ou orexina é um neuropeptídeo produzido por neurônios no hipotálamo lateral, com projeções para diversas regiões encefálicas, como lócus cerúleos, amígdala, núcleos da rafe e núcleo colinérgico mesopontino. A hipocretina está relacionada com a manutenção do ciclo sono-vigília, homeostase de energia e fluidos, alimentação, regulação das emoções, responsividade ao estresse e sistemas de recompensa.

As projeções dos neurônios hipocretinérgicos são marcadas pela expressão dos receptores de hipocretina (HCRT1R e HCRT2R). A hipocretina-1 possui alta afinidade para HCRT1R, enquanto a hipocretina-2 (ou orexina-B) possui afinidade igual para ambos os receptores.

O alelo HLA-DQB1*0602 constitui uma ferramenta diagnóstica que corrobora a hipótese imunológica, havendo associação de narcolepsia com esse marcador genético em pacientes caucasianos com cataplexia.

COMORBIDADES

Os pacientes com narcolepsia apresentam, além da sonolência excessiva diurna, maior fragmentação do sono, e podem ainda ter cataplexia, alucinações hipnagógicas, hipnopômpicas e paralisia do sono.[1]

Além dessas alterações, que são parte do quadro clínico da narcolepsia, as pessoas acometidas têm maior predisposição a outros distúrbios do sono, como parassonias do sono NREM, parassonias do sono REM (como o distúrbio comportamental do sono REM e aumento do número de pesadelos), insônia, privação de sono, síndrome das pernas inquietas e apneia obstrutiva do sono (AOS). Essas alterações agravam ainda mais os sintomas já relacionados à doença de base e aumentam comorbidades.[10]

A investigação cuidadosa desses distúrbios do sono, bem como o posterior tratamento adequado, são importantes como parte da melhora da saúde e qualidade de vida dos portadores de narcolepsia.

O sono fragmentado e os despertares são queixas prevalentes com ptose, diplopia e visão escurecida. Pode haver comportamentos automáticos sem a plena consciência de sonolência. A síndrome das pernas inquietas e os movimentos periódicos dos membros são mais vistos em pacientes com narcolepsia. Há descrição de alterações na regulação da homeostase energética determinando obesidade, outras comorbidades médicas (dislipidemia, doenças do sistema digestivo, doenças cardíacas, doenças do trato respiratório e hipertensão), distúrbios psiquiátricos (transtorno do humor e distúrbio de ansiedade), enxaqueca, disfunção olfatória, fadiga e dor crônica.[1]

A obesidade com consequente aumento do risco cardiovascular em pacientes com narcolepsia pode ser explicada, em parte, por uma deficiência na beta-oxidação mitocondrial. Esses pacientes evoluem com ganho ponderal progressivo.

DIAGNÓSTICO

O diagnóstico de narcolepsia tipo 1, segundo os critérios da Academia Americana de Medicina do Sono (AASM) e a Classificação Internacional dos Distúrbios do Sono (ICSD3) de 2014, sempre deve ser confirmado com exames complementares, devendo ser solicitada polissonografia noturna para exclusão de outros distúrbios do sono não tratados, com a realização no dia seguinte de TMLS.[1] Os critérios diagnósticos de narcolepsia tipo 1 são descritos a seguir:

- O paciente apresenta episódios de necessidade irresistível de sono ou ataques de sono ocorrendo por um período mínimo de 3 meses.
- A presença de um ou ambos dos seguintes:
  1. Cataplexia e média de latência menor que 8 minutos e 2 ou mais sono REM precoces (SOREMP) no TMLS. Um episódio de SOREMP (latência do sono REM menor do que 15 minutos) na polissonografia noturna na noite precedente pode substituir um dos SOREMP do TMLS.
  2. Concentração de hipocretina-1 no líquido cefalorraquiano, medida por imunorreatividade, menor que 110 pg/mL ou um terço dos valores médios obtido em indivíduos normais com o mesmo teste padronizado.

No diagnóstico de narcolepsia tipo 2, mantêm-se os critérios de sonolência excessiva há pelo menos 3 meses, associado ao diagnóstico neurofisiológico do TMLS, porém, deve haver ausência de cataplexia ou de hipocretina-1 reduzida no líquido cefalorraquiano.[1]

A polissonografia (PSG) pode ainda demonstrar um aumento na quantidade do estágio N1 do sono NREM e a presença de frequentes despertares (perturbação do padrão do sono normal).

A PSG deve ser realizada na noite imediatamente anterior ao TMLS, descartando outros distúrbios do sono e caracterizando pelo menos 6 horas de sono antes do TMLS. O alelo HLA DQB1*0602, assim como o alelo HLA DR2, estão presentes em cerca de 10 a 35% da população geral e são mais prevalentes em pacientes caucasianos com narcolepsia tipo 1.[1]

TRATAMENTO

O tratamento dos pacientes com narcolepsia é dividido em tratamento não farmacológico e farmacológico.

No tratamento não farmacológico destaca-se a importância no controle da higiene do sono desses pacientes e o apoio psicológico por instituições especializadas que podem modificar o prognóstico social e pessoal desses pacientes.

O tratamento farmacológico deve focar nos sintomas, com controle da SED, da fragmentação noturna do sono e dos sintomas associados ao sono REM (cataplexia, paralisia do sono e alucinações associadas ao sono).

O tratamento da SED é realizado com o uso de estimulantes como o metilfenidato, a armodafinila e a modafinila.[11] O uso *off-label* da lisdexanfetamina também tem demonstrado bons resultados, em pacientes refratários ao uso de metilfenidato e modafinila.

O oxibato de sódio também é o fármaco com maior eficácia para o controle da cataplexia. Apesar de sua grande eficácia, é uma medicação não autorizada pelos órgãos sanitários brasileiros e por isso não está disponível no Brasil. O tratamento da cataplexia é feito, sobretudo, com o uso de antidepressivos. Recentemente autores demonstraram que o uso da L-carnitina na dose de 510 mg por dia pode ter ação na redução da sonolência de alguns pacientes com narcolepsia.

NARCOLEPSIA E OBESIDADE

Nos indivíduos com narcolepsia existe maior tendência ao ganho de peso e à obesidade. Em pessoas com baixos níveis de hipocretina-1 no líquido cefalorraquiano, o IMC é mais elevado do que o observado na população geral.

Assim como visto nos adultos, nas crianças e adolescentes com narcolepsia a obesidade é observada com maior frequência que na população geral.[12]

A doença também é associada a maior circunferência abdominal, a níveis mais altos de insulina plasmática e ao diabetes *mellitus*. São observados também maiores índices de dislipidemia e hipertensão arterial sistêmica nas pessoas acometidas. Nos pacientes com narcolepsia que não apresentam níveis alterados de hipocretina-1 no líquido cefalorraquiano, não é observada média de IMC diferente da população geral, mostrando que o ganho de peso está possivelmente ligado a disfunções mais acentuadas no sistema hipocretinérgico.[12]

Em pesquisas experimentais, observou-se que ratos com deficiência de hipocretina-1 apresentaram aumento de peso. Interessantemente, os animais reduziram o consumo alimentar após o procedimento que causou a diminuição do neuropeptídeo. Notou-se, nesses animais, após o procedimento, diminuição da atividade motora, o que poderia ter levado ao ganho de peso.[13] Dessa forma, infere-se que a redução do metabolismo basal e da atividade física observada causaria um balanço energético positivo, apesar da redução alimentar.[14]

Alguns estudos também apontam, em humanos, maior compulsão alimentar em indivíduos com narcolepsia e maior frequência de transtornos alimentares. Sabe-se que a hipocretina também é capaz de modular comportamentos de busca por recompensa e dependência. Dessa forma, é possível inferir que um distúrbio nesse neuropeptídeo poderia ter relação com as alterações alimentares nas pessoas.

Outro estudo feito em humanos mostra maior busca por alimentos hipercalóricos mesmo após a saciedade. Nessa pesquisa, observou-se que indivíduos com narcolepsia consumiram mais calorias e maior quantidade de um mesmo tipo de alimento do que o grupo controle e apresentaram menor saciedade, no que diz respeito às escolhas alimentares e à ingestão de *snacks*.[15]

NARCOLEPSIA, TRATAMENTOS E CUIDADOS ALIMENTARES

Como o paciente com narcolepsia tem maior tendência ao ganho de peso e ao desenvolvimento de doenças sistêmicas que podem ser acentuadas pela obesidade, ele deve ser encorajado a fazer mudanças de hábitos alimentares, exercícios físicos regulares e ter uma boa higiene do sono.[10]

As alterações relacionadas à narcolepsia já começam a ser observadas no final da infância ou início da adolescência, idade em que a maioria dos pacientes desenvolve os primeiros sintomas da doença que persistem durante toda a sua vida. Os cuidados com as pessoas acometidas devem envolver a conscientização de familiares, companheiros, cuidadores, professores e equipe de trabalho em relação às características da doença e o estilo de vida adequado a ser seguido por esses indivíduos.[16]

A pessoa com narcolepsia deve ser orientada sobre a maior tendência para a compulsão alimentar e diminuição da saciedade após a alimentação. É beneficiada por uma dieta com horários regulares estabelecidos, controle do consumo de gorduras e carboidratos, bem como a diminuição da ingesta de produtos processados. Também deve ser evitada a ingesta de alimentos no período pouco antes do horário de dormir, diminuindo assim possíveis alterações do sono. Caso seja necessária, a alimentação próxima ao horário do sono deve ser leve. A busca por alimentos durante a noite, muitas vezes causada pela compulsão alimentar, deve ser evitada nesses pacientes.

O indivíduo com narcolepsia tende a fazer menos exercícios físicos, e a sonolência excessiva diurna, além da própria disfunção do sistema hipocretinérgico, pode influenciar nessa característica. Além disso, a cataplexia pode ser um fator limitante para a prática dos exercícios. Dessa forma, a melhoria do sono e dos sintomas da narcolepsia do indivíduo associada à programação de hábitos regulares de atividades físicas pode beneficiá-lo.

Em relação à higiene do sono, o paciente deve ser orientado a ter horários regulares de sono e evitar a privação de sono. O indivíduo com narcolepsia também pode se beneficiar de cochilos programados durante o dia, de curta duração, principalmente no período da tarde, melhorando a sonolência excessiva durante o dia e consequentemente o rendimento. Em alguns casos, nos quais as mudanças comportamentais não são suficientes para o controle dos distúrbios do sono, pode-se adotar tratamentos farmacológicos.[16]

Medicamentos com ação dopaminérgica, como o metilfenidato ou a modafinila, podem diminuir os sintomas de sonolência excessiva diurna e melhorar o desempenho dos indivíduos com narcolepsia. Os antidepressivos (inibidores da recaptação de serotonina, inibidores da recaptação de serotonina/noradrenalina e tricíclicos) também podem ser utilizados para a melhoria do sono, apresentam efeitos anticatapléticos e podem auxiliar no controle do sintoma na narcolepsia.[10] Considerando que a SED e a cataplexia podem ser impeditivos de melhor qualidade de vida e adoção de hábitos mais saudáveis, essas medicações podem auxiliar no controle dos sintomas da narcolepsia.

O oxibato de sódio, medicação com efeito nos receptores Gaba, pode trazer um efeito de melhora do sono noturno e da fragmentação do sono e diminuição da sonolência diurna. Nos países em que o uso está regulamentado, observa-se que a medicação pode levar também à diminuição do peso e do apetite, contribuindo para o controle da obesidade.[10]

O tratamento de distúrbios do sono, como a AOS, é importante para o controle da sonolência diurna. Dessa forma, no paciente com narcolepsia e AOS, por exemplo, o tratamento do distúrbio respiratório com aparelhos intraorais ou pressão positiva contínua na via aérea (CPAP), por exemplo, traz benefícios e melhora a *performance* diurna desse indivíduo. Outras alterações, como síndrome das pernas inquietas e parassonias, devem ser adequadamente tratadas, evitando assim maiores prejuízos ao sono desses indivíduos.

É importante estar atento também ao desenvolvimento de doenças sistêmicas como o diabetes *mellitus* e a hipertensão arterial sistêmica; caso a pessoa seja acometida, medidas farmacológicas e de dieta específica para cada uma das doenças devem ser adotadas, para a promoção de saúde ao indivíduo.

NARCOLEPSIA E MICROBIOTA

A microbiota intestinal abriga cerca de 100 trilhões de bactérias, fungos e outros eucariotos microbianos, bem como vírus, com o genoma total estimado contendo aproximadamente 3 milhões de genes, cem vezes mais do que o genoma humano.[17] A composição do microbioma intestinal tem o potencial de influenciar a patogênese de muitos distúrbios, incluindo doenças como esclerose múltipla e espectro da neuromielite óptica, além de doença de Parkinson, doença de Alzheimer e doença de Huntington. Um crescente corpo de evidências demonstra as interações complexas entre a microbiota intestinal e o sistema nervoso central. Há evidências de alterações na estrutura da comunidade microbiana intestinal em NT1. No entanto, estudos multiômicos maiores e longitudinais são necessários para replicar e elucidar a relação entre a microbiota intestinal, a desregulação da imunidade e NT1.[17]

CONSIDERAÇÕES FINAIS

Pacientes diagnosticados com narcolepsia, além de apresentarem sintomas relacionados ao sono, como sonolência excessiva diurna, fragmentação do sono noturno e outros fenômenos do sono REM, apresentam ganho de peso expressivo e aumento da incidência de obesidade, principalmente entre aqueles com narcolepsia tipo 1.

Apesar de ser considerada um neuropeptídeo orexígeno, a hipocretina (ou orexina) parece apresentar fatores de proteção ao desencadeamento da obesidade, já que sua deficiência, que é característica da narcolepsia tipo 1, influencia no balanço energético, metabolismo basal, ingestão alimentar, compulsões alimentares, entre outras variáveis, levando ao aumento da incidência de obesidade, entre outras doenças metabólicas. Por esse motivo, o nutricionista deve fazer parte da equipe interdisciplinar que trata pacientes com narcolepsia, sempre focando controle de peso, educação alimentar e nutricional, higiene do sono e as muitas comorbidades associadas a esse distúrbio de sono.

REFERÊNCIAS

1. International Classification of Sleep Disorders – Third edition (ICSD-3). American Academy of Sleep Medicine; 2014.
2. Berger M, Hirotsu C, Haba-Rubio J, Betta M, Bernardi G, Siclari F, et al. Risk factors of excessive daytime sleepiness in a prospective population-based cohort. J Sleep Res. 2020:e13069.
3. Jaussent I, Morin CM, Ivers H, Dauvilliers Y. Natural history of excessive daytime sleepiness: a population-based 5-year longitudinal study. Sleep. 2020;43(3).
4. Ng WL, Shaw JE, Peeters A. The relationship between excessive daytime sleepiness, disability, and mortality, and implications for life expectancy. Sleep Med. 2018;43:83-9.
5. Bertolazi AN, Fagondes SC, Hoff LS, Pedro VD, Menna Barreto SS, Johns MW. Portuguese--language version of the Epworth sleepiness scale: validation for use in Brazil. J Bras Pneumol. 2009;35(9):877-83.
6. MacLean AW, Fekken GC, Saskin P, Knowles JB. Psychometric evaluation of the Stanford Sleepiness Scale. J Sleep Res. 1992;1(1):35-9.
7. Arand DL, Bonnet MH. The multiple sleep latency test. Handb Clin Neurol. 2019;160:393-403.
8. Littner MR, Kushida C, Wise M, Davila DG, Morgenthaler T, Lee-Chiong T, et al. Practice parameters for clinical use of the multiple sleep latency test and the maintenance of wakefulness test. Sleep. 2005;28(1):113-21.
9. Ouyang H, Han F, Zheng Q, Zhang J. Chinese version of narcolepsy severity scale: a validation study. BMC Neurol. 2019;19(1):334.
10. Kornum BR, Knudsen S, Ollila HM, Pizza F, Jennum PJ, Dauvilliers Y, et al. Narcolepsy. Nat Rev Dis Primers. 2017;3:16100.

11. Lammers GJ. Drugs used in narcolepsy and other hypersomnias. Sleep Med Clin. 2018;13(2):183-9.
12. Truzzi GM, Naufel MF, Tufik S, Coelho FM. Narcolepsy: the impact of aging, hypocretin deficiency, and years of formal education in olfactory function and abdominal obesity. Arq Neuropsiquiatr. 2021;79(9):808-15.
13. Hara J, Beuckmann CT, Nambu T, Willie JT, Chemelli RM, Sinton CM, et al. Genetic ablation of orexin neurons in mice results in narcolepsy, hypophagia, and obesity. Neuron. 2001;30(2).
14. Haynes AC, Jackson B, Chapman H, Tadayyon M, Johns A, Porter RA, et al. A selective orexin-1 receptor antagonist reduces food consumption in male and female rats. Regul Pept. 2000;96(1-2):45-51.
15. van Holst RJ, van der Cruijsen L, van Mierlo P, Lammers GJ, Cools R, Overeem S, et al. Aberrant Food choices after satiation in human orexin-deficient narcolepsy type 1. Sleep. 2016;39(11):1951-9.
16. Bassetti CLA, Kallweit U, Vignatelli L, Plazzi G, Lecendreux M, Baldin E, et al. European guideline and expert statements on the management of narcolepsy in adults and children. J Sleep Res. 2021;30(6):e13387.
17. Lecomte A, Barateau L, Pereira P, Paulin L, Auvinen P, Scheperjans F, et al. Gut microbiota composition is associated with narcolepsy type 1. Neurol Neuroimmunol Neuroinflamm. 2020;7(6).

Capítulo 12

Abordagem nutricional na síndrome das pernas inquietas

Giselle de Martin Truzzi
Fernando Morgadinho Santos Coelho

INTRODUÇÃO

A síndrome das pernas inquietas (SPI) ou doença de Willis-Ekbon (DWE) é uma doença neurológica caracterizada por percepções desagradáveis que são suavizadas com o movimento, agravadas no período noturno e pelo repouso, além de outras, e sem nenhuma outra origem identificada.[1]

Os critérios diagnósticos dependem das características clínicas. A polissonografia pode auxiliar em alguns casos, assim como outros exames complementares, especialmente na avaliação de diagnósticos diferenciais.[2]

O tratamento compreende medidas não farmacológicas como higiene do sono, atividade física e fisioterapia. Nos casos nos quais há prejuízos para a vida do indivíduo em quaisquer esferas – sociais, de saúde ou psicológicas –, pode-se prescrever medicações ou reposição de ferro ou vitaminas (quando indicados), com respostas satisfatórias no controle dos sintomas na maioria dos casos.[2,3]

A prevalência da SPI varia entre 5 e 10%. As taxas de prevalência pediátrica chegam a 4% em alguns países.[2] É mais frequente no sexo feminino e tem aumento da prevalência com a idade. Possíveis justificativas para a maior prevalência em mulheres incluem:

- Aumento da percepção sensitiva das mulheres.
- Diferença hormonal.
- Redução das reservas de ferro nas mulheres.
- Gravidez, elevando a prevalência nas mulheres em geral.[3]

A SPI apresenta fortes associações com ansiedade, transtornos do humor e redução nos índices de qualidade de vida, especialmente nas pessoas de idades mais avançadas.[4]

DIAGNÓSTICO E QUADRO CLÍNICO

O diagnóstico de SPI é clínico, e todos os itens apresentados no Quadro 1 devem estar presentes.[2]

Quadro 1 Critérios diagnósticos de síndrome das pernas inquietas

A. Necessidade de mover as pernas quase sempre, acompanhada por sensações desconfortáveis, mais comumente nas pernas, que:
1. Piora no repouso.
2. Melhora com o movimento.
3. Piora no final do dia ou no início da noite.
B. Os sintomas causam preocupação, angústia, piora na qualidade do sono ou afetam as esferas mental, física, social, ocupacional, educacional, comportamental ou outras áreas importantes.
C. Os sintomas não podem ser explicados por outra condição médica ou comportamental.

A SPI, segundo os critérios da Classificação Internacional dos Distúrbios do Sono de 2014, é um dos diagnósticos agrupados no capítulo "Distúrbios do movimento relacionados ao sono".[2]

Os pacientes procuram atendimento médico queixando-se de insônia ou sonolência excessiva diurna e não relatam os sintomas de SPI espontaneamente. Entre 60 e 90% dos pacientes apresentam piora na qualidade do sono e queixas como dificuldade de iniciar e manter o sono.[2,3] Até 57% dos indivíduos descrevem algumas sensações nos membros superiores.[5]

Os termos utilizados pelo paciente para descrever essas sensações são variados e dependem de cada região do Brasil. Os sintomas geralmente abrangem as duas pernas, mas podem alternar entre as pernas e raramente são unilaterais.[6] A presença de história familiar de SPI pode ajudar no diagnóstico.[2] A polissonografia (PSG) não é necessária para o diagnóstico e não deve ser solicitada de rotina, no entanto ela também pode auxiliar na avaliação desses pacientes.[6]

Fatores agravantes são a deficiência de ferro, medicamentos, gravidez, insuficiência renal crônica e imobilidade prolongada. Alguns medicamentos que pioram quadros de pacientes com SPI são anti-histamínicos, sedativos, alguns antagonistas do receptor da dopamina ativos centralmente, como os neurolépticos e os antidepressivos. A avaliação laboratorial deve contemplar: hemograma completo, perfil completo do ferro, exames bioquímicos, função renal, função tireoidiana, além de dosagem de vitaminas B12 e folato.[6,7]

Em gestantes com queixas de SPI, deve-se avaliar o passado de sintomas em gestação, além da hemoglobina ≤ 11 g / dL.[6]

Em pacientes renais crônicos, a prevalência de SPI é 2 a 5 vezes maior do que na população em geral, com pior qualidade de sono e de vida e risco aumentado de mortalidade.[7]

A apneia obstrutiva do sono (AOS) piora os sintomas de SPI, com aumento da fragmentação do sono e dos despertares.[2]

As crianças com SPI podem externar o desconforto nos membros dizendo que suas pernas "precisam se movimentar", ou relatar presença de bichos, tremores, sensações esquisitas nas pernas.[2,5,6,8] A presença da SPI em um parente de primeiro grau ajuda no diagnóstico da SPI infantil. Aproximadamente 70% das crianças com SPI demonstram movimentos periódicos dos membros durante o sono (MPMS) ≥ 5/hora. A SPI pediátrica é associada ao transtorno de déficit de atenção e hiperatividade (TDAH), e nos adultos são encontradas taxas mais altas de ansiedade e sintomas depressivos.[8,9]

Avaliação objetiva

O questionário de gravidade de SPI deve ser usado rotineiramente no seguimento de pacientes com SPI[10] (Quadro 2).

Movimentos periódicos dos membros durante o sono

Os MPMS são movimentos dos membros durante o sono não REM sem a percepção do paciente. Os movimentos são a dorsiflexão dos pododáctilos e dos tornozelos associados ou não à flexão do quadril e joelho. Pode haver dificuldade em consolidar o sono e fragmentação por despertares. O diagnóstico é confirmado pela polissonografia, e o índice de MPMS é usado para determinar a gravidade.[2,4]

Características eletrofisiológicas para MPMS:

- Frequência: mínimo de 4 movimentos com duração entre 0,5 e 10 segundos por movimento.

Quadro 2 Escala de Graduação para Síndrome das Pernas Inquietas*

Instruções: a não ser que você receba outra orientação, ao responder a cada questão, leve em consideração os sintomas da síndrome das pernas inquietas que você apresentou principalmente nas duas últimas semanas.

1. Em geral, como você considera o desconforto da síndrome das pernas inquietas nas suas pernas ou braços?
   (4) Muito intenso
   (3) Intenso
   (2) Moderado
   (1) Leve
   (0) Nenhum
2. Em geral, como você considera a necessidade de se mexer ou andar por causa dos seus sintomas da síndrome das pernas inquietas?
   (4) Muito grande
   (3) Grande
   (2) Moderada
   (1) Pequena
   (0) Nenhuma
3. Em geral, quanto de alívio no desconforto das pernas ou braços você consegue ao andar?
   (4) Nenhum alívio
   (3) Pouco alívio
   (2) Alívio moderado
   (1) Alívio total ou quase total
   (0) Sem sintomas de síndrome das pernas inquietas, portanto a questão não se aplica
4. Em geral, qual a intensidade do seu distúrbio de sono por causa dos sintomas da síndrome das pernas inquietas?
   (4) Muito intenso
   (3) Intenso
   (2) Moderado
   (1) Leve
   (0) Nenhum
5. Qual a intensidade do seu cansaço ou sonolência por causa dos sintomas da síndrome das pernas inquietas?
   (4) Muito intenso(a)
   (3) Intenso(a)
   (2) Moderado(a)
   (1) Leve
   (0) Nenhum(a)
6. Em geral, qual a gravidade da sua síndrome das pernas inquietas como um todo?
   (4) Muito grave
   (3) Grave
   (2) Moderada
   (1) Leve
   (0) Nenhuma
7. Com que frequência você tem sintomas da síndrome das pernas inquietas?
   (4) De 6 a 7 dias por semana
   (3) De 4 a 5 dias por semana
   (2) De 2 a 3 dias por semana
   (1) 1 dia ou menos por semana
   (0) Nunca

(continua)

Quadro 2 Escala de Graduação para Síndrome das Pernas Inquietas* (*continuação*)

8. Quando você tem sintomas da síndrome das pernas inquietas, qual a duração dos sintomas num dia corriqueiro?
   (4) Duram 8 horas ou mais nas 24 horas do dia
   (3) Duram 3 a 8 horas nas 24 horas do dia
   (2) Duram 1 a 3 horas nas 24 horas do dia
   (1) Duram 1 hora ou menos nas 24 horas do dia
   (0) Nenhuma duração
9. No geral, qual a intensidade do impacto dos seus sintomas da síndrome das pernas inquietas na sua capacidade de realizar suas atividades diárias, por exemplo, atividades familiares, no seu lar, na sociedade, na escola ou na vida profissional?
   (4) Muito grande
   (3) Grande
   (2) Moderada
   (1) Pequena
   (0) Nenhuma
10. Qual a intensidade do seu distúrbio de humor por causa dos sintomas da síndrome das pernas inquietas, por exemplo, raiva, depressão, tristeza, ansiedade, irritação?
    (4) Muito grande
    (3) Grande
    (2) Moderada
    (1) Pequena
    (0) Nenhuma

Pontuação	Gravidade
0 a 10	Leve
11 a 20	Moderada
21 a 30	Grave
31 a 40	Muito grave

* Grupo de Estudo Internacional da Síndrome das Pernas Inquietas.

- Intervalo: início do primeiro movimento ao início do segundo.
- Mínimo 4 segundos.
- Máximo 90 segundos.

O índice de MPMS é usado para determinar a gravidade em adultos:

- 0 a 15: normal.
- 15 a 50: leve/moderado.
- Acima de 50: grave.

O tratamento medicamentoso do MPMS ainda é controverso, exceto quando associado à SPI.[2,4,11]

Teste da imobilidade

O Teste da Imobilidade pode fornecer um teste padronizado para quantificar os sintomas de SPI[12] (Quadro 3).

Quadro 3 Teste da Imobilidade

---
1. No horário no qual o paciente apresenta mais sintomas, geralmente à tarde ou na primeira hora da noite, ele deve permanecer na cama a 45 graus.
2. Os membros inferiores devem estar repousando na cama e os olhos abertos. É permitido mover os membros inferiores sem restrição para aliviar os sintomas. A duração é de uma hora.
3. A atividade da eletromiografia (EMG) é medida da mesma forma que no sono, exceto pela duração máxima de 10 segundos.
4. A cada 5 minutos, o paciente deve relatar se apresenta desconforto.
5. Desconforto nas 12 ocasiões apresenta sensibilidade de 82% e especificidade de 84%.
6. O número de MPMS é medido durante o teste (alta especificidade, mas baixa sensibilidade), valores acima de 50/hora são altamente sugestivos de SPI.

SPI: síndrome das pernas inquietas.

FISIOPATOLOGIA

A SPI é considerada um espectro com dois extremos temporais: uma contribuição de fatores genéticos e de fatores ambientais. A fisiopatologia inclui fatores genéticos, disfunção de neurotransmissores e deficiência de ferro.[13]

Muitos estudos tentaram identificar os genes envolvidos com aumento de suscetibilidade para SPI, mas a associação dos vários genes descritos com a SPI familiar ainda requer mais estudos.[14]

A deficiência de ferro está associada à SPI, sendo o ferro necessário para a produção de dopamina, para a formação da sinapse e a síntese de mielina.[15] Há correlação entre a severidade dos sintomas de SPI e o ferro cerebral.[16]

O receptor D1, da dopamina, parece desempenhar um papel importante, já que sua expressão aumenta com a idade, o que está associado com o aumento na sintomatologia da SPI com o envelhecimento.[13]

PROGNÓSTICO

O sono pode ser afetado de diversas maneiras pela SPI com despertares mais prolongados e fragmentação do sono e insônia.[1]

Um terço dos MPMS está associado a excitações corticais e ativações autonômicas, com aumento da frequência cardíaca e elevações na pressão arterial.

Pacientes com SPI apresentam risco maior de doença arterial coronariana, doença cerebrovascular e mortalidade em comparação com indivíduos controle.[17]

Há um aumento da prevalência de transtornos de humor e ansiedade em indivíduos com SPI, e há correlação entre a gravidade da SPI e depressão/ansiedade.[18]

Um quarto dos indivíduos com SPI têm sintomas de TDAH. Há também evidências de associação aumentada de SPI com narcolepsia, enxaqueca, doença pulmonar obstrutiva crônica, doença de Parkinson, esclerose múltipla, neuropatia periférica, AOS, diabetes *mellitus*, fibromialgia, artrite reumatoide, alimentação noturna, obesidade, doenças da tireoide e doenças cardíacas.[9] Os pacientes com comorbidades e SPI têm uma qualidade de vida pior.[19]

TRATAMENTO

O tratamento da SPI e dos MPMS é o mesmo, mas o tratamento farmacológico somente é indicado nos pacientes com SPI.[2] O tratamento não farmacológico consiste do aumento da atividade física, horários regulares para o sono, correção de fatores precipitantes como medicamentos, café e álcool e reposição de ferro e vitaminas.[5] O tratamento farmacológico somente é indicado quando os sintomas acarretam um prejuízo significativo na qualidade de vida[6] (Quadro 4).

Novos tratamentos podem se tornar realidade, fármacos com foco nas vias glutamatérgicas (perampanel) ou mesmo da adenosina (dipiridamol).[13] Dentre os tratamentos não farmacológicos complementares, pode-se citar os fisioterápicos e a estimulação magnética transcraniana.[20]

Quadro 4   Tratamento farmacológico das síndromes das pernas inquietas

Agonistas dopaminérgicos	Faixa de doses (mg)	Dose inicial < 65 anos (mg)	Dose inicial > 65 anos (mg)
Levodopa	100-200		
Pramipexol	0,125-0,75	0,125	0,125
Rotigotina	1-3	1	1
Anticonvulsivantes			
Gabapentina	900-2.400	300	100
Gabapentina Enacarbil (não disponível no Brasil em 2020)	600- 1.200	600	300

(continua)

Quadro 4 Tratamento farmacológico das síndromes das pernas inquietas (*continuação*)

Agonistas dopaminérgicos	Faixa de doses (mg)	Dose inicial < 65 anos (mg)	Dose inicial > 65 anos (mg)
Pregabalina	150- 450	75	50
Opioides			
Codeína	15-120		
Tramadol	50-150		
Oxicodona	10-40	5-10	5-10
Metadona	5-30	5-10	2,5

Aumentação

Há alta prevalência da piora dos sintomas de SPI após o uso contínuo de levodopa, assim como 76% dos paciente tratados com agentes dopaminérgicos demostraram indícios de piora dos sintomas, com uma taxa de incidência anual de aproximadamente 8%.[2,21] Esse fenômeno é denominado aumentação (Quadro 5).

Quadro 5 Critérios de aumentação

Os principais critérios de aumentação são:
- Início dos sintomas mais cedo (2-4 horas).
- Latência mais curta dos sintomas em repouso.
- Disseminação dos sintomas para outras partes do corpo.
- Maior intensidade dos sintomas.
- Resposta paradoxal ao tratamento.

Sempre que possível, deve-se iniciar o tratamento de pacientes com SPI com a eliminação de fatores que podem exacerbar os sintomas (nível de ferro, antidepressivos, anti-histamínicos, dentre outros).

A reposição de ferro deve ser considerada se os níveis séricos estiverem baixos, e o tratamento pode ser feito com ferro oral ou intravenoso, conforme detalhado a seguir. Esse tratamento pode ser realizado em combinação dos outros tratamentos para SPI.[6,22]

Nos casos mais graves, como pacientes com quase 24 horas de sintomas, um opioide pode ser considerado. Sugere-se a oxicodona de liberação prolongada ou metadona. Na prática clínica, a codeína e o tramadol são utilizados *off-label*.[22] Quando os pacientes são escolhidos adequadamente, a terapia com opioides em baixa dose é eficaz e segura, mesmo quando usada para terapia a longo prazo.[2]

DEFICIÊNCIA DE FERRO E SÍNDROME DAS PERNAS INQUIETAS

A deficiência de ferro no sistema nervoso central, em regiões como na substância negra e no núcleo rubro, tem sido associada a aumento dos sintomas de SPI. Observa-se também, em pacientes com sintomas de SPI, diminuição na concentração de ferritina no líquido cefalorraquiano e aumento da transferrina. Há alteração no transporte de ferro para o sistema nervoso central na SPI, com alterações dos receptores de transferrina, ferritina e dos transportadores DMP1 e ferroportina cerebrais.[23]

Um dos modelos utilizados para explicar a relação dos níveis de ferro com a SPI é que o ferro seria capaz de ativar as vias hipóxicas do SNC. Como o transporte de oxigênio depende de níveis normais de ferro para ser eficaz, a ativação da via hipóxica pode afetar o transporte de ferro através da barreira hematoencefálica. Além disso, o aumento da hipoxemia nos tecidos periféricos também estaria relacionado com o aumento dos sintomas de SPI. A deficiência de ferro, ao ativar as vias de hipóxia, também poderia levar à diminuição da adenosina. Baixos níveis dessa substância, em regiões como o estriado e no córtex, estariam relacionados a aumento da ativação de membros e hiperexcitação, podendo ser um dos fatores que levariam à SPI.[24]

Pacientes com SPI têm maior privação do sono e fragmentação do sono. Em estudo experimental, observou-se fragmentação do sono e movimentos periódicos das pernas em vigília e no sono de ondas lentas. Nesse estudo, tanto o tratamento com pramipexol quanto a melhora da dieta dos animais, com retorno do hematócrito aos níveis normais, melhoraram a qualidade do sono.[25]

ORIENTAÇÕES NUTRICIONAIS E DE TRATAMENTO NA SÍNDROME DAS PERNAS INQUIETAS

A deficiência de ferro na substância negra está relacionada ao aumento dos sintomas das pernas inquietas. Em estudo experimental, a dieta não adequada de ferro levou ao aumento dos sintomas e ao início mais precoce dos sintomas de SPI.[15] A suplementação de ferro é um dos tratamentos de escolha da SPI e ainda é a primeira linha de tratamento na população pediátrica. Nas crianças, a suplementação de ferro melhora significativamente os sintomas relacionados às pernas inquietas.

O estoque de ferro pode ser mensurado pela dosagem da ferritina sérica e pela saturação de transferrina, que detecta precocemente a diminuição dos estoques de ferro. Nos pacientes com SPI, se observada a saturação de transferrina abaixo de 45% e de ferritina abaixo de 75 ng/mL, pode-se fazer a suplementação de ferro via oral por 12 semanas.[23]

Em pacientes com distúrbios gastrointestinais, cirurgia bariátrica ou doenças inflamatórias crônicas, a absorção de ferro via oral pode não ser adequada. Nesses casos, deve-se considerar a suplementação intravenosa. Os níveis de ferritina sérica a partir dos quais a suplementação é indicada em crianças ainda são controversos. Há recomendação de suplementação quando os níveis ficam abaixo de 35 ou mesmo 50 ng/mL. A saturação dos estoques periféricos pode ser atingida quando os níveis de ferritina sérica ficam entre 80 e 100 ng/mL.[26] Alguns efeitos colaterais da suplementação oral na população pediátrica podem ser náuseas, constipação, desconforto gástrico ou manchas dentárias. Caso a suplementação oral seja difícil, a reposição endovenosa pode ser considerada.[26]

A alimentação rica em ferro, como observado em estudos experimentais, poderia trazer benefícios aos indivíduos com SPI. Alimentos como carne bovina, fígado, peixes e aves são fontes de ferro, assim como alguns alimentos de origem vegetal, como leguminosas, espinafre, brócolis, couve, semente de abóbora, entre outros. Ainda, deve-se considerar a ingestão de alimentos que potencializam a absorção do ferro, como a vitamina C e a vitamina A. Deve-se atentar para a ingestão de alimentos ricos em fitatos (encontrados em diversos grãos, arroz e legumes) e polifenóis (encontrado no vinho tinto e em alguns grãos), que podem inibir a absorção do ferro. Além disso, deve-se evitar o consumo de alimentos fonte de cálcio na mesma refeição em que se têm alimentos fonte de ferro, já que o cálcio pode inibir a absorção do ferro, portanto se deve evitar, por exemplo, consumir um pudim de leite (fonte de cálcio) logo após o almoço.[26]

O sedentarismo, a obesidade e o tabagismo também são fatores que podem estar relacionados ao aumento dos sintomas de SPI.[27] A mudança de hábitos de vida, bem como a prática regular de exercícios físicos, poderia levar à melhoria dos sintomas. Contudo, práticas excessivas de exercícios físicos têm sido associadas ao aumento dos sintomas de SPI; dessa forma, práticas moderadas e constantes de exercícios podem trazer benefícios aos pacientes.

As associações entre SPI e doenças crônicas devem ser consideradas, como a associação com o *diabetes mellitus*, distúrbios cardiovasculares ou renais, hipertensão arterial, doenças autoimunes, polineuropatia, distúrbios cognitivos, doença de Parkinson, entre outras.[23] O controle adequado dessas doenças, bem como dietas específicas para o controle e tratamento de patologias como o diabetes, doenças renais e doenças cardiovasculares, podem auxiliar, além do controle da doença de base, no controle da SPI.

Além dos cuidados com hábitos de vida e hábitos alimentares, em casos mais graves da SPI, medicamentos como os descritos previamente podem ser utilizados, melhorando os sintomas e a qualidade de vida dos pacientes acometidos.

CONSIDERAÇÕES FINAIS

A SPI é uma doença prevalente. As medidas não farmacológicas devem ser implantadas. A depleção de ferro ou vitaminas como B12 ou folato deve ser corrigida. O acompanhamento nutricional e dietético desses pacientes deve ser realizado de rotina para melhora nos resultados dos tratamentos e para evitar complicações causadas pelo uso de medicamentos.

REFERÊNCIAS

1. Garcia-Borreguero D, Williams AM. An update on restless legs syndrome (Willis-Ekbom disease): clinical features, pathogenesis and treatment. Curr Opin Neurol. 2014;27(4):493-501.
2. International Classification of Sleep Disorders – third edition (ICSD-3). American Academy of Sleep Medicine; 2014.
3. Japaridze G, Kasradze S, Maisuradze L, Popp R, Wetter T. The restless legs syndrome (review). Georgian Med News. 2018(285):74-81.
4. Figorilli M, Puligheddu M, Ferri R. Restless legs syndrome/Willis-Ekbom disease and periodic limb movements in sleep in the elderly with and without dementia. Sleep Med Clin. 2015;10(3):331-42, xiv-xv.
5. Ruppert E. Restless arms syndrome: prevalence, impact, and management strategies. Neuropsychiatr Dis Treat. 2019;15:1737-50.
6. Frohlich AC, Eckeli AL, Bacelar A, Poyares D, Pachito DV, Stelzer FG, et al. Brazilian consensus on guidelines for diagnosis and treatment for restless legs syndrome. Arq Neuropsiquiatr. 2015;73(3):260-80.
7. Arzhan S, Roumelioti ME, Unruh ML. Itch and ache on dialysis: new approaches to manage uremic pruritus and restless legs. Blood Purif. 2020;49(1-2):222-7.
8. Stubbs PH, Walters AS. Tools for the assessment of pediatric restless legs syndrome. Front Psychiatry. 2020;11:356.
9. Srifuengfung M, Bussaratid S, Ratta-Apha W, Sanguanpanich N, Hosiri T. Restless legs syndrome in children and adolescents with attention-deficit/hyperactivity disorder: prevalence, mimic conditions, risk factors, and association with functional impairment. Sleep Med. 2020;73:117-24.

10. Masuko AH, Carvalho LB, Machado MA, Morais JF, Prado LB, Prado GF. Translation and validation into the Brazilian Portuguese of the restless legs syndrome rating scale of the International Restless Legs Syndrome Study Group. Arq Neuropsiquiatr. 2008;66(4):832-6.

11. Dias A, Gorzelniak L, Rudnik J, Stojanovic D, Horsch A. Detecting periodic limb movements with off-the-shelf accelerometers: a feasibility study. Stud Health Technol Inform. 2013;192:152-6.

12. Tanaka H. [Multiple sleep latency test, maintenance of wakefulness test and suggestive immobilization test]. Nihon Rinsho. 2015;73(6):971-9.

13. Cortes A, Casado-Anguera V, Moreno E, Casado V. The heterotetrameric structure of the adenosine A1-dopamine D1 receptor complex: pharmacological implication for restless legs syndrome. Adv Pharmacol. 2019;84:37-78.

14. Akcimen F, Sarayloo F, Liao C, Ross JP, Oliveira RB, Dion PA, et al. Transcriptome-wide association study for restless legs syndrome identifies new susceptibility genes. Commun Biol. 2020;3(1):373.

15. Allen RP, Earley CJ, Jones BC, Unger EL. Iron-deficiency and dopaminergic treatment effects on RLS-like behaviors of an animal model with the brain iron deficiency pattern of the restless legs syndrome. Sleep Med. 2020;71:141-8.

16. Leung W, Singh I, McWilliams S, Stockler S, Ipsiroglu OS. Iron deficiency and sleep: a scoping review. Sleep medicine Reviews. 2020;51:101274.

17. Cubo E, Gallego-Nieto C, Elizari-Roncal M, Barroso-Perez T, Collazo C, Calvo S, et al. Is restless legs syndrome associated with an increased risk of mortality? A meta-analysis of cohort studies. Tremor Other Hyperkinet Mov (N Y). 2019;9.

18. Kumar A, Gupta R, Gupta R. Prevalence of RLS among subjects with chronic liver disease and its effect on sleep and mood. Sleep Med. 2020;73:144-52.

19. Macher S, Herster C, Holter M, Moritz M, Matzhold EM, Stojakovic T, et al. The effect of parenteral or oral iron supplementation on fatigue, sleep, quality of life and restless legs syndrome in iron-deficient blood donors: a secondary analysis of the IronWoMan RCT. Nutrients. 2020;12(5).

20. Magalhaes SC, Kaelin-Lang A, Sterr A, do Prado GF, Eckeli AL, Conforto AB. Transcranial magnetic stimulation for evaluation of motor cortical excitability in restless legs syndrome/Willis-Ekbom disease. Sleep Med. 2015;16(10):1265-73.

21. Anguelova GV, Vlak MHM, Kurvers AGY, Rijsman RM. Pharmacologic and nonpharmacologic treatment of restless legs syndrome. Sleep Med Clin. 2020;15(2):277-88.

22. During EH, Winkelman JW. Drug treatment of restless legs syndrome in older adults. Drugs Aging. 2019;36(10):939-46.

23. Manconi M, Garcia Borreguero D, Schormair B, Videnovic A, Berger K, Ferri R, et al. Restless legs syndrome. Nat Rev Dis Primers. 2021;7(1):80.

24. Gossard TR, Trotti LM, Videnovic A, St Louis EK. Restless legs syndrome: contemporary diagnosis and treatment. Neurotherapeutics. 2021;18(1):140-55.

25. Lai YY, Cheng YH, Hsieh KC, Nguyen D, Chew KT, Ramanathan L, et al. Motor hyperactivity of the iron-deficient rat: an animal model of restless legs syndrome. Mov Disord. 2017;32(12):1687-93.

26. DelRosso L, Bruni O. Treatment of pediatric restless legs syndrome. Adv Pharmacol. 2019;84:237-53.

27. Batool-Anwar S, Li Y, De Vito K, Malhotra A, Winkelman J, Gao X. Lifestyle factors and risk of restless legs syndrome: prospective cohort study. J Clin Sleep Med. 2016;12(2):187-94.

Capítulo 13

Abordagem nutricional – sono na infância

Leticia Santoro Azevedo Soster
Beatriz S. de A. Sardano
Caroline Pereira Borginho

INTRODUÇÃO

O sono é definido como um estado comportamental fisiológico recorrente e reversível, caracterizado pela desconexão do ambiente e diminuição da capacidade de resposta a estímulos externos.[1] Durante o sono, o corpo passa por uma série de mudanças fisiológicas em diversos sistemas – cardiovascular, endócrino, respiratório, musculoesquelético e gastrointestinal. Além de sua função restauradora, o sono desempenha um papel fundamental no controle do metabolismo, influenciando o apetite e o sistema imunológico.[2] Assim, a qualidade do sono está profundamente ligada a fatores biológicos e metabólicos do corpo, sendo importante garantir boas práticas de sono para a saúde geral da criança.

A relação entre sono e alimentação é complexa e mediada por hormônios como insulina, leptina, grelina e cortisol, além da orexina e da melatonina, desempenhando um papel central na regulação do apetite e no metabolismo e influenciando o peso corporal. O desequilíbrio na produção desses hormônios pode afetar negativamente o sono e contribuir para problemas como a obesidade infantil.[3,4]

Os hábitos alimentares têm impacto direto sobre a qualidade do sono. Alimentos ricos em gorduras e açúcares, consumidos antes de dormir, podem prejudicar o descanso, resultando em um sono de menor qualidade. Em contrapartida, uma alimentação balanceada, rica em vitaminas e minerais, ajuda a melhorar tanto o sono quanto o bem-estar geral. Dessa forma, a nutrição adequada desempenha um papel significativo na promoção de um sono saudável na infância.[5,6]

Este capítulo tem como objetivo explorar a relação entre sono e nutrição na infância, ressaltando sua importância para um desenvolvimento infantil saudável. Será discutida a importância do sono, abordando as principais consequências da sua privação. Em seguida, serão analisadas a nutrição infantil e sua relação bidirecional com o sono.

SONO NA INFÂNCIA

O desenvolvimento da criança ao longo dos anos é um processo dinâmico, no qual fatores genéticos e socioecológicos atuam de forma interdependente, desempenhando papéis fundamentais na qualidade de vida e, consequentemente, do sono da criança.[7] O sono desempenha um papel vital no desenvolvimento físico e cognitivo infantil, sendo um dos pilares primordiais para a saúde e o bem-estar da criança.[7,8] Considerando que o ser humano passa um terço de sua vida dormindo, e a criança metade desse tempo,[9] o sono é essencial para a consolidação de processos neurobiológicos, afetando diretamente o desempenho cognitivo, físico, metabólico, emocional e comportamental da criança.[10]

É através do sono de ondas lentas, que o corpo libera hormônios de crescimento (GH) que promovem o desenvolvimento ósseo e muscular, além de auxiliar na regeneração dos tecidos e na queima de gordura.[1] Quando o sono é insuficiente, os níveis de GH são reduzidos, o que prejudica a capacidade do corpo de manter a massa muscular e metabolizar gordura.

Nos aspectos cognitivos, o sono facilita a consolidação de memórias e o aprendizado. É durante o sono que o cérebro processa informações adquiridas durante o dia, organizando e solidificando memórias importantes. Componente fundamental para o desenvolvimento de habilidades cognitivas na criança, como a atenção, concentração, resolução de problemas e a criatividade.

Na regulação do metabolismo energético, o sono desempenha um papel crucial, influenciando diretamente o equilíbrio entre a ingestão e o gasto energético do corpo. O sono impacta diretamente a liberação de hormônios que regulam o apetite, como a leptina e a grelina, responsáveis por sinalizar ao cérebro saciedade e fome, respectivamente. Ocorre que, quando o sono é insuficiente, os níveis de leptina caem e o de grelina aumenta, aumentando a ingesta calórica, particularmente para alimentos ricos em carboidratos e gorduras.

A quantidade de horas de sono recomendada muda ao longo do desenvolvimento da criança.[11] Segundo a Academia Americana do Sono:

- Os bebês de 4 a 12 meses devem ter de 12 a 16 horas de sono (incluindo sonecas).
- Lactentes de 1 a 2 anos, entre 11 e 14 horas.
- Pré-escolares de 3 a 5 anos, entre 10 e 13 horas.
- Escolares de 6 a 12 anos, entre 9 e 12 horas.
- Adolescentes de 13 a 18 anos, entre 8 e 10 horas de sono ao longo das 24 horas.

Ter um tempo total de sono suficiente está associado a uma ótima saúde física e mental, levando a melhor desempenho cognitivo e comportamental. Por outro lado, um sono insuficiente (duração menor do tempo total do que o recomendado para a faixa etária) está associado a desatenção, problemas de comportamento, dificuldade de aprendizagem, aumento do risco de acidentes, obesidade e problemas de saúde mental[12] (Figura 1).

A sonolência excessiva diurna, um sintoma frequente em pacientes com privação crônica de sono, é um estado de diminuição da capacidade de manter a vigília e aumento da propensão a dormir mesmo em situações inadequadas, interferindo diretamente no funcionamento diurno da criança. Na infância, a perda crônica de sono pode se manifestar de diversas formas, por exemplo, adormecer durante atividades (principalmente na escola), hiperatividade, impulsividade, irritabilidade, respostas emocionais mais intensas e baixo controle emocional.[14]

Além desse impacto, a falta de sono influencia o balanço energético do corpo, bem como o comportamento alimentar da criança. Ocorre maior ingestão de alimentos calóricos (com mais açúcares e gorduras) como forma compensatória da privação de sono, associado a menor gasto energético durante o dia (consequência da fadiga causada pela perda de sono na noite anterior).[15] Ocorre também maior resistência à insulina e aumento dos níveis de cortisol, aumentando o risco metabólico na infância.

NUTRIÇÃO INFANTIL

A nutrição infantil e suas repercussões na vida da população pediátrica e, por consequência, na vida adulta iniciam já no período intraútero, quando todos os órgãos começam a ser formados, inclusive o cérebro. A maturação de sua arquitetura cortical praticamente se completa ao final dos 2 anos,

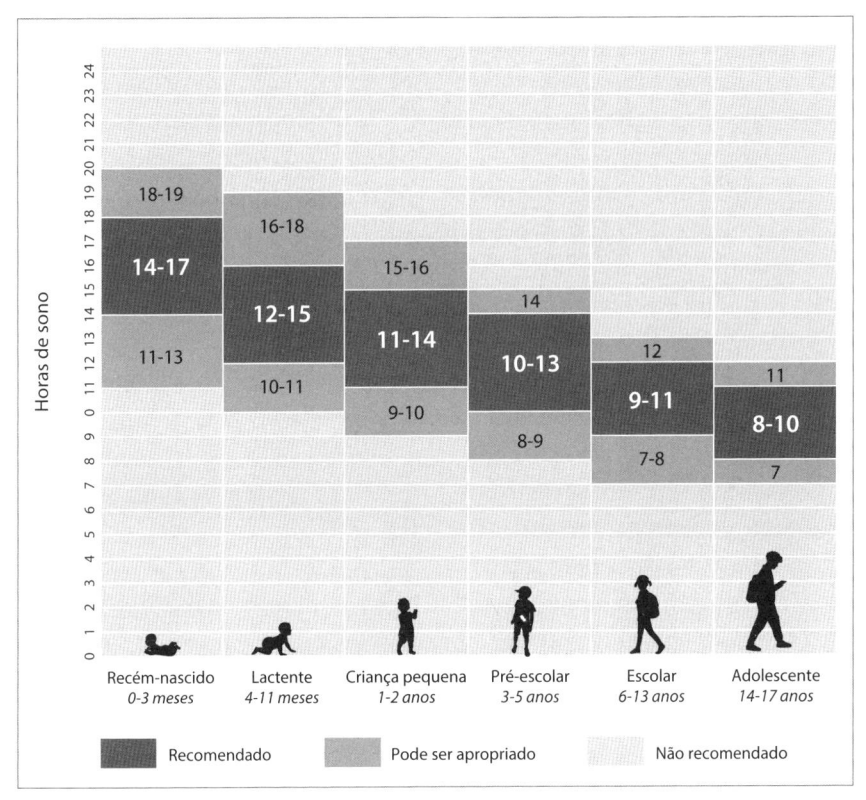

Figura 1   Duração de sono recomendada.
Fonte: Hirshkowitz.[13]

faixa etária crucial para garantir um bom desenvolvimento neurológico, visto que há associação de deficiência nutricional com desregulação na expressao gênica envolvida no funcionamento cerebral, plasticidade sináptica e neurocomportamento.[16]

Um comum exemplo de deficiência nutricional e seu estágio mais grave é a anemia, cujo tipo mais comum é a ferropriva, podendo ser considerada endêmica, acometendo cerca de 33% das crianças.[17] Sabemos que o ferro é um micronutriente encontrado na forma heme (mais biodisponível) em carnes, aves e frutos do mar e na forma não heme presente nas proteínas vegetais.[17] Ele tem papel importante na oxigenação e no funcionamento de todos os tecidos orgânicos, inclusive do cérebro e controle motor durante o sono, além de seu papel na imunidade. Assim como o zinco, outro micronutriente encontrado em alimentos como carne bovina, frango, peixe, leguminosas e cereais integrais, que é essencial para a renovação de tecidos, com impacto relevante na pele, mucosas, unhas e cabelos, devido a sua atuação no crescimento e diferenciação celular, além de auxiliar na manutenção e reparo das papilas gustativas, o que influencia diretamente na perpetuação do controle da ingesta alimentar.[17]

Cronicamente, ambas as deficiências podem levar a prejuízos estatural e de desenvolvimento, além de aumento do risco de infecções, morbidades metabólicas e mortalidade de forma geral.[17] Mais especificamente sobre saúde neurológica, outro micronutriente essencial é o ácido graxo docosa-hexaenoico (DHA), cuja produção endógena pode ser facilitada pelo consumo de ácidos graxos linoleico e alfalinolênico provenientes de óleos vegetais e peixes, contudo pode ter sua conversão dificultada pela própria idade, uma vez que a faixa etária pediátrica ainda tem imaturidade enzimática. O DHA tem como funções a proteção contra o estresse oxidativo, a transmissão sináptica, a transdução de sinais, a integração entre informações sensoriais e motoras, a memória, o aprendizado e o comportamento, podendo acarretar desbalanço imunológico, prejuízos visuais e de aprendizagem.[17]

Tais deficiências, também conhecidas como fome oculta,[18] podem ser decorrentes tanto de dificuldades alimentares simples quanto de desnutrição e, esta pode ser classificada em primária e secundária. A respeito das dificuldades alimentares, sua prevalência é estimada em até 40% das crianças saudáveis e em até 80% naquelas com alteração do neurodesenvolvimento, e tem ampla variabilidade de repercussões, a depender do grupo alimentar restrito.[17] Como os alimentos mais comumente excluídos são carne, peixe, frutas e vegetais, encontra-se então com mais frequência a ingesta inadequada de ferro, zinco, folato e vitaminas A, C, E, B1, B2 e B3, portanto maior risco infeccioso, comprometimento cognitivo e comportamental, assim como antropométrico.[17]

No Brasil, as deficiências mais frequentes são de ferro e vitamina A.[18] Por esse motivo, é recomendação da Sociedade Brasileira de Pediatria (SBP) a suplementação profilática de ambos, assim como da vitamina D, responsável pelo processo de formação da massa óssea junto com o cálcio, processo que ocorre fundamentalmente na infância e adolescência.[17]

A respeito da desnutrição primária, ela é definida como ingestão inadequada de nutrientes consequente a contextos socioeconômicos desfavoráveis, que atinge de forma mais frequente e intensa as crianças jovens.[18] Tem duas formas clínicas clássicas: o Marasmo, caracterizado por intenso consumo de tecido celular subcutâneo; e o Kwashiorkor, caracterizado por edema, alteração de cabelo, pele, esteatose hepática e hipoalbuminemia.[18] Ambas têm consequências sérias em aspectos antropométricos, com baixa estatura, baixo peso e até excesso de peso visando a um longo prazo; metabólicos com hipertensão e diabetes; imunidade reduzida; e atraso do desenvolvimento neuropsicomotor.

A desnutrição secundária, como diz o nome, é condicional a doenças orgânicas de base que comprometem a absorção dos nutrientes, dentre elas pneumopatias, cardiopatias, síndromes de má-absorção e neuropatias.[18]

Para evitar as tão danosas consequências, é preciso dar atenção à nutrição infantil desde o período fetal, cuidando da alimentação materna, passando pelos 6 primeiros meses de vida, durante os quais o alimento mais apropriado a ser oferecido ao bebê e que é completo em macro e micronutrientes é o leite materno, processo único e uma das mais importantes estratégias promotoras de saúde em todos os aspectos.[19]

Outra ênfase de atenção que precisa ser dada é a partir dos 6 meses de vida, o período da introdução alimentar, no qual devem ser apresentados todos os grupos de alimentos ao bebê na consistência e quantidade apropriadas para cada faixa etária: cereais e tubérculos, leguminosas, hortaliças, carnes e ovos, inclusive os potencialmente alergênicos e o glúten, sem risco de desenvolvimento de alergia.[19] É contraindicado oferecer alimentos ultraprocessados, açúcar e doces nos 2 primeiros anos de vida, pois esse é um momento de construção de hábitos, e, quanto mais saudáveis, regulares e positivos eles forem, menor o risco de desenvolvimento de doenças crônicas não transmissíveis na vida adulta.[19]

INTERAÇÃO ENTRE SONO E NUTRIÇÃO

A construção de hábitos alimentares tem como ponto de partida a introdução alimentar, como relatado anteriormente, tanto em termos de quantidade quanto de qualidade, e pode determinar as escolhas que a criança faz conforme vai crescendo, impactando inclusive na vida adulta. Essas escolhas sofrem influência direta também do estilo de vida que a família como um todo adotou e do contexto socioeconômico em que a criança se encontra. Contudo, independentemente desses fatores, é um fato que estamos vivendo uma epidemia global de obesidade também na população pediátrica, sustentado por alto consumo de alimentos ultraprocessados, ricos em gordura e açúcar, como os *fast food*, associado ao sedentarismo e ao excesso de exposição a telas, fatores esses que impactam direta e indiretamente a qualidade, quantidade e continuidade do sono; e essa relação se retroalimenta.[15]

Crianças com tempo de sono restrito e, por consequência, mais tempo gasto em vigília demandam mais energia, tendendo a consumir alimentos com teor energético mais alto, alimentos mais palatáveis, ricos em açúcar e gordura,[15,20] e tendem a gastar menos energia, favorecendo o sedentarismo. Um artigo de revisão brasileiro constatou que a maioria dos estudos analisados mostra associação entre privação de sono e desenvolvimento de sobrepeso/obesidade nos bebês, além da associação com comportamentos alimentares. Inversamente, as crianças com sobrepeso apresentaram alteração na arquitetura do sono, com redução em sua duração e eficiência e deslocamento do predomínio do estágio N3 para o final da noite, momento em que ocorre o descanso físico e que é o estágio responsável pelo sistema imune e pela função digestiva.[15]

Jong et al. encontraram associação entre sono restrito e ingestão de alimentos doces, ausência de rotina alimentar e fazer refeições em frente à televisão, enfatizado por um estudo transversal holandês de crianças entre 4 e 13 anos que identificou esse hábito como reflexo de um estilo de vida sedentário. Outra explicação para a relação entre sono restrito e ganho ponderal se dá pela desregulação do perfil metabólico noturno, favorecendo a lipogênese por meio da alteração no metabolismo da insulina, aumento na secreção de cortisol e redução na concentração de GH.[15]

Um artigo de revisão canadense encontrou relação entre maior consumo de calorias provenientes de gordura em adolescentes que dormiam menos de 8 horas, enquanto os que dormiam mais consumiam mais calorias provenientes de carboidratos. Como consequência, foi encontrada associação com o desenvolvimento de doenças relacionadas à dieta[20] e deficiência de micronutrientes, como anemia, que por si só tem relação com a duração do tempo de sono e o nível de atividade física diurna.[15]

RECOMENDAÇÕES PRÁTICAS PARA PAIS E CUIDADORES: MELHORANDO O SONO E A ALIMENTAÇÃO DAS CRIANÇAS

Quadro 1 Recomendações práticas para pais e cuidadores

Horários regulares para refeições	Estabelecer horários fixos para as principais refeições do dia (café da manhã, almoço e jantar) pode ajudar a criança a criar uma relação mais saudável com a alimentação e evitar lanches fora de hora.

(continua)

Quadro 1   Recomendações práticas para pais e cuidadores (*continuação*)

Café da manhã equilibrado	O café da manhã deve ser uma refeição balanceada, rica em proteínas, fibras e vitaminas. Boas opções incluem ovos, frutas, aveia, iogurte natural e pães integrais.
Lanches saudáveis entre as refeições	Ofereça lanches nutritivos, como frutas, iogurtes naturais, vegetais crus e castanhas, para evitar que a criança sinta muita fome nas refeições principais.
Preparo de refeições caseiras	Sempre que possível, prepare as refeições em casa utilizando ingredientes frescos. O envolvimento da criança na escolha e preparo dos alimentos pode incentivar hábitos alimentares mais saudáveis.

Fonte: elaborado pelas autoras.

CONSIDERAÇÕES FINAIS

O sono e a nutrição são fatores essenciais para o adequado desenvolvimento infantil, influenciando diretamente a saúde física, cognitiva e emocional. Enquanto o sono garante a recuperação corporal e a consolidação de memórias, a nutrição adequada fornece os nutrientes necessários para o crescimento e bom funcionamento do organismo. Esses dois fatores estão interligados, pois hábitos alimentares saudáveis levam a melhor qualidade do sono, enquanto uma boa noite de sono regula hormônios relacionados ao apetite e ao metabolismo energético.

A combinação de sono adequado e de qualidade aliado a uma alimentação balanceada é fundamental para o bem-estar e o desenvolvimento infantil. Estabelecer rotinas de sono adequadas, bem como a promoção de comportamentos alimentares saudáveis na infância, é fundamental para promover um desenvolvimento e bem-estar infantil adequados.

REFERÊNCIAS

1. William C, Dement MK, Thomas Roth CAG. Principles and practice of sleep medicine. 7.ed. Elsevier; 2022.
2. Sluggett L, Wagner SL, Harris RL. Sleep duration and obesity in children and adolescents. Can J Diabetes. 2019 Mar;43(2):146-52. Disponível em: https://linkinghub.elsevier.com/retrieve/pii/S149926711830042X. Acesso em: 9 set. 2024.
3. Felső R, Lohner S, Hollódy K, Erhardt É, Molnár D. Relationship between sleep duration and childhood obesity: systematic review including the potential underlying mechanisms. Nutr Metab Cardiovasc Dis. 2017 Sep;27(9):751-61. Disponível em: https://linkinghub.elsevier.com/retrieve/pii/S0939475317301631. Acesso em: 9 set. 2024.

4.   Bonanno L, Metro D, Papa M, Finzi G, Maviglia A, Sottile F, et al. Assessment of sleep and obe-
     sity in adults and children: observational study. Medicine (Baltimore). 2019 Nov;98(46):e17642.
     Disponível em: https://journals.lww.com/10.1097/MD.0000000000017642. Acesso em: 9 set. 2024.
5.   Zarpellon RSM, Vilela DRM, Louzada FM, Radominski DRB, Crippa DACDS. Association of
     food intake with sleep disorders in children and adolescents with obesity. Sleep Med X. 2022
     Dec;4:100053. Disponível em: https://linkinghub.elsevier.com/retrieve/pii/S259014272200012X.
     Acesso em: 9 set. 2024.
6.   St-Onge MP, Mikic A, Pietrolungo CE. Effects of diet on sleep quality. Adv Nutr. 2016 Sep;7(5):938-
     49. Disponível em: https://linkinghub.elsevier.com/retrieve/pii/S2161831322007803. Acesso
     em: 9 set. 2024.
7.   Meltzer LJ, Williamson AA, Mindell JA. Pediatric sleep health: it matters, and so does how we
     define it. Sleep Med Rev. 2021 Jun;57:101425. Disponível em: https://linkinghub.elsevier.com/
     retrieve/pii/S1087079221000101. Acesso em: 9 set. 2024.
8.   Mindell JA, Owens J, Alves R, Bruni O, Goh DYT, Hiscock H, et al. Give children and adolescents
     the gift of a good night's sleep: a call to action. Sleep Med. 2011 Mar;12(3):203-4. Disponível em:
     https://linkinghub.elsevier.com/retrieve/pii/S1389945711000529. Acesso em: 9 set. 2024.
9.   Dewald JF, Meijer AM, Oort FJ, Kerkhof GA, Bögels SM. The influence of sleep quality, sleep
     duration and sleepiness on school performance in children and adolescents: a meta-analytic
     review. Sleep Med Rev. 2010 Jun;14(3):179-89. Disponível em: https://linkinghub.elsevier.com/
     retrieve/pii/S1087079209001002. Acesso em: 9 set. 2024.
10. Fallone G, Owens JA, Deane J. Sleepiness in children and adolescents: clinical implications.
     Sleep Med Rev. 2002;6(4):287-306. Disponível em: https://linkinghub.elsevier.com/retrieve/pii/
     S1087079201901923. Acesso em: 9 set. 2024.
11. Paruthi S, Brooks LJ, D'Ambrosio C, Hall WA, Kotagal S, Lloyd RM, et al. Recommended
     amount of sleep for pediatric populations: a consensus statement of the American Academy of
     Sleep Medicine. J Clin Sleep Med. 2016 Jun 15;;12(06):785-6. Disponível em: http://jcsm.aasm.
     org/doi/10.5664/jcsm.5866. Acesso em: 9 set. 2024.
12. Iglowstein I, Jenni OG, Molinari L, Largo RH. Sleep duration from infancy to adolescence:
     reference values and generational trends. Pediatrics. 2003 Feb 1;111(2):302-7. Disponível em:
     https://publications.aap.org/pediatrics/article/111/2/302/66745/Sleep-Duration-From-Infan-
     cy-to-Adolescence. Acesso em: 9 set. 2024.
13. Hirshkowitz M. The National Sleep Foundation's sleep time duration recommendations: me-
     thodology and results summary. Sleep Health. 2015.
14. Owens JA. A clinical guide to pediatric sleep: diagnosis and management of sleep problems. 3.ed.
15. Hermes FN, Nunes EEM, Melo CMD. Sleep, nutritional status and eating behavior in children:
     a review study. Rev Paul Pediatr. 2022;40:e2020479. Disponível em: http://www.scielo.br/scielo.
     php?script=sci_arttext&pid=S0103-05822022000100521&tlng=en. Acesso em: 2 set. 2024.
16. Muhammad Ismail HI. Preventing childhood neurodisability. Malays J Med Sci. 2024 Apr
     23;31(2):1-5. Disponível em: http://www.mjms.usm.my/MJMS31022024/MJMS31022024_01.
     pdf. Acesso em: 4 set. 2024.
17. Nogueira-De-Almeida CA. Guia de orientações: dificuldades alimentares. Rio de Janeiro:
     Sociedade Brasileira de Pediatria; 2022.
18. Pham TPT, Alou MT, Golden MH, Million M, Raoult D. Difference between kwashiorkor and
     marasmus: comparative meta-analysis of pathogenic characteristics AND implications for
     treatment. Microb Pathog. 2021 Jan;150:104702. Disponível em: https://linkinghub.elsevier.
     com/retrieve/pii/S0882401020310688. Acesso em: 2 set. 2024.
19. Sociedade Brasileira de Pediatria. Departamentos Científicos de Aleitamento Materno, Bioé-
     tica, Gastroenterologia, Nutrologia e Pediatria Ambulatorial. Alimentação complementar para
     o lactente saudável: ampliando as escolhas com evidências aplicáveis e sustentáveis.

20. Doan N, Parker A, Rosati K, Van Beers E, Ferro MA. Sleep duration and eating behaviours among adolescents: a scoping review. Health Promot Chronic Dis Prev Can. 2022 Sep;42(9):384-97. Disponível em: https://www.canada.ca/en/public-health/services/reports-publications/health-promotion-chronic-disease-prevention-canada-research-policy-practice/vol-42-no-9-2022/sleep-duration-eating-behaviours-adolescents-scoping-review.html. Acesso em: 2 set. 2024.

21. Donga E, Van Dijk M, Van Dijk JG, Biermasz NR, Lammers GJ, Van Kralingen KW, et al. A single night of partial sleep deprivation induces insulin resistance in multiple metabolic pathways in healthy subjects. J Clin Endocrinol Metab. 2010 Jun 6;95(6):2963-8. Disponível em: https://academic.oup.com/jcem/article/95/6/2963/2598810. Acesso em: 9 set. 2024.

Capítulo 14

Abordagem nutricional – sono e menopausa

Helena Hachul
Nádia Raci Marques Pereira

MENOPAUSA

Com o passar do tempo, maiores condições socioeconômicas e acesso à assistência médica propiciaram que mais mulheres alcançassem o período do climatério. Como a expectativa média de vida das mulheres brasileiras é de 77 anos, a mulher passa cerca de um terço da vida nesse período. Desse modo, fica mais exposta aos efeitos deletérios do hipoestrogenismo nos vários sistemas do organismo.

O climatério é a transição entre o período reprodutivo e o não reproduti- vo da mulher. Ele pode ser subdividido, didaticamente, em três partes:

1. Transição menopáusica (período de irregularidade menstrual).
2. Menopausa (última menstruação).
3. Período da pós-menopausa.

A menopausa é definida retrospectivamente pela cessação permanente de ciclos menstruais após 12 meses consecutivos desde a última menstruação.[1]

A idade média da ocorrência da menopausa em países desenvolvidos é de 51 anos. Na cidade de São Paulo, em estudo realizado com amostra represen- tativa da população da cidade de São Paulo, a idade média de menopausa foi de 47,5 anos, e no Brasil, 48 anos.

A prevalência dos sintomas climatéricos nas mulheres é expressiva. Qua- se 80% das mulheres no climatério referem algum sintoma relacionado ao período, sendo os mais comuns os sintomas vasomotores, que podem persistir por mais de 15 anos. Com o agravamento da deficiência estrogênica, sobrevêm alterações da pele e das mamas, dos sistemas neuropsíquico, cardiovascular, geniturinário e do metabolismo ósseo. Há alteração também na distribuição de gordura, que deixa de ser ginoide e passa a ser android. Além disso, após a menopausa, muitas mulheres passam a apresentar distúrbios de sono.

SONO NA MENOPAUSA

Muitas variáveis têm sido propostas para entender o binômio climatério--dificuldades do sono, como: sociodemográficas, psicológicas, suporte social, comportamentos voltados à saúde, condições médicas e a autopercepção com relação à saúde. Os transtornos de sono podem acontecer em decorrência de insônia e apneia obstrutiva do sono.

A transição menopausal está associada ao aumento dos sintomas de insônia, especialmente dificuldade para iniciar o sono e sintomas vasomotores, que são fatores-chave na interrupção do sono. A incidência desses sintomas varia de 16 a 47% durante a transição para a menopausa e de 35 a 60% na pós-menopausa, aumentando a propensão a transtornos de humor.[2]

A insônia pode acontecer devido aos fogachos (o despertar propriamente dito pode ocorrer antes, durante ou depois do evento vasomotor), e a alteração de humor, comum nessa fase de vida da mulher. A noctúria, que ocorre em decorrência do hipoestrogenismo genital, também leva a interrupção do sono da mulher, que muitas vezes tem dificuldade em voltar a dormir. Ainda, muitas vezes, o despertar se dá por episódios de apneia, caracterizada por obstrução das vias aéreas superiores durante o sono,[2] já que a apneia obstrutiva do sono também é comum após a menopausa, especialmente em mulheres com o índice de massa corporal (IMC) elevado. A cada 1 centímetro de aumento da circunferência abdominal, há um aumento de 5% do risco de apneia obstrutiva do sono na mulher.[3]

METABOLISMO NO CLIMATÉRIO

A diminuição dos níveis de estradiol afeta diretamente o sistema nervoso central e provoca alterações no metabolismo, reduzindo o gasto energético basal e aumentando a ingestão alimentar. Isso pode resultar em uma diminuição de 250 a 300 calorias no gasto metabólico basal por dia, levando a um ganho de peso corporal de até 2 kg por ano. Além disso, há uma redistribuição de gordura corporal, com maior acúmulo de gordura visceral.[4]

Estudos têm demonstrado que os hormônios sexuais endógenos podem influenciar o perfil lipídico em mulheres na pré e pós-menopausa devido à presença de receptores de estrogênio e andrógeno nos adipócitos viscerais e subcutâneos. Esses receptores desempenham um papel crucial na regulação do metabolismo lipídico, afetando diretamente a composição e a distribuição de gordura corporal em diferentes fases da vida da mulher.[5]

Mulheres na pós-menopausa apresentaram quantidades de gordura abdominal visceral e tecido adiposo subcutâneo cerca de duas vezes maiores do que aquelas na pré-menopausa, mesmo com níveis de testosterona semelhantes entre os grupos. Isso sugere que a redistribuição da gordura corporal pode ser mais influenciada pela diminuição dos níveis de estrogênio do que pelo aumento da testosterona, considerando a presença dos receptores de estrogênio e andrógeno nas células de gordura visceral e subcutânea.[5]

Esse excesso de gordura aumenta os adipócitos, que secretam fatores de crescimento local, induzindo a formação de novos vasos sanguíneos (angiogênese) e resultando em produção excessiva de radicais livres. Como resposta aos danos estruturais, as células imunes acumulam no tecido adiposo e aumentam as moléculas sinalizadoras pró-inflamatórias, causando inflamação local e sistêmica, o que acelera os danos vasculares. Consequentemente, durante a menopausa, além do aumento na incidência de obesidade, há maior prevalência de outras doenças crônicas não transmissíveis (DCNT) como diabetes tipo 2, doenças cardiovasculares, câncer (especialmente o de mama) e osteoporose.[5]

Além disso, podem ocorrer distúrbios cognitivos, resistência à insulina e dislipidemia, fatores de risco que podem precipitar DCNT.[4] Para reduzir esses sintomas e prevenir o surgimento de doenças crônicas, a intervenção nutricional é essencial na prevenção primária.

ORIENTAÇÕES NUTRICIONAIS NA MENOPAUSA

A adoção de hábitos alimentares saudáveis e a prática de atividade física permitem ao indivíduo modificar seu estilo de vida ao longo do tempo. Entre as opções nutricionais, destaca-se a dieta mediterrânea na prevenção da obesidade e de doenças crônicas. O estilo alimentar mediterrâneo é composto por alimentos com ação anti-inflamatória e antioxidante, como azeite de oliva extravirgem, vegetais folhosos, legumes, frutas, oleaginosas, cereais integrais e soja.[4]

A presença de obesidade requer uma abordagem nutricional focada em alcançar um balanço energético negativo. A taxa ideal de perda de peso é de 0,5 a 1 kg por semana, alcançada por meio de uma redução na ingestão energética de 15 a 30%, equivalente a 500 a 1.000 calorias abaixo das necessidades diárias, o que corresponde a uma ingestão de 25 kcal/kg/dia.[4]

Durante a meia-idade, a redução no gasto energético pode contribuir para o desenvolvimento da obesidade. Um estudo acompanhado durante 4 anos destacou que a diminuição da atividade física acontece 2 anos antes do período de menopausa. Com o envelhecimento, houve aumento na gordura corporal em todas as mulheres ao longo do tempo; entretanto, apenas aquelas que entraram na pós-menopausa apresentaram um significativo acúmulo de gordura visceral abdominal.[6]

A necessidade energética deve ser calculada com base no peso corporal ideal para a idade, enquanto a ingestão de proteínas deve variar entre 0,8 e 1,2 g/kg de peso corporal, representando cerca de 20% do valor calórico total (VCT) da dieta, preferencialmente com metade proveniente de fonte vegetal.[4] O consumo de carnes vermelhas deve ser moderado, idealmente entre 350 e 500 g por semana, podendo ser substituído por peixes, ovos e, pelo menos 1 vez por semana, leguminosas como feijão, ervilha, lentilha, grão-de-bico ou soja. Esses alimentos devem ser combinados adequadamente com legumes, grãos integrais, nozes e laticínios com baixo teor de gordura para atender às necessidades nutricionais de cálcio.[4,6]

As necessidades nutricionais de cálcio para mulheres na pós-menopausa são de 1.200 mg por dia, juntamente com uma ingestão diária de vitamina D entre 400 e 600 UI. É recomendado o consumo de laticínios com baixo teor de gordura, como leite desnatado e iogurte, o que pode reduzir o risco de menopausa precoce em 17%. No início da menopausa, a elasticidade dos vasos sanguíneos diminui, o que pode levar a uma redução no fornecimento de sangue aos órgãos, aumentando os níveis de colesterol LDL e triglicerídeos. Esses níveis podem exceder os observados em homens da mesma faixa etária devido à redução nos níveis de estrogênio.[4]

Para manter o estado nutricional adequado, a conduta nutricional deve incluir controle da ingesta de sal a no máximo 5 g/dia, priorizando o uso de temperos frescos e secos. A ingestão de ácidos graxos saturados não deve ultrapassar 10% da ingestão diária total. Mulheres na pós-menopausa frequentemente apresentam uma proporção reduzida de ácidos graxos ômega 6 / ômega 3 em comparação com aquelas na pré-menopausa. Recomenda-se substituir ácidos graxos saturados por ácidos graxos poli-insaturados (Pufa) e incluir ácidos graxos ômega 3, como ácido eicosapentaenoico (EPA) e ácido docosa-hexaenoico (DHA), por meio do consumo de 2 a 3 porções de peixe (100 a 120 g/semana) como salmão, cavala, atum, arenque, sardinha, truta e carpa prateada.[4]

Além disso, recomenda-se uma ingestão de fibra alimentar entre 30 e 45 g/dia, obtida a partir de alimentos como grãos integrais, aveia e leguminosas secas como lentilha, ervilha, grão-de-bico, soja e feijão, que são excelentes fontes de fibras. O consumo de vegetais e frutas deve ser incentivado.[4] A recomendação é de 5 porções diárias (500 g), incluindo 3 a 4 porções de vegetais e 1 a 2 porções de frutas, além do consumo de leguminosas secas pelo menos 1 vez por semana.[4]

A ingestão de açúcar adicionado não deve exceder 10% da ingestão diária de calorias. Uma ingestão inferior a 5% ao dia pode trazer benefícios adicionais à saúde e promover um estilo de vida mais saudável.[4]

Durante a menopausa, as alterações hormonais podem afetar os mecanismos de sede, levando a menor ingestão de líquidos. A recomendação é de 33 mL/kg de água por dia, distribuída ao longo do dia.[4]

Evidências indicam que fitoestrogênios, como isoflavonas (daidzeína e genisteína), coumestanos e lignanas, podem aliviar os sintomas de fogachos na menopausa ao atuarem como agonistas dos receptores de estrógeno alfa e beta. No entanto, os efeitos podem variar conforme as concentrações e os níveis circulantes de estradiol, além da variabilidade individual nos diferentes estágios da menopausa ou pós-menopausa.[4] Além disso, o aumento do consumo de isoflavonas pode estar relacionado a menor risco de doença cardiovascular subclínica, independentemente dos níveis de estradiol endógeno e do IMC, devido às propriedades anti-inflamatórias e antioxidantes, incluindo a produção de equol, um metabólito ativo derivado da daidzeína pela microbiota intestinal.[4,6]

Embora as isoflavonas sejam amplamente utilizadas, há diversos outros suplementos no mercado, como trevo, alfafa, kudzu, linhaça, lúpulo, cohosh preto, chasteberry e inhame, cujos modos de ação não se limitam à atividade estrogênica. Apesar de demonstrarem efeitos sobre os sintomas vasomotores, a eficácia desses suplementos continua sendo objeto de debate devido à variabilidade individual e aos métodos baseados em autorrelatos.[7] A Figura 1 representa o modelo alimentar a ser seguido durante a menopausa.

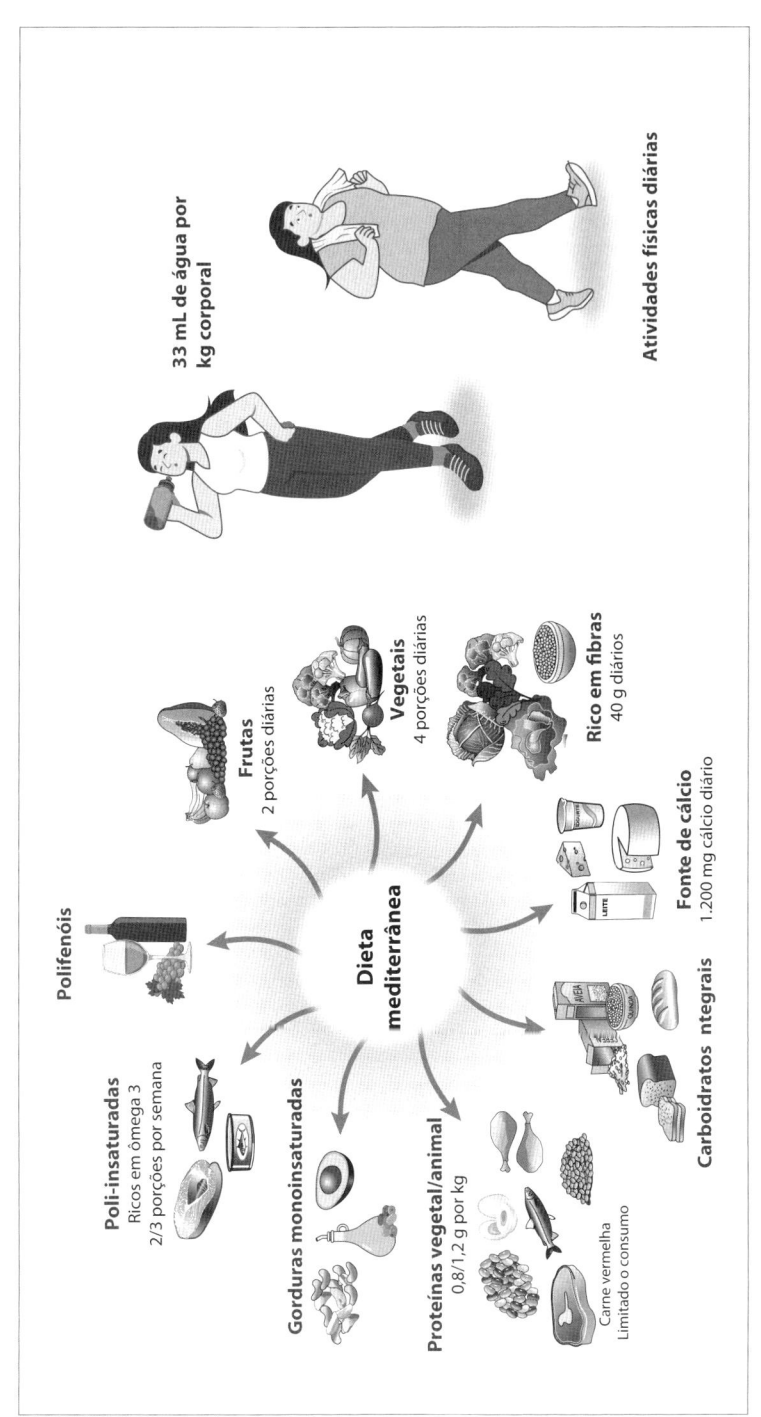

Figura 1 Esquema alimentar de estilo mediterrâneo na menopausa.

Fonte: elaborada pelas autoras.

ESTRATÉGIAS PARA MELHORAR A QUALIDADE DO SONO NA MENOPAUSA

O metabolismo energético é regulado por hormônios como orexina, leptina, grelina e insulina, cuja ação é modulada pelo comportamento alimentar e pela qualidade do sono. A grelina e a orexina estimulam a ingestão de alimentos, enquanto a leptina e a insulina promovem a saciedade, regulam o metabolismo energético e influenciam o sono.[8] A ingestão de carboidratos pode aumentar a sonolência e facilitar o início do sono.[8] Esse efeito se deve ao aumento da glicose no sangue e à subsequente secreção de insulina, que eleva os níveis de triptofano. O triptofano é convertido em serotonina e, posteriormente, em melatonina, favorecendo o sono.[2]

A inclusão de produtos lácteos fermentados na dieta de mulheres na pós-menopausa pode também trazer benefícios significativos. Esses produtos, considerados probióticos, contêm bactérias benéficas que interagem positivamente com a flora intestinal, ajudando a manter a saúde durante essa fase da vida reprodutiva feminina. A menopausa está frequentemente associada à disbiose intestinal, uma condição que, juntamente com a diminuição dos níveis de estrógeno, pode facilitar a translocação de bactérias e antígenos através das barreiras intestinal, vaginal e oral, o que pode desencadear respostas imunológicas relacionadas a condições como osteoporose, câncer de mama, hiperplasia endometrial, periodontite e doenças cardiometabólicas.[9]

Formulações probióticas orais, especialmente aquelas contendo cepas como *Lactobacillus* ssp. *casei, Helveticus, Rhamnosus* e *Reuteri*, pode ser uma estratégia eficaz para prevenir essas doenças. Elas ajudam a melhorar a absorção de cálcio, reduzir o risco de osteoporose, equilibrar o pH vaginal, aliviar sintomas geniturinários e mitigar a resistência à insulina, dislipidemia e inflamação. Além disso, evidências sugerem que o eixo microbiota-intestino-cérebro desempenha um papel crucial na regulação do sono, e disfunções na microbiota intestinal podem contribuir para distúrbios de sono, que, por sua vez, afetam a composição da microbiota intestinal.[10]

Recentemente, pesquisas têm investigado os benefícios da ingestão de alimentos ricos em triptofano e melatonina para a promoção do sono. Estudos indicam que uma dieta com baixo teor de triptofano pode aumentar o tempo necessário para alcançar o sono REM em pessoas com padrões de sono normais. Além disso, o consumo de leite, especialmente o leite noturno, que contém maiores quantidades de melatonina em comparação ao leite diurno, demonstrou melhorar a qualidade do sono em jovens, adultos de meia-idade e idosos.[11,12]

Cerejas do Vale do Jerte ou Montmorency, ricas em melatonina, serotonina e fitonutrientes como flavonoides (quercetina, catequina e epicatequina), contêm altas concentrações de triptofano e antioxidantes, contribuindo para a melhora da qualidade do sono e a redução do estresse oxidativo. Frutos do mar e ostras, conhecidos pelo alto teor de zinco, também estão associados a melhor qualidade do sono. Além disso, a glicina, um aminoácido presente em alimentos ricos em proteínas como carnes, peixes, laticínios, queijos e vegetais, atua como um neurotransmissor inibitório no sistema nervoso central, promovendo um sono mais profundo.[12]

Apesar de todas essas evidências, mais estudos são necessários, especialmente ensaios clínicos randomizados e duplo-cegos, para confirmar de forma conclusiva a eficácia desses alimentos na promoção do sono. A Figura 2 apresenta estratégias alimentares consideradas eficazes para melhorar a qualidade do sono na menopausa.

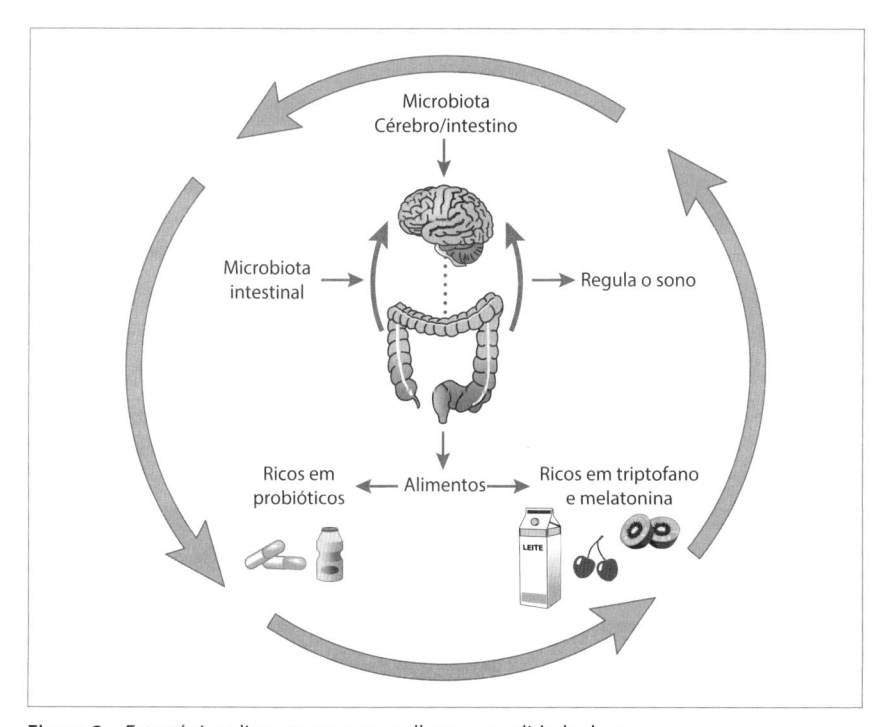

Figura 2 Estratégias alimentares para melhorar a qualidade do sono na menopausa.
Fonte: elaborada pelas autoras.

CONSIDERAÇÕES FINAIS

Fatores biopsicossociais, bem como hormonais, impactam a qualidade de vida da mulher no climatério. Mudanças no metabolismo e na distribuição de gordura corporal podem propiciar aumento da prevalência de distúrbios de sono na transição menopausal e na pós-menopausa. A avaliação e o acompanhamento nutricional, juntamente com a orientação sobre hábitos saudáveis como atividade física regular, além do acompanhamento ginecológico, são fundamentais para o sucesso terapêutico.

REFERÊNCIAS

1. Campos BH, Dimov LC, Campos HH, Madeira M. Ginecologia e seus princípios: abordagem integrada com casos clínicos. Rio de Janeiro: Atheneu; 2024.
2. Tandon VR, Sharma S, Mahajan A, Mahajan A, Tandon A. Menopause and sleep disorders. J Midlife Health. 2022;13(1):26015-33. Disponível em: https://pubmed.ncbi.nlm.nih.gov/35707298/. Acesso em: 6 jul. 2024.
3. Hachul H, Hachul de Campos B, Lucena L, Tufik S. Sleep during menopause. Sleep Med Clin. 2023 Dec 18(4):423-33.
4. Erdélyi A, Pálfi E, Tűű L, Nas K, Szűcs Z, Török M, et al. The importance of nutrition in menopause and perimenopause-a review. Nutrients. 2023;16(1):27. Disponível em: https://www.mdpi.com/2072-6643/16/1/27. Acesso em: 27 jun. 2024.
5. Ko SH, Kim HS. Menopause-associated lipid metabolic disorders and foods beneficial for postmenopausal women. Nutrients. 2020;12(1):202. Disponível em: https://www.mdpi.com/2072-6643/12 /1/202. Acesso em: 26 jun. 2024.
6. Silva TR, Oppermann K, Reis FM, Spritzer PM. Nutrition in menopausal women: a narrative review. Nutrients. 2021;13(7):2149. Disponível em: https://www.mdpi.com/2072-6643/13/7/2149. Acesso em: 29 jun. 2024.
7. Canivenc-Lavier MC, Bennetau-Pelissero C. Phytoestrogens and health effects. Nutrients. 2023;15(2):317. Disponível em: https://www.mdpi.com/2072-6643/15/2/317. Acesso em: 1º jul. 2024.
8. Yoshitake R, Park I, Ogata H, Omi N. Meal Timing and sleeping energy metabolism. Nutrients. 2023;15(3):763. Disponível em: https://www.mdpi.com/2072-6643/15/3/763. Acesso em: 7 jul. 2024.
9. Barrea L, Verde L, Auriemma RS, Vetrani C, Cataldi M, Frias-Toral E, et al. Probiotics and prebiotics: any role in menopause-related diseases? Curr Nutr Rep. 2023;12(1):83-97. Disponível em: https://link.springer.com/article/10.1007/s13668-023-00462-3. Acesso em: 4 jul. 2024.
10. Wang Z, Wang Z, Lu T, Chen W, Yan W, Yuan K, et al. The microbiota-gut-brain axis in sleep disorders. Sleep Med Rev. 2022 Oct 31 65:101691. Disponível em: https://pubmed.ncbi.nlm.nih.gov/36099873/. Acesso em: 28 set. 2024.
11. Pereira N, Naufel MF, Ribeiro EB, Tufik S, Hachul H. Influence of dietary sources of melatonin on sleep quality: a review. J Food Sci. 2020;85(1):5-13. Disponível em: https://ift.onlinelibrary.wiley.com/doi/10.1111/1750-3841.14952. Acesso em: 4 ago. 2024.
12. Parazzini F. Resveratrol, tryptophanum, glycine and vitamin E: a nutraceutical approach to sleep disturbance and irritability in peri- and post-menopause. Minerva Ginecol. 2015 Feb 67(1):15. Disponível em: https://pubmed.ncbi.nlm.nih.gov/25660429/. Acesso em: 29 set. 2024.

Capítulo 15

Abordagem nutricional – sono e obesidade

Cibele Crispim
Maria Carliana Mota

INTRODUÇÃO

A obesidade é um grave problema de saúde pública, resultante de uma complexa interação entre diversos fatores. Embora múltiplas abordagens tenham sido desenvolvidas para conter o aumento das taxas de sobrepeso e obesidade, a prevalência continua a crescer globalmente.[1] Isso indica que, para uma resolução eficaz do excesso de peso, outros aspectos também precisam ser considerados.

Estudos científicos recentes têm demonstrado uma associação significativa entre padrões de sono inadequados e o risco de obesidade.[1-3] Essas evidências sugerem que a privação, a restrição e até mesmo a longa duração do sono podem afetar negativamente o metabolismo energético e o controle da ingestão alimentar, aumentando o risco de ganho de peso e desenvolvimento de obesidade.[1-3]

Além disso, destaca-se o impacto deletério do desalinhamento circadiano no aumento do risco de obesidade, que decorre do desencontro temporal entre comportamentos como o ciclo sono-vigília e jejum-ingestão alimentar. Esse desalinhamento entre o tempo circadiano biológico interno e o ambiente externo é uma condição comumente enfrentada por trabalhadores noturnos. Estes, por sua vez, apresentam risco maior de sobrepeso e obesidade em comparação com aqueles que trabalham em horários convencionais.[4]

Nos tempos atuais, é crucial lembrar que a vida moderna frequentemente incentiva o uso de dispositivos eletrônicos antes de dormir, o que está associado a dificuldades para adormecer, além de redução na duração e na qualidade do sono. Esse problema é amplificado pela exposição à luz azul, que interfere na produção de melatonina, um hormônio que atua na regulação do sono.[5] Estudos recentes sugerem uma associação entre o uso de dispositivos eletrônicos – o chamado "tempo de tela" – e o aumento das chances de sobrepeso ou obesidade, especialmente entre os jovens.[6]

Com base no exposto, percebe-se que o sono desempenha um papel crucial na regulação do peso corporal, destacando a importância de compreender melhor essa complexa interação para uma prevenção e manejo mais eficazes da obesidade.

ESTUDOS OBSERVACIONAIS ACERCA DA RELAÇÃO SONO E OBESIDADE

Diversos estudos observacionais têm fornecido evidências consistentes sobre o impacto do sono inadequado na regulação do peso corporal e no aumento do risco de obesidade.[7,8] Estudos transversais nesse tema realizados em diversas partes do mundo mostram um risco consistentemente aumentado de obesidade entre indivíduos com curta duração de sono, tanto em crianças quanto em adultos.[9]

Estudos de coorte também têm confirmado as associações supracitadas. Um estudo amplamente citado, o Nurses' Health Study, acompanhou mais de 60 mil mulheres ao longo de 16 anos e observou que aquelas que dormiam menos de 7 horas por noite tinham um risco significativamente maior de desenvolver obesidade em comparação com aquelas que dormiam entre 7 e 8 horas.[7] Uma metanálise que incluiu apenas estudos de coorte conduzida por Guimarães et al.[2] analisou a associação entre a curta duração do sono autorreportada e o risco de obesidade em adultos. Foram incluídos 36 estudos de coorte, e os resultados demonstraram uma associação significativa entre a curta duração do sono e o desenvolvimento de obesidade, mostrando que o sono curto foi significativamente associado a maior incidência de obesidade.

Estudos sugerem que a relação entre sono e obesidade é em forma de U, em que tanto a curta quanto a longa duração de sono estão associadas a um índice de massa corporal (IMC) mais elevado.[9] Nesse sentido, a duração prolongada do sono também tem sido apontada como um fator de risco para obesidade.[10] Uma metanálise com estudos de coorte conduzida por Liu et al.[10]

revelou que a longa duração do sono aumentou o risco de ganho de peso em três situações: entre homens, em estudos com menos de 5 anos de acompanhamento e quando a duração do sono era de 9 horas ou mais. Nesse relevante estudo, um total de 16 estudos de coorte (n = 329.888 participantes) de 8 países foi incluído na análise. Ainda assim, os autores concluíram que mais estudos de coorte com medidas objetivas são necessários para confirmar essa relação.

ESTUDOS DE INTERVENÇÃO ACERCA DA RELAÇÃO SONO E OBESIDADE

Estudos de intervenção fornecem uma compreensão mais direta das relações causais entre sono e obesidade. Ensaios clínicos controlados conduzidos recentemente com essa abordagem têm demonstrado que a restrição de sono afeta a ingestão alimentar e o controle do peso corporal, sugerindo que o sono inadequado pode contribuir diretamente para o ganho de peso.[11,12]

Um estudo conduzido por Nedeltcheva et al.[11] revelou que a restrição do sono diminuiu a eficácia de uma dieta reduzida em calorias para reduzir a adiposidade. Em um estudo *crossover* randomizado, a restrição do sono de 8,5 horas para 5,5 horas por noite reduziu a proporção de perda de peso na forma de gordura em 55% e aumentou a perda de massa corporal magra em 60%, além de aumentar o apetite e alterar a utilização de substratos. O mesmo grupo de autores[11] encontrou que a restrição do sono (5,5 horas *versus* 8,5 horas) foi acompanhada por um aumento no consumo de calorias provenientes de lanches (1.087 ± 541 kcal/dia comparado com 866 ± 365 kcal/dia) e maior teor de carboidratos (65% comparado com 61%), especialmente entre 19 e 7 horas. Nesse estudo não foram encontradas diferenças significativas nos níveis séricos de leptina e grelina entre as duas condições de sono, o que não é consistente com outros estudos que mostram que a restrição de sono afeta hormônios como a leptina e a grelina, aumentando o apetite e diminuindo a sensação de saciedade.[12]

Intervenções que visam à extensão do sono em indivíduos que habitualmente dormem pouco também indicam benefícios no controle de peso. Um ensaio clínico randomizado robusto conduzido por Tasali et al.[13] com 80 adultos com sobrepeso e sono habitual inferior a 6,5 horas por noite mostrou que aqueles randomizados para uma intervenção de extensão do sono de 2 semanas reduziram significativamente sua ingestão diária de energia em cerca de 270 kcal em comparação com o grupo controle. Embora o gasto energético total não tenha diferido significativamente entre os grupos, a extensão do sono resultou em um balanço energético negativo. Os resultados sugerem que melhorar e manter uma duração adequada de sono pode reduzir o peso e ser uma intervenção viável para a prevenção da obesidade e programas de perda de peso.[13]

Estudos clínicos adicionais têm fornecido importantes *insights* sobre a relação entre a duração do sono e a obesidade. St-Onge et al.[14] avaliaram o equilíbrio energético durante períodos de sono curto e habitual em homens e mulheres com peso normal. Quinze homens e 15 mulheres com idades entre 30 e 49 anos e índice de massa corporal (IMC) entre 22 e 26 kg/m², que normalmente dormiam 7 a 9 horas/noite, foram recrutados para participar desse estudo cruzado em ambiente hospitalar. Todos os participantes foram estudados sob condições de sono curto (4 horas/noite) e habitual (9 horas/noite), em ordem aleatória, durante 5 noites cada. Os resultados mostraram que os participantes consumiram mais energia no quinto dia durante o sono curto (2.813,6 ± 593 kcal) do que durante o sono habitual (2.517,7 ± 593 kcal). Esse efeito foi principalmente devido ao aumento no consumo de gordura (20,7 ± 37,4 g), especialmente gordura saturada (8,7 ± 20,4 g), durante o sono curto. A taxa metabólica basal (sono curto: 1.455,4 ± 129 kcal/dia; sono habitual: 1.486,5 ± 129,5 kcal/dia) e o gasto energético total (sono curto: 2.589,2 ± 526,5 kcal/dia; sono habitual: 2.611,1 ± 529 kcal/dia) não diferiram significativamente entre as fases de sono. Os autores concluíram que a redução do sono aumenta a ingestão de energia e gordura, o que pode explicar as associações observadas entre sono e obesidade.

Markwald et al.[15] conduziram um estudo clínico com 16 adultos expostos a 5 dias de sono insuficiente em comparação com sono adequado. Os autores observaram um aumento de 5% no gasto energético diário total, mas a ingestão de energia, especialmente à noite, superou a necessidade para manter o equilíbrio energético, resultando em um ganho de peso médio de 0,82 ± 0,47 kg. A falta de sono também alterou a fase da melatonina circadiana e reduziu a restrição dietética, especialmente em mulheres, levando ao aumento da ingestão alimentar e ganho de peso. Esses achados ressaltam o papel crucial do sono no metabolismo energético e mostram que a privação de sono pode contribuir para o excesso de peso e obesidade.

As informações citadas oferecem evidências claras de que a manipulação no tempo de sono tem um impacto significativo na ingestão alimentar e no peso corporal. Assim, melhorar a qualidade e a quantidade do sono pode ser uma estratégia importante para o controle de peso e a prevenção da obesidade.

ASPECTOS HORMONAIS E COMPORTAMENTAIS DA INTERAÇÃO ENTRE SONO E OBESIDADE

Um sólido corpo de evidências indica que os mecanismos que ligam a privação de sono à obesidade estão associados a alterações hormonais significativas. Tais alterações incluem a redução da leptina, que regula a saciedade, e o aumento da grelina, que estimula o apetite.[3] Essas mudanças hormonais contribuem para um aumento no consumo calórico, especialmente de alimentos ricos em carboidratos e gorduras, além de reduzir a sensibilidade à insulina e aumentar a resistência insulínica, fatores que favorecem o ganho de peso e o desenvolvimento da obesidade.[3]

Além disso, a redução do tempo de sono pode provocar alterações comportamentais como cansaço e fadiga, que afetam a prática de atividades físicas e reduzem o gasto energético diário. Apesar de se sugerir que a curta duração do sono está associada a menor atividade física,[16] uma metanálise recente indicou que a restrição total e parcial do sono não teve impacto significativo sobre o gasto energético em repouso ou o gasto energético total, incluindo estudos que utilizaram o método de água duplamente marcada.[17] Assim, a associação entre a curta duração do sono e a obesidade parece estar mais relacionada ao aumento da ingestão de energia do que à redução do gasto energético.

Estudos epidemiológicos[17] e experimentais[12] demonstraram que a redução do sono está associada ao aumento da fome e do apetite. Esses estudos frequentemente utilizam escalas subjetivas para avaliar o impacto dos padrões de sono sobre o controle do apetite e da saciedade. Nessa perspectiva, uma revisão que incluiu 15 estudos indicou que tanto a restrição parcial quanto a privação total de sono resultaram em um aumento significativo na sensação subjetiva de fome.[17] Cabe também destacar que o aumento do apetite decorrente da falta de sono parece levar ao consumo de alimentos ricos em carboidratos e com alto índice glicêmico, especialmente sobremesas e doces. Outros estudos sugerem que essa exposição pode também aumentar o apetite para alimentos gordurosos.[17-19]

É importante destacar que o prolongamento da vigília em indivíduos privados de sono aumenta a oportunidade para comer, favorecendo o consumo excessivo de calorias em horários metabolicamente desfavoráveis. Essas condições amplificam o risco de ganho de peso e desregulação metabólica[20] ao estender a janela alimentar – o intervalo entre o primeiro e o último episódio alimentar – e aumentar o consumo noturno.[21,22] Estudos epidemiológicos na área de crononutrição demonstraram uma associação positiva entre o tamanho da janela alimentar e o horário da última refeição com obesidade abdominal e níveis elevados de glicemia,[21] além de maior risco de obesidade em indivíduos que consomem mais calorias após as 21 horas.[22] No entanto, são necessários mais estudos epidemiológicos que considerem o tempo de sono e variáveis crononutricionais, como a janela alimentar e os horários das refeições, para confirmar uma relação direta entre o padrão de sono e os comportamentos e escolhas alimentares.

EFEITOS DO SONO INSUFICIENTE SOBRE O METABOLISMO ENERGÉTICO

Evidências experimentais têm investigado a relação causal entre curta duração do sono e o risco de ganho de peso. Em geral, estudos de intervenção com essa abordagem que examinaram os efeitos da privação parcial de sono em comparação com o sono habitual sobre o balanço energético apresentam resultados ambíguos. Isso ocorre porque ainda não se sabe se o ganho de peso em situações de privação de sono resulta de excesso de ingestão de energia, redução do gasto energético total ou uma combinação de ambos.

Uma metanálise investigou os efeitos da privação parcial de sono sobre os componentes da equação do balanço energético, incluindo ingestão de energia, gasto energético total e taxa de metabolismo basal, em comparação com o sono habitual em adultos saudáveis. Os resultados dos 11 estudos incluídos na revisão mostraram que a ingestão de energia aumentou significativamente em 385 kcal, após a privação parcial de sono, em comparação com a condição de controle. Não houve alteração significativa no gasto energético total ou na taxa de metabolismo basal como resultado da privação de sono.[23] Corroborando esses achados, outra metanálise também não identificou efeito significativo da restrição do sono sobre a taxa de metabolismo basal (média de –27,3 kcal/dia) ou no gasto energético total, mesmo considerando estudos que utilizaram métodos como acelerometria, calorimetria ou água duplamente marcada.[17] Os estudos nessa área são unânimes em afirmar que mais pesquisas são necessárias, dada a grande variabilidade dos métodos empregados e a dificuldade de avaliar resultados fora de ambientes controlados.

EFEITOS DO SONO INSUFICIENTE SOBRE A ATIVIDADE CEREBRAL RELACIONADA AO CONTROLE DA INGESTÃO ALIMENTAR

Evidências pioneiras mostram que a atividade cerebral relacionada ao controle fisiológico da ingestão alimentar é alterada sob condições de privação de sono. Experimentos nessa área comparam as respostas cerebrais de indivíduos com e sem restrição de sono, utilizando ressonância magnética e estímulos visuais de diferentes tipos de alimentos.[24] Em geral, a atividade neuronal geral em resposta a estímulos alimentares tende a ser maior após a restrição de sono em comparação ao sono habitual, com aumento relativo na atividade cerebral em áreas associadas à recompensa[24] e menor controle cognitivo sobre esses estímulos durante a restrição do sono.[25]

Benedict et al.[26] examinaram a ativação cerebral em resposta a imagens de alimentos após uma noite de sono e após privação total de sono. O estudo envolveu 12 homens com peso normal, e a privação total de sono foi associada a maior ativação no córtex cingulado anterior direito em resposta às imagens de alimentos, independentemente do teor calórico e da fome relatada antes da sessão. Além disso, essa ativação correlacionou-se positivamente com os níveis de apetite relatados após a sessão, sugerindo que a perda aguda de sono pode aumentar o processamento hedônico dos estímulos alimentares, contribuindo para a tendência de consumo excessivo de alimentos.

É possível afirmar que as alterações neuronais resultantes da redução do tempo de sono parecem afetar regiões cerebrais ligadas à motivação e ao desejo, predispondo a um aumento na ingestão de alimentos, especialmente aqueles com alta densidade energética. Portanto, a relação entre restrição de sono e obesidade pode ser parcialmente explicada por essas mudanças na atividade neuronal. No entanto, são necessários mais estudos para entender melhor como a atividade cerebral influencia os comportamentos alimentares e suas consequências no balanço energético em condições de restrição do sono.

CONSIDERAÇÕES CLÍNICAS E PERSPECTIVAS

Embora as evidências observacionais e de intervenção até o momento tenham proporcionado uma compreensão sólida sobre a relação entre sono e obesidade, ainda existem lacunas no conhecimento que precisam ser abordadas. Uma das principais limitações dos estudos existentes é a falta de dados longitudinais robustos que possam capturar as interações bidirecionais entre sono e obesidade ao longo do tempo. Muitos estudos ainda são de curta duração e não avaliam adequadamente as flutuações no padrão de sono ao longo da vida. A necessidade de mais estudos longitudinais é também crucial para entender como as mudanças nos padrões de sono afetam a obesidade ao longo de diferentes fases da vida, especialmente em populações vulneráveis, como crianças, adolescentes e idosos. Essa abordagem poderá fornecer *insights* mais profundos na proposição de intervenções em padrões de sono que podem impactar o controle de peso a longo prazo.

Outra abordagem crucial que vem ganhando destaque na relação entre sono e obesidade é a implementação de estratégias personalizadas que considerem a crononutrição no manejo e prevenção da obesidade. Essas abordagens focam a sincronização dos ritmos biológicos de cada pessoa, incluindo a escolha dos horários mais adequados para as refeições e a prática de atividades físicas, com base nas preferências individuais de cronotipo (matutino, vespertino ou indiferente). Na prática, isso significa adaptar planos alimentares e de estilo de vida para respeitar os ritmos circadianos, promovendo uma alimentação em horários que otimizem o metabolismo e favoreçam a regulação do sono. Por exemplo, realizar refeições mais próximas ao início do dia e evitar grandes refeições à noite pode melhorar a qualidade do sono, o que, por sua vez, desempenha um papel fundamental na regulação do peso e na prevenção da obesidade. Essas práticas personalizadas podem ser integradas à rotina de aconselhamento nutricional, promovendo uma abordagem mais eficaz e sustentável para a prevenção da obesidade e melhora do sono. Além disso, a sinergia entre mudanças no comportamento de sono e intervenções nutricionais coordenadas pode oferecer novas oportunidades para o controle da obesidade e suas comorbidades associadas.

REFERÊNCIAS

1. Antza C, Kostopoulos G, Mostafa S, Nirantharakumar K, Tahrani A. The links between sleep duration, obesity and type 2 diabetes mellitus. J Endocrinol. 2021 Dec 13;252(2):125-41.
2. Guimarães KC, Silva CM, Latorraca COC, Oliveira RA, Crispim CA. Is self-reported short sleep duration associated with obesity? A systematic review and meta-analysis of cohort studies. Nutr Rev. 2022;80(5):983-1000.
3. Chaput JP, McHill AW, Cox RC, Broussard JL, Dutil C, da Costa BGG, et al. The role of insufficient sleep and circadian misalignment in obesity. Nat Rev Endocrinol. 2023 Feb;19(2):82-97.

4. Liu Q, Shi J, Duan P, Liu B, Li T, Wang C, et al. Is shift work associated with a higher risk of overweight or obesity? A systematic review of observational studies with meta-analysis. Int J Epidemiol. 2018;47(6):1956-71.

5. Alimoradi Z, Lin C-Y, Brostrom A, Bulow PH, Bajalan Z, Griffiths MD, et al. Internet addiction and sleep problems: a systematic review and meta-analysis. Sleep Med Rev. 2019;47:51-61.

6. Fang K, Mu M, Liu K, He Y. Screen time and childhood overweight/obesity: a systematic review and meta-analysis. Child Care Health Dev. 2019 Sep;45(5):744-53.

7. Patel SR, Malhotra A, White DP, Gottlieb DJ, Hu FB. Association between reduced sleep and weight gain in women. Am J Epidemiol. 2006;164(10):947-54.

8. Gangwisch JE, Malaspina D, Boden-Albala B, Heymsfield SB. Inadequate sleep as a risk factor for obesity: analyses of the NHANES I. Sleep. 2005;28(10):1289-96.

9. Heslop P, Smith GD, Metcalfe C, Macleod J, Hart C. Sleep duration and mortality: the effect of short or long sleep duration on cardiovascular and all-cause mortality in working men and women. Sleep Med. 2002;3(4):305-14.

10. Liu W, Liu J, Xu C, Yu J, Zhao J, Li C. Long sleep duration predicts a higher risk of obesity in adults: a meta-analysis of prospective cohort studies. J Public Health. 2019;41(2):304-10.

11. Nedeltcheva AV, Kilkus JM, Imperial J, Kasza K, Schoeller DA, Penev PD. Sleep curtailment is accompanied by increased intake of calories from snacks. Am J Clin Nutr. 2009;89(1):126-33.

12. Spiegel K, Leproult R, Van Cauter E. Impact of sleep debt on metabolic and endocrine function. Lancet. 2005;354(9188):1435-9.

13. Tasali E, Wroblewski K, Kahn E, Kilkus J, Schoeller DA. Effect of sleep extension on objectively assessed energy intake among adults with overweight in real-life settings: a randomized clinical trial. JAMA Intern Med. 2022;182(4):365-72.

14. St-Onge MP, Roberts A, Chen J, Kelleman M, O'Keeffe M, RoyChoudhury A, et al. Short sleep duration increases energy intakes but does not change energy expenditure in normal-weight individuals. Am J Clin Nutr. 2011;94(2):410-6.

15. Markwald RR, Melanson EL, Smith MR, Higgins J, Perreault L, Eckel RH, et al. Impact of insufficient sleep on total daily energy expenditure, food intake, and weight gain. Proc Natl Acad Sci U S A. 2013;110(14):5695 700.

16. Schmid SM, Hallschmid M, Jauch-Chara K, Wilms B, Benedict C, Lehnert H, et al. Short-term sleep loss decreases physical activity under free-living conditions but does not increase food intake under time-deprived laboratory conditions in healthy men. Am J Clin Nutr. 2009;90(5):1476-82.

17. Zhu B, Shi C, Park CG, Zhao X, Reutrakul S. Effects of sleep restriction on metabolism-related parameters in healthy adults: a comprehensive review and meta-analysis of randomized controlled trials. Sleep Med Rev. 2019;45:18-30.

18. Beebe DW, Simon S, Summer S, Hemmer S, Strotman D, Dolan LM. Dietary intake following experimentally restricted sleep in adolescents. Sleep. 2013;36(6):827-34.

19. Yang CL, Schnepp J, Tucker RM. Increased hunger, food cravings, food reward, and portion size selection after sleep curtailment in women without obesity. Nutrients. 2019;11(3):663.

20. Crispim CA, Zalcman I, Dáttilo M, Padilha HG, Edwards B, Waterhouse J, et al. The influence of sleep and sleep loss upon food intake and metabolism. Nutr Res Rev. 2007 Dec;20(2):195-212.

21. Cunha NB, Teixeira GP, Rinaldi AEM, Azeredo CM, Crispim CA. Late meal intake is associated with abdominal obesity and metabolic disorders related to metabolic syndrome: a chrono-nutrition approach using data from NHANES 2015-2018. Clin Nutr. 2023;42(9):1798-805.

22. Crispim CA, Rinaldi AEM, Azeredo CM, Skene DJ, Moreno CRC. Is time of eating associated with BMI and obesity? A population-based study. Eur J Nutr. 2024 Mar;63(2):527-37.

23. Al Khatib H, Harding S, Darzi J, et al. The effects of partial sleep deprivation on energy balance: a systematic review and meta-analysis. Eur J Clin Nutr. 2017;71:614-24.

24. St-Onge MP, McReynolds A, Trivedi ZB, Roberts AL, Sy M, Hirsch J. Sleep restriction leads to increased activation of brain regions sensitive to food stimuli. Am J Clin Nutr. 2012;95(4):818-24.

25. Cedernaes J, Brandell J, Ros O, Broman J-E, Hogenkamp PS, Schioth HB, et al. Increased impulsivity in response to food cues after sleep loss in healthy young men. Obesity. 2014;22(8):1786-91.

26. Benedict C, Brooks SJ, O'Daly OG, Almen MS, Morell A Aberg K, et al. Acute sleep deprivation enhances the brain's response to hedonic food stimuli: an fMRI study. J Clin Endocrinol Metab. 2012;97(3):E442-8.

27. Cappuccio FP, Taggart FM, Eleuteri S, Huber D. Meta-analysis of short sleep duration and obesity in children and adults. Sleep. 2008;31(5):619-26.

Capítulo 16

Abordagem nutricional – sono e diabetes tipo 2

Gláucia Carneiro

INTRODUÇÃO

A prevalência de distúrbios de sono nos indivíduos com diabetes tipo 2 (DM2) é significativamente maior em comparação à população em geral. Os distúrbios de sono mais prevalentes incluem insônia, apneia obstrutiva do sono e síndrome das pernas inquietas, que têm implicações significativas no controle do diabetes. A apneia obstrutiva do sono (AOS) é prevalente em 55 a 86% dos indivíduos com DM2, enquanto na população em geral a prevalência de AOS é de cerca de 2 a 4% em adultos.[1-3] A insônia afeta aproximadamente 39% de pessoas com DM2, em comparação com a prevalência de 10 a 30% na população em geral.[2,4] A síndrome das pernas inquietas (SPI) é relatada em 8 a 45% dos pacientes com DM2, o que é superior à prevalência de 5 a 10% na população geral.[2,3]

Abordar esses distúrbios de sono é crucial para prevenir o aparecimento do diabetes e melhorar o controle metabólico dos pacientes com a doença já estabelecida. A American Diabetes Association (ADA) destaca a importância do rastreio de distúrbios de sono em pessoas com diabetes, dada sua elevada prevalência e o impacto no controle glicêmico.[3,5]

A presença da obesidade influencia significativamente a prevalência e a gravidade dos distúrbios de sono em pacientes com DM2, o que por sua vez pode piorar o controle glicêmico e a resistência à insulina, criando um ciclo vicioso. A privação e a má qualidade do sono podem levar à desregulação dos hormônios reguladores do apetite, como a leptina e a grelina, promovendo ainda mais o ganho de peso e distúrbios metabólicos.[6] A ADA enfatiza que a prevalência de

AOS é significativamente maior em indivíduos com obesidade, especialmente aqueles com obesidade central. A fisiopatologia envolve aumento da deposição de gordura ao redor das vias aéreas superiores, levando à obstrução das vias aéreas durante o sono. Foi demonstrado que a perda de peso, seja por meio de intervenções no estilo de vida ou de abordagens farmacológicas, melhora a gravidade e os sintomas da AOS.[5,7] A obesidade também está associada a maior prevalência de insônia em pacientes com DM2, e os mecanismos envolvem inflamação aumentada, desregulação metabólica e estresse psicológico.

DURAÇÃO DO SONO E DIABETES *MELLITUS* TIPO 2

As evidências sugerem que tanto a curta duração do sono (menos de 6 horas) quanto a longa duração do sono (mais de 8 horas) estão associadas a maior incidência de DM2 em longo prazo.[8-11] Entretanto, os mecanismos envolvidos ainda não estão completamente esclarecidos. O sono desempenha um papel crucial na regulação de diversas funções fisiológicas, como humor, estado de alerta, cognição, sistema imunológico, atividade do sistema nervoso autônomo, além de regulação hormonal e metabólica.[12] A privação do sono pode levar à diminuição da sensibilidade à insulina e afetar a regulação de vários hormônios, como cortisol, hormônio do crescimento (GH), fator de crescimento semelhante à insulina 1, prolactina, leptina e hormônio da tireoide.[13,14] Além disso, a privação do sono está associada ao aumento da atividade nervosa simpática, à diminuição da sensibilidade à insulina, à desregulação da homeostase da glicose e ao aumento do risco de DM2. Também provoca a desregulação do controle neuroendócrino do apetite, com redução do hormônio da saciedade, a leptina, e aumento do hormônio promotor da fome, a grelina.[15]

Estudos preliminares demonstraram que uma única noite de privação parcial de sono pode diminuir a sensibilidade à insulina, resultando no aumento dos níveis de glicose e na redução da sensibilidade periférica à insulina.[16,17] Além disso, potenciais intervenções para mitigar o impacto da privação de sono na sensibilidade à insulina demonstraram que três noites de recuperação de sono melhoraram a sensibilidade à insulina em indivíduos com restrição crônica e repetitiva de sono, sugerindo que a recuperação pode ser benéfica para restaurar a sensibilidade à insulina.[18]

A duração do sono também impacta no controle glicêmico nos pacientes com DM2 já estabelecido, e o tempo ideal de sono recomendado nessa população é de 7 a 8 horas por noite. Essa recomendação é baseada em evidências que demonstraram uma relação em forma de U entre a duração do sono e o controle glicêmico, em que a curta duração (< 6 horas) e a longa duração (> 8 horas) estavam associadas a níveis mais elevados de hemoglobina glicada (HbA1c) e pior controle glicêmico.[19-21] Um estudo que analisou dados da Pesquisa Nacional de Saúde e Nutrição da Coreia descobriu que uma duração de sono de 7 horas por dia estava associada aos menores níveis de HbA1c entre os pacientes com DM2.[19] Da mesma forma, uma metanálise publicada na revista *Diabetes Care* em 2015 demonstrou que o menor risco de diabetes tipo 2 foi observado nos indivíduos com duração de sono entre 7 e 8 horas por dia.[20] Outra revisão sistemática e metanálise confirmou que tanto a curta quanto a longa duração do sono estão associadas ao aumento dos níveis de HbA1c, reforçando a importância de manter uma duração de sono dentro dessa faixa ideal.[21]

APNEIA OBSTRUTIVA DO SONO E DIABETES *MELLITUS* TIPO 2

A AOS é um distúrbio complexo de sono caracterizado por episódios repetitivos de obstrução total ou parcial das vias aéreas superiores, resultando em hipóxia intermitente, sono fragmentado e, geralmente, redução do tempo total de sono. Estudos longitudinais indicam que a presença de AOS está associada a risco aumentado de desenvolver diabetes, mesmo após ajuste para adiposidade.[22,23] Acredita-se que algumas comorbidades associadas à apneia do sono resultem da hipóxia intermitente e da fragmentação do sono, que desencadeiam uma resposta ao estresse com aumento da atividade simpática e da inflamação, disfunção endotelial, aumento de espécies reativas de oxigênio e resistência à insulina.[24] Entretanto, ainda há especulação se a AOS é um fator de risco independente para o surgimento das anormalidades metabólicas ou se os componentes da síndrome metabólica, particularmente obesidade e resistência à insulina, podem influenciar no aparecimento da apneia do sono. Essa suposição tem grande impacto na conduta terapêutica e baseia-se nas premissas citadas no Quadro 1.[25-29]

As evidências apontam a associação entre distúrbios de sono, particularmente a duração do sono e a síndrome da apneia do sono, e o risco de diabetes e piora glicêmica nos pacientes com DM2. No entanto, é importante destacar que, embora essa relação esteja bem documentada, são necessários mais estudos intervencionistas para estabelecer a causalidade e avaliar o impacto das intervenções focadas no sono sobre o controle do diabetes.[30]

Quadro 1 Premissas que sugerem relação da AOS com obesidade e resistência à insulina

1	Pacientes com AOS nem sempre apresentam lesões estruturais nas vias aéreas e vice-versa; pacientes com estreitamento das vias aéreas nem sempre desenvolvem AOS.
2	O possível insucesso da terapêutica cirúrgica para AOS e a melhora dos sintomas com pequenas perdas de peso.
3	Nem todos os estudos mostram os benefícios do CPAP nas anormalidades metabólicas.
4	A AOS é frequente nas condições em que a resistência à insulina é a anormalidade primária, como síndrome dos ovários policísticos.
5	Intervenções anti-inflamatórias têm a capacidade de diminuir a sonolência e os episódios de apneia e/ou hipopneia por hora de sono.

AOS: apneia obstrutiva do sono; CPAP: pressão positiva contínua na via aérea.

ABORDAGEM TERAPÊUTICA

Os dispositivos de pressão positiva contínua nas vias aéreas (CPAP) são eficazes na melhoria do sono e no controle da glicose em pacientes com diabetes tipo 2 e distúrbios de sono, especialmente AOS. A terapia com CPAP melhora significativamente a qualidade do sono, reduzindo o índice de apneia-hipopneia (IAH) e aliviando os sintomas da AOS, como sonolência diurna e fadiga.[31,32]

No que diz respeito ao controle glicêmico, metanálises mostram que o tratamento com CPAP leva a reduções significativas nos níveis de HbA1c, glicemia de jejum e resistência à insulina. Uma metanálise de Shang et al. demonstrou que o CPAP diminuiu significativamente os níveis de HbA1c e os níveis de glicemia de jejum em pacientes com DM2 e AOS.[31] Outra metanálise, de Herth et al., confirmou esses achados, mostrando uma redução significativa na HbA1c com a terapia com CPAP.[32] Importante notar que a eficácia do CPAP na melhoria do controle glicêmico é influenciada pela adesão à terapia. Maior adesão, definida pelo uso de CPAP por mais horas por noite, está associada a maiores melhorias na HbA1c e no metabolismo geral da glicose.[32,33] Em resumo, a terapia com CPAP é eficaz na melhoria da qualidade do sono e do controle glicêmico em pacientes diabéticos tipo 2 com AOS, sendo o grau de melhora no controle glicêmico dependente do nível de adesão ao uso do CPAP.

A perda de peso tem um impacto significativo nos sintomas de distúrbios de sono em pacientes com DM2, especialmente em condições como AOS e insônia. A ADA enfatiza que a perda de peso, seja por meio de intervenções no estilo de vida ou de abordagens farmacológicas, pode levar a melhorias na gravidade da AOS e outros distúrbios respiratórios.[5]

- Mudança do estilo de vida (MEV): A ADA recomenda intervenções intensivas no estilo de vida como uma estratégia de primeira linha. Isso inclui um programa estruturado com foco em mudanças na dieta, aumento da atividade física e aconselhamento comportamental. O estudo *Sleep ahead* demonstrou que a MEV resultou em perda de peso significativa, e levou a uma redução substancial na gravidade da AOS ao longo de um período de 10 anos. A ADA sugere almejar um déficit energético de 500 a 750 kcal/dia, o que normalmente se traduz em 1.200 a 1.500 kcal/dia para mulheres e 1.500 a 1.800 kcal/dia para homens.[34-36]
- Modificações dietéticas: abordagens dietéticas específicas, como a dieta mediterrânea, demonstraram eficácia na redução da gravidade da AOS. O estudo *Mimosa* indicou que a perda de peso ≥ 5% e idealmente ≥ 10% melhorou significativamente os sintomas da AOS. Planos de substituição de refeições também podem ser eficazes, como evidenciado por melhorias na qualidade nutricional, perda de peso e fatores de risco cardiovascular no estudo *Look ahead*.[34,37]
- Intervenções farmacológicas: farmacoterapias baseadas em medicamentos incretinomiméticos, como agonistas do receptor GLP-1, mostraram-se promissoras em alcançar perda de peso substancial, o que pode melhorar a gravidade da AOS e a saúde metabólica geral. Esses medicamentos podem ser considerados para pacientes que não alcançam perda de peso suficiente apenas por meio de mudanças no estilo de vida.[38]
- Aconselhamento comportamental: intervenções comportamentais intensivas comprovadas devem incluir pelo menos 16 sessões ao longo dos 6 meses iniciais, com foco em mudanças nutricionais, atividade física e estratégias comportamentais para atingir o déficit de energia.[5,34]

CONSIDERAÇÕES FINAIS

Os distúrbios de sono são altamente prevalentes entre indivíduos com DM2 e estão associados a piora do controle glicêmico e ao aumento do risco de complicações do diabetes.[39,40] Em 2022, a ADA e a Associação Europeia para o Estudo do Diabetes (EASD) incorporaram o sono como um componente essencial do estilo de vida no tratamento do DM2, enfatizando a importância da quantidade, qualidade e tempo de sono.[41,42] Abordar a saúde do sono por meio de triagem, aconselhamento e encaminhamentos apropriados é crucial para otimizar o tratamento do diabetes e prevenir o aparecimento da doença.[43]

REFERÊNCIAS

1. Feher M, Hinton W, Munro N, de Lusignan S. Obstructive sleep apnoea in type 2 diabetes mellitus: increased risk for overweight as well as obese people included in a national primary care database analysis. Diabet Med. 2019;36(10):1304-11.
2. Schipper SBJ, Van Veen MM, Elders PJM, van Straten A, Van Der Werf YD, Knutson KL, et al. Sleep disorders in people with type 2 diabetes and associated health outcomes: a review of the literature. Diabetologia. 2021;64(11):2367-77.
3. American Diabetes Association Professional Practice Committee. 5. Facilitating Positive Health Behaviors and Well-being to Improve Health Outcomes: Standards of Care in Diabetes-2024. Diabetes Care. 2024;47(1):S77-S110.
4. Koopman ADM, Beulens JW, Dijkstra T, Pouwer F, Bremmer MA, van Straten A, et al. Prevalence of Insomnia (symptoms) in T2D and association with metabolic parameters and glycemic control: meta-analysis. J Clin Endocrinol Metab. 2020 Mar 1;105(3):614-43.
5. American Diabetes Association Professional Practice Committee. 4. Comprehensive Medical Evaluation and Assessment of Comorbidities: Standards of Care in Diabetes-2024. Diabetes Care. 2024 Jan 1;47(Suppl 1):S52-S76.
6. Kurnool S, McCowen KC, Bernstein NA, Malhotra A. Sleep apnea, obesity, and diabetes: an intertwined trio. Curr Diab Rep. 2023 Jul;23(7):165-71.
7. Khan DA, Banerji A, Blumenthal KG, Phillips EJ, Solensky R, White AA, et al. Drug allergy: a 2022 practice parameter update. J Allergy Clin Immunol. 2022 Dec;150(6):1333-93.
8. Ferrie JE, Kivimäki M, Akbaraly TN, Tabak A, Abell J, Davey Smith G, et al. Change in sleep duration and type 2 diabetes: The Whitehall II study. Diabetes Care. 2015 Aug;38(8):1467-72.
9. Pyykkönen AJ, Isomaa B, Pesonen AK, Eriksson JG, Groop L, Tuomi T, et al. Sleep duration and insulin resistance in individuals without type 2 diabetes: the PPP-Botnia study. Ann Med. 2014 Aug;46(5):324-9.
10. Lee DY, Jung I, Park SY, Yu JH, Seo JA, Kim KJ, et al. Sleep duration and the risk of type 2 diabetes: a community-based cohort study with a 16-year follow-up. Endocrinol Metab (Seoul). 2023 Feb;38(1):146-55.
11. Song Q, Liu X, Zhou W, Wang X, Wu S. Short-term changes in sleep duration and risk of type 2 diabetes: Kailuan prospective study. Medicine (Baltimore). 2016 Nov;95(45):e5363.
12. Krueger JM, Obál F Jr, Fang J. Humoral regulation of physiological sleep: cytokines and GHRH. J Sleep Res. 1999 Jun;8(Suppl 1):53-9.
13. Copinschi G. Metabolic and endocrine effects of sleep deprivation. Essent Psychopharmacol. 2005;6(6):341-7.
14. Stamatakis KA, Punjabi NM. Effects of sleep fragmentation on glucose metabolism in normal subjects. Chest. 2010;137(1):95-101.
15. Schmid SM, Hallschmid M, Jauch-Chara K, Wilms B, Lehnert H, Born J, et al. Disturbed gluco-regulatory response to food intake after moderate sleep restriction. Sleep. 2011;34(3):371-7.

16. Donga E, van Dijk M, van Dijk JG, Biermasz NR, Lammers GJ, van Kralingen KW, et al. A single night of partial sleep deprivation induces insulin resistance in multiple metabolic pathways in healthy subjects. J Clin Endocrinol Metab. 2010;95(6):2963-8.

17. Cedernaes J, Lampola L, Axelsson EK, Liethof L, Hassanzadeh S, Yeganeh A, et al. A single night of partial sleep loss impairs fasting insulin sensitivity but does not affect cephalic phase insulin release in young men. J Sleep Res. 2016;25(1):5-10.

18. Killick R, Hoyos CM, Melehan KL, Dungan GC 2nd, Poh J, Liu PY. Metabolic and hormonal effects of "catch-up" sleep in men with chronic, repetitive, lifestyle-driven sleep restriction. Clin Endocrinol (Oxf). 2015;83(4):498-507.

19. Kim BK, Kim BS, An SY, Lee MS, Choi YJ, Han SJ, et al. Sleep duration and glycemic control in patients with diabetes mellitus: Korea National Health and Nutrition Examination Survey 2007-2010. J Korean Med Sci. 2013;28(9):1334-9.

20. Shan Z, Ma H, Xie M, Yan P, Guo Y, Bao W, et al. Sleep duration and risk of type 2 diabetes: a meta-analysis of prospective studies. Diabetes Care. 2015;38(3):529-37.

21. Lee SWH, Ng KY, Chin WK. The impact of sleep amount and sleep quality on glycemic control in type 2 diabetes: a systematic review and meta-analysis. Sleep Med Rev. 2017;31:91-101.

22. Anothaisintawee T, Reutrakul S, Van Cauter E, Thakkinstian A. Sleep disturbances compared to traditional risk factors for diabetes development: systematic review and meta-analysis. Sleep Med Rev. 2016;30:11-24.

23. Kim NH, Cho NH, Yun CH, Lee SK, Yoon DW, Cho HJ, et al. Association of obstructive sleep apnea and glucose metabolism in subjects with or without obesity. Diabetes Care. 2013;36(12):3909-15.

24. Ramos AR, Wallace DM, Pandi-Perumal SR, Williams NJ, Castor C, Sevick MA, et al. Associations between sleep disturbances and diabetes mellitus among blacks with metabolic syndrome: results from the Metabolic syndrome outcome study (MetSO). Ann Med. 2015;47(3):233-7.

25. Wolk R, Somers VK. Sleep and the metabolic syndrome. Exp Physiol. 2007; 92:67-78.

26. Peppard PE, Young T, Palta M, Dempsey J, Skatrud J. Longitudinal study of moderate weight change and sleep-disordered breathing. JAMA. 2000; 284:3015-21.

27. Punjabi NM, Polotsky VY. Disorders of glucose metabolism in sleep apnea. J Appl Physiol. 2005;99:1998-2007.

28. Vgontzas AN, Legro RS, Bixler EO, Grayev A, Kales A, Chrousos GP. Polycystic ovary syndrome is associated with obstructive sleep apnea and daytime sleepiness: role of insulin resistance. J Clin Endocrinol Metab. 2001; 86:517-20.

29. Vgontzas AN, Zoumakis E, Lin HM, Bixler EO, Trakada G, Chrousos GP. Marked decrease in sleepiness in patients with sleep apnea by etanercept, a tumor necrosis factor-alpha antagonist. J Clin Endocrinol Metab. 2004; 89:4409-13.

30. Ogilvie RP, Patel SR. The epidemiology of sleep and diabetes. Curr Diab Rep. 2018 Aug 17;18(10):82.

31. Shang W, Zhang Y, Wang G, Han D. Benefits of continuous positive airway pressure on glycaemic control and insulin resistance in patients with type 2 diabetes and obstructive sleep apnoea: a meta-analysis. Diabetes Obes Metab. 202;23(2):540-8.

32. Herth J, Sievi NA, Schmidt F, Kohler M. Effects of continuous positive airway pressure therapy on glucose metabolism in patients with obstructive sleep apnoea and type 2 diabetes: a systematic review and meta-analysis. Eur Respir Rev. 2023;32(169):230083.

33. Zhao X, Zhang W, Xin S, Yu X, Zhang X. Effect of CPAP on blood glucose fluctuation in patients with type 2 diabetes mellitus and obstructive sleep apnea. Sleep Breath. 2022 Dec;26(4):1875-83.

34. American Diabetes Association Professional Practice Committee. 8. Obesity and Weight Management for the Prevention and Treatment of Type 2 Diabetes: Standards of Care in Diabetes-2024. Diabetes Care. 2024;47(Suppl 1):S145-S157.

35. Kuna ST, Reboussin DM, Strotmeyer ES, Millman RP, Zammit G, Walkup MP, et al.; Sleep Ahead Research Subgroup of the Look Ahead Research Group. Effects of Weight Loss on Obstructive Sleep Apnea Severity. Ten-year results of the Sleep Ahead Study. Am J Respir Crit Care Med. 2021;203(2):221-9.

36. Kuna ST, Reboussin DM, Borradaile KE, Sanders MH, Millman RP, Zammit G, et al.; Sleep Ahead Research Group of the Look Ahead Research Group. Long-term effect of weight loss on obstructive sleep apnea severity in obese patients with type 2 diabetes. Sleep. 2013;36(5):641-649A.

37. Georgoulis M, Yiannakouris N, Kechribari I, Lamprou K, Perraki E, Vagiakis E, et al. Dose-response relationship between weight loss and improvements in obstructive sleep apnea severity after a diet/lifestyle interventions: secondary analyses of the "Mimosa" randomized clinical trial. J Clin Sleep Med. 2022;18(5):1251-61.

38. Grunstein RR, Wadden TA, Chapman JL, Malhotra A, Phillips CL. Giving weight to incretin-based pharmacotherapy for obesity-related sleep apnea: a revolution or a pipe dream? Sleep. 2023;46(10):zsad224.

39. Schipper SBJ, Van Veen MM, Elders PJM, van Straten A, Van Der Werf YD, et al. Sleep disorders in people with type 2 diabetes and associated health outcomes: a review of the literature. Diabetologia. 2021 Nov;64(11):2367-77.

40. American Diabetes Association Professional Practice Committee. 5. Facilitating Positive Health Behaviors and Well-being to Improve Health Outcomes: Standards of Care in Diabetes-2024. Diabetes Care. 2024 Jan 1;47(Suppl 1):S77-S110.

41. Blonde L, Umpierrez GE, Reddy SS, McGill JB, Berga SL, Bush M, et al. American Association of Clinical Endocrinology clinical practice guideline: developing a diabetes mellitus comprehensive care plan-2022 Update. Endocr Pract. 2022 Oct;28(10):923-1049.

42. Davies MJ, Aroda VR, Collins BS, Gabbay RA, Green J, Maruthur NM, et al. Management of hyperglycemia in type 2 diabetes, 2022. A consensus report by the American Diabetes Association (ADA) and the European Association for the Study of Diabetes (EASD). Diabetes Care. 2022;45:2753-86.

43. Henson J, Covenant A, Hall AP, Herring L, Rowlands AV, Yates T, et al. Waking up to the importance of sleep in type 2 diabetes management: a narrative review. Diabetes Care. 2024;47(3):331-43.

Capítulo **17**

Nutrientes e sono

Giovana Longo-Silva
Márcia de Oliveira Lima
Risia Cristina Egito de Menezes

INTRODUÇÃO

A inter-relação entre alimentação e sono tem despertado crescente interesse à medida surgem evidências sobre como diferentes componentes da dieta podem influenciar a qualidade do sono.

No entanto, essa relação é complexa e multifacetada. Se por um lado a qualidade do sono pode influenciar os padrões alimentares, afetando a escolha de alimentos e o controle do apetite, a composição e o horário das refeições também podem impactar os ritmos circadianos e modular fatores relacionados ao sono, tais como sua duração, latência (tempo necessário para adormecer), despertares noturnos, sonolência diurna e ocorrência de transtornos do sono.

Além disso, a absorção dos nutrientes não depende apenas de sua forma química e concentração, mas também da presença de compostos e nutrientes que afetam sua biodisponibilidade, além de fatores como variações genéticas individuais no metabolismo, ritmos circadianos, horário da ingestão, entre outros. Ademais, comorbidades, estilo de vida, estresse e exposição à luz artificial agregam complexidade ao tentar isolar o impacto específico dos nutrientes nos padrões de sono.

A comunidade científica reconhece a necessidade de pesquisas laboratoriais mais robustas, ensaios clínicos randomizados em maior escala e análises longitudinais mais abrangentes para esclarecer os mecanismos pelos quais os diferentes componentes dietéticos influenciam o sono. Apesar dessas lacunas, a literatura atual já oferece perspectivas promissoras sobre essas interações.

Este capítulo explorará os modos como os nutrientes e outros componentes da dieta afetam a qualidade do sono, concentrando-se naqueles que têm sido mais amplamente pesquisados. Compreender essa relação pode contribuir para abordagens nutricionais mais eficazes do sono e de seus distúrbios.

RECOMENDAÇÕES NUTRICIONAIS PARA ADULTOS SAUDÁVEIS

O Quadro 1 apresenta os nutrientes e componentes da dieta abordados neste capítulo, com exemplos de fontes alimentares, recomendações diárias (incluindo o Nível Máximo Tolerável de Ingestão, UL – *Tolerable Upper Intake Level*)[1-5] e limites de ingestão de suplementos alimentares para adultos (aplicáveis aos que pertencem a essa categoria, conforme diretrizes da Agência Nacional de Vigilância Sanitária – Anvisa).[6]

MACRONUTRIENTES

A Figura 1 ilustra os possíveis efeitos de carboidratos, proteínas e ácidos graxos na qualidade do sono, com base nos principais achados da literatura.

Carboidratos

O impacto dos carboidratos no sono é determinado não apenas pela quantidade ingerida, mas também pelo tipo de carboidrato. Estudos indicam que dietas com alto índice glicêmico (IG) e alta ingestão de açúcares livres podem aumentar o risco de insônia e má qualidade do sono, enquanto uma dieta de baixo IG e rica em fibras, frutas e vegetais pode reduzir esses riscos.[7]

Os mecanismos pelos quais o IG e a glicemia noturna afetam o sono ainda não estão completamente elucidados. No entanto, uma alta resposta glicêmica a uma refeição noturna e a hiperinsulinemia compensatória podem levar a hipoglicemia reativa leve. Essa condição pode, por sua vez, estimular a secreção de hormônios contrarregulatórios, como adrenalina, cortisol, glucagon e hormônio de crescimento, desencadeando sintomas como palpitações, tremores, suores frios, ansiedade, irritabilidade e fome, que podem levar a despertares noturnos e reduzir a qualidade do sono.[8] Além disso,

Quadro 1 Nutrientes e outros componentes da dieta: fontes alimentares, recomendações diárias e limites de ingestão de suplementos para adultos

	Fontes alimentares	Recomendações diárias	Suplementos alimentares[a]
Carboidratos	Cereais (arroz, trigo, aveia, cevada, centeio, milho), vegetais com amido (batata-doce, batata, mandioca), leguminosas (soja, ervilhas, feijão), frutas, açúcares e adoçantes (cana-de-açúcar, açúcar de beterraba, mel, xarope de milho), leite e derivados. IG alto: açúcar, pão francês, batata-inglesa cozida, abacaxi. IG médio: banana-nanica, mandioquinha cozida, pinhão cozido. IG baixo: amora, aveia, banana-prata, feijão-carioca cozido, grão-de-bico cozido, leite integral, maçã, mamão, mandioca cozida, macarrão cozido.	DRI: 45-65% do total de energia OMS: deve ser predominante de grãos integrais, vegetais, frutas e leguminosas, com pelo menos 400 g de vegetais e frutas.	≥ 19,5 g
Fibra alimentar	Cereais integrais, raízes e tubérculos, leguminosas, frutas, legumes e verduras.	AI: homens (19-50 anos): 38 g e (> 50 anos): 30 g Mulheres: (19-50 anos): 25 g e (> 50 anos): 21 g OMS: 25 g	≥ 5,7 g
Açúcares livres	Incluem monossacarídeos e dissacarídeos adicionados a alimentos e bebidas pelo fabricante, cozinheiro ou consumidor, além dos açúcares naturalmente presentes em mel, xaropes, sucos de frutas e concentrados de sucos de frutas.	DRI: ≤ 25% do total de energia[b] OMS: ≤ 10% do total de energia (incluindo açúcares adicionados)	–
Proteínas	Carnes vermelhas e de aves, peixes, leite e derivados, ovos e leguminosas.	DRI: 10-35% do total de energia	≥ 8,4 g
Triptofano	Carnes, frutos do mar, leite e derivados, ovos (clara), batatas, grão-de-bico, soja, cacau, nozes, avelã e castanha de caju.	OMS: 4 mg/kg de peso corporal	42-860 mg
Gaba	Alimentos fermentados, como produtos lácteos (iogurte, kefir, queijos fermentados), missô, chucrute e kimchi.	ND	–
Gorduras	Carnes vermelhas e de aves, peixes, óleos vegetais (soja, milho, girassol, oliva), manteiga, gordura de coco, banha de porco, castanhas, nozes, amêndoas, amendoins, leite integral e queijos.	DRI: 20-35% do total de energia OMS: ≤ 30% do total de energia	≥ 5 g
Ácidos graxos saturados	Carnes vermelhas e de aves, gordura animal, leite integral, queijos e alimentos ultraprocessados.	DRI: "o mais baixo possível" OMS: ≤ 10% do total de energia	–

(continua)

Quadro 1 Nutrientes e outros componentes da dieta: fontes alimentares, recomendações diárias e limites de ingestão de suplementos para adultos (*continuação*)

	Fontes alimentares	Recomendações diárias	Suplementos alimentares[a]
Ácidos graxos trans	Alimentos industrializados com adição de gordura parcialmente hidrogenada, como biscoitos, bolos, margarinas, cremes vegetais, pratos congelados, massas instantâneas, chocolates e sorvetes.	DRI: "o mais baixo possível" OMS: ≤ 1% do total de energia	–
Ácido alfalinolênico (ômega 3)	Peixes gordurosos, como salmão, cavala e sardinha; óleo de peixe; semente de linhaça e chia; e nozes.	DRI: 0,6-1,2% do total de energia AI: homens: 1,6 g/mulheres: 1,1 g	0,24-2,4 g
Ácido linoleico (ômega 6)	Óleos vegetais, como de soja, milho e girassol.	DRI: 5-10% do total de energia AI: homens (19-50 anos): 17 g e (> 50 anos): 14 g Mulheres (19-50 anos): 12 g e (> 50 anos): 11 g	2,55-25,5 g
Ferro	Ferro heme (ferroso, Fe^{2+}): carnes vermelhas, aves e peixes (maior biodisponibilidade 15-35%). Ferro não heme (férrico, Fe^{3+}): leguminosas, legumes e verduras de folhas verde-escuras (menor biodisponibilidade 2-20%).	RDA: homens (> 19 anos): 8 mg/ mulheres (19-50 anos): 18 mg e (> 50 anos): 8 mg UL: 45 mg	2,7-34,31 mg
Zinco	Vísceras, carnes vermelhas e de aves, peixes e crustáceos, ovos, leite e derivados (maior biodisponibilidade pela ausência de fitato). Cereais e leguminosas (menor biodisponibilidade pela presença de fitato).	RDA: homens: 11 mg/mulheres: 8 mg UL: 40 mg	1,65-29,59 mg
Magnésio	Leite e derivados, legumes, verduras, frutas e cereais.	RDA: homens (19-30 anos): 400 mg e (> 30 anos): 420 mg/ mulheres (19-30 anos): 310 mg e (> 30 anos): 320 mg UL: 350 mg/dL[c]	63-350 mg

(*continua*)

Quadro 1 Nutrientes e outros componentes da dieta: fontes alimentares, recomendações diárias e limites de ingestão de suplementos para adultos (*continuação*)

	Fontes alimentares	Recomendações diárias	Suplementos alimentares[a]
Vitamina D	Peixes gordurosos, como salmão, cavala e sardinha; óleos de peixe, fígado animal e gema de ovo.	RDA: (19-70 anos): 15 mcg e (> 70 anos): 20 mcg[d] UL: 100 mcg	3-50 mcg[e]
Água	Alimentos, bebidas e água potável.	AI: homens: 3,7 L / mulheres: 2,7 L[f]	–
Melatonina	Carnes, peixes, ovos, leite, nozes, cereais (trigo, aveia, cevada), uva, cereja ácida, morango, kiwi, tomate, pimentão e cogumelos.	ND	≤ 0,21 mg

AI: *Adequate Intake* (Ingestão Adequada); DRI: *Dietary Reference Intakes* (Referências Dietéticas de Ingestão); Gaba: ácido gama-aminobutírico; IG: índice glicêmico; ND: não determinado; OMS: Organização Mundial da Saúde; RDA: *Recommended Dietary Allowances* (Ingestão Diária Recomendada); UL: *Tolerable Upper Intake Level* (Nível Máximo Tolerável de Ingestão).

[a]Limites mínimo e máximo recomendados para a ingestão diária de suplementos alimentares para adultos (≥ 19 anos), conforme diretrizes da Anvisa, aplicáveis apenas aos nutrientes e componentes que integram esta categoria.

[b]Não é uma ingestão recomendada. Não foi estabelecida uma ingestão diária de açúcares adicionados que os indivíduos devam buscar para alcançar uma dieta saudável.

[c]UL para o magnésio refere-se apenas à ingestão proveniente de agentes farmacológicos e não inclui a ingestão a partir de alimentos e água.

[d]Pressupondo exposição mínima ao sol.

[e]Como colecalciferol (1 mcg colecalciferol = 40 UI vitamina D).

[f]A ingestão e a excreção total de água podem variar de acordo com muitos fatores, incluindo sexo, idade, peso corporal, atividade física, umidade, temperatura e altitude.

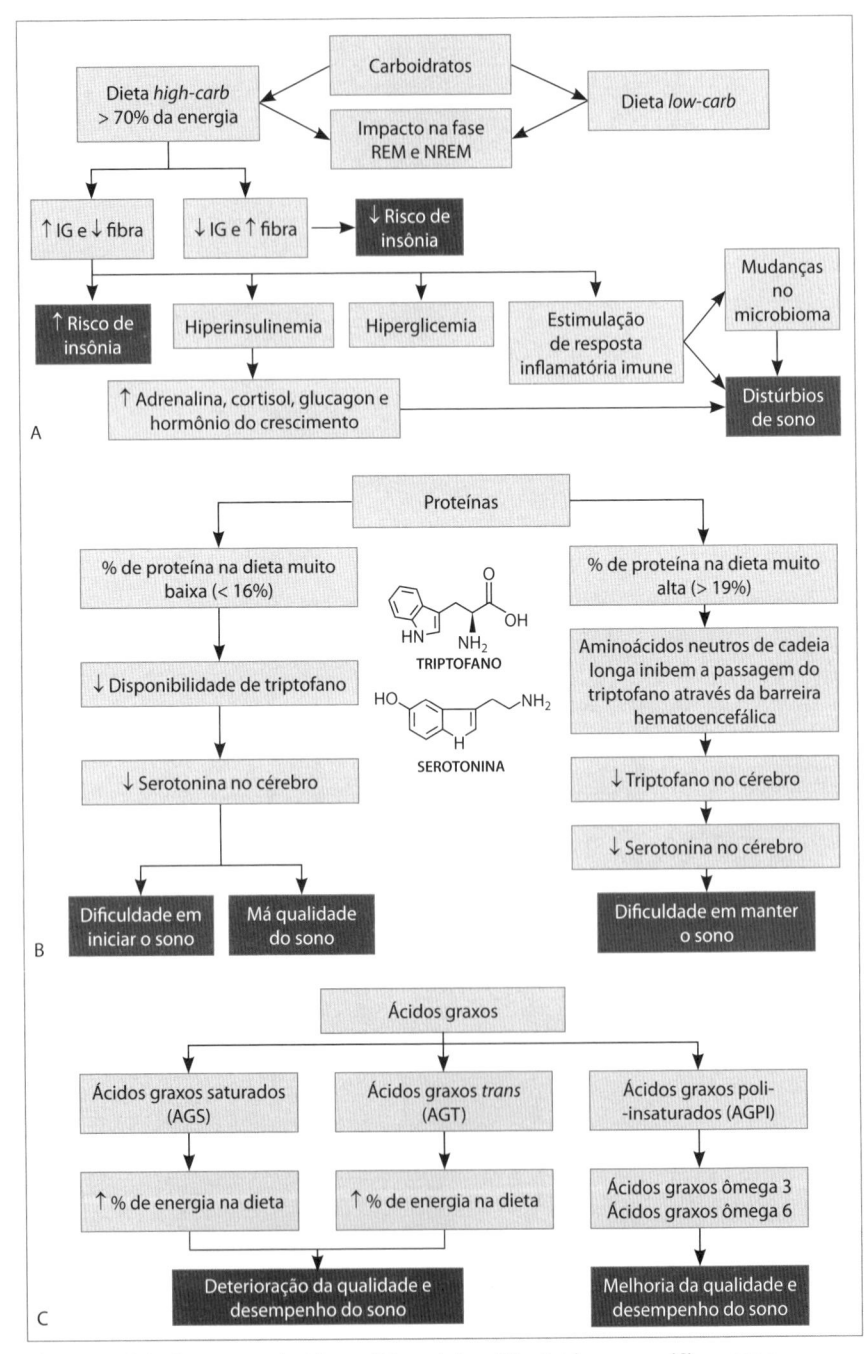

Figura 1 Relação entre carboidratos (A), proteínas (B) e ácidos graxos (C) e o sono.

Fonte: adaptada de Seijbuk et al.[7]

dietas com alto IG podem prejudicar a qualidade do sono ao induzir uma resposta inflamatória no sistema imunológico, resultando a longo prazo em alterações no microbioma intestinal.[7]

Contudo, é importante considerar não apenas o IG dos alimentos, mas também a carga glicêmica, que leva em conta tanto a qualidade quanto a quantidade de carboidratos consumidos, fornecendo uma medida mais precisa do impacto real sobre a glicose plasmática. Por exemplo, a melancia e o abacaxi têm alto IG, mas baixa CG devido ao baixo teor de carboidratos. Além disso, os efeitos glicêmicos podem ser modulados por outros componentes da dieta.

Ácidos graxos

Estudos mostram que indivíduos com melhor qualidade do sono (duração ≥ 7 horas, escore global ≤ 5, latência ≤ 30minutos e eficiência do sono > 85%) têm menor proporção de energia proveniente de gorduras na dieta, em comparação com aqueles com pior qualidade do sono.[9] No entanto, como evidenciado na Figura 1, o tipo de gordura influencia fortemente esta relação.

Os ácidos graxos saturados e *trans* não apenas comprometem a qualidade do sono como também estão associados a um aumento no risco de diabetes e doenças cardiovasculares. Essas condições podem, por sua vez, causar ou agravar distúrbios de sono. Em contraste, estudos mostram que dietas com concentrações adequadas de ácidos graxos poli-insaturados, como ômega 3 (ácido alfalinolênico) e ômega 6 (ácido linoleico), estão associados à redução da incidência dessas doenças[4] e a melhores parâmetros de sono. Estudos sugerem que uma dieta com baixo teor de ácidos graxos ômega 3 pode prejudicar o sono noturno devido à perturbação endógena do ritmo circadiano e à diminuição na secreção de melatonina.[7]

Proteínas e aminoácidos

A ingestão insuficiente de proteínas pode resultar em uma oferta reduzida de triptofano, o que pode impactar negativamente a qualidade do sono. Em uma revisão da literatura, Sejbuk et al.[7] sugerem que consumir de 16 a 19% da ingestão energética total em proteínas está associado a melhor qualidade do sono (Figura 1).

Triptofano, serotonina e melatonina

O triptofano, um aminoácido essencial, é precursor da síntese do neurotransmissor serotonina (5-*hydroxytryptamine* – 5-HT). Por sua vez, a serotonina atua como precursora na produção de melatonina (N-acetil-5-metoxitriptamina).[7,10] A melatonina endógena, um neuro-hormônio sintetizado principalmente pela glândula pineal, desempenha um papel crucial na regulação do ciclo sono-vigília. Ela exerce seus efeitos por meio do estímulo dos receptores MT1, atenuando o sinal de alerta no núcleo supraquiasmático, e MT2, sincronizando o relógio circadiano.[11]

A melatonina também é encontrada naturalmente em alimentos (ver Quadro 1), mas suas concentrações variam de acordo com a espécie, o cultivo e o processamento. Foi observado que o leite ordenhado à noite contém níveis naturalmente mais elevados de melatonina, refletindo o ciclo circadiano dos animais. Embora não haja uma ingestão diária recomendada, acredita-se que consumir alimentos ricos em melatonina possa elevar seus níveis no sangue e auxiliar na prevenção e tratamento de distúrbios de sono.[10]

Evidências sugerem que, no contexto de uma dieta equilibrada, o consumo noturno de leite, que é uma fonte de triptofano e melatonina, assim como a cereja ácida, fonte de melatonina, pode melhorar a qualidade do sono.

Em algumas culturas orientais, é comum oferecer leite com açafrão para crianças antes de dormir. O açafrão, rico em curcumina, demonstrou em estudos com animais aumentar o sono de ondas lentas e proteger contra a perda neuronal causada pela privação de sono; no entanto, são necessárias mais pesquisas em humanos para confirmar esses efeitos e seus mecanismos.[10]

Também foi demonstrado que o consumo de kiwi 1 hora antes de dormir pode aumentar os níveis de serotonina, resultando em maior tempo total de sono, melhor qualidade do sono e redução dos despertares noturnos.[10]

É importante destacar que a serotonina também pode ter seus níveis elevados por meio de exercícios físicos, meditação e exposição à luz solar. Além de influenciar o sono, ela desempenha um papel essencial no humor, na resposta ao estresse e na regulação do apetite em humanos.

Ácido gama-aminobutírico (Gaba)

O Gaba é o principal neurotransmissor inibitório do córtex cerebral humano e desempenha funções cruciais, como reduzir a atividade neuronal, promover o relaxamento, diminuir o estresse, estabilizar o humor, aliviar a dor e melhorar o sono. Sua síntese no cérebro ocorre a partir do glutamato, um processo catalisado pela enzima glutamato descarboxilase, que requer o cofator fosfato de piridoxal, derivado da vitamina B6 obtida na dieta.

As principais fontes dietéticas de Gaba são os alimentos fermentados (ver Quadro 1). Os microrganismos utilizados na fermentação, incluindo bactérias, fungos e leveduras, possuem alta atividade da enzima glutamato descarboxilase e podem catalisar a conversão de glutamato em Gaba. Entre esses microrganismos, as bactérias ácido-lácticas, como *Lactobacillus* e *Lactococcus*, são especialmente eficazes na produção de Gaba.[7] Além disso, a ingestão de alimentos ricos em ácido glutâmico pode estimular a produção de Gaba, incluindo nozes, amêndoas e avelãs; leguminosas como tremoço, feijão e lentilha; espinafre, tomate e salsa; além de ovos, peixes e carnes.[12]

Ensaios clínicos têm explorado diversos efeitos da suplementação de Gaba. Por exemplo, um estudo realizado no Brasil mostrou que a suplementação diária de 200 mg de Gaba durante 90 dias melhorou a qualidade do sono, a variabilidade da frequência cardíaca, a resposta emocional e os sintomas de depressão em mulheres com excesso de peso.[1]

A regulamentação do Gaba varia globalmente: nos EUA, é classificado como ingrediente dietético; no Canadá, como ingrediente medicinal; na Europa, como componente de suplementos alimentares com um limite máximo recomendado de 550 mg/dia; e na Nova Zelândia, como droga controlada. No Brasil, o Gaba somente está disponível em farmácias de manipulação, mediante prescrição de profissionais de saúde.

MICRONUTRIENTES

Ferro

A deficiência de ferro tem sido frequentemente associada a distúrbios de sono, como síndrome das pernas inquietas, parassonias e apneia obstrutiva do sono, além de estar relacionada ao transtorno de déficit de atenção e hiperatividade em crianças. Embora a relação ainda não esteja completamente elucidada e possa ser bidirecional, o ferro desempenha um papel crucial como cofator das enzimas triptofano hidroxilase e tirosina hidroxilase, essenciais para a síntese de serotonina e dopamina, neurotransmissores fundamentais na regulação do ciclo sono-vigília.[13]

Dada a alta prevalência de anemia por deficiência de ferro no Brasil, que afeta cerca de 10% dos adultos e idosos,[14] e considerando as graves complicações associadas à condição não tratada, é recomendável incluir a avaliação do *status* de ferro na atenção nutricional, especialmente para pacientes com distúrbios de sono.

Zinco

O zinco desempenha um papel importante na regulação dos receptores neuronais e na modulação dos neurotransmissores envolvidos na regulação do sono e da vigília, além de influenciar tanto a produção quanto a função da melatonina.

Estudos indicam que a ingestão inadequada de zinco está associada a menor duração e pior qualidade do sono. Intervenções com alimentos ricos em zinco, como ostras, e suplementos mostraram efeitos benéficos na qualidade do sono, mas são necessárias mais pesquisas para confirmar esses efeitos.[10]

Magnésio

O magnésio é essencial para a função muscular, nervosa, síntese de proteínas e produção de energia. Sua deficiência está associada a problemas na qualidade do sono, incluindo dificuldade para adormecer, aumento da sonolência diurna, ronco e menor duração do sono.[15]

Esse mineral contribui para a regulação do sono ao aumentar a atividade da serotonina N-acetiltransferase, uma enzima essencial para a síntese de melatonina. Além disso, o magnésio influencia as concentrações das enzimas do citocromo P450 (CYP), que são responsáveis pela ativação (25-hidroxilase e 1-alfa-hidroxilase) e desativação (24-hidroxilase) da vitamina D. Como a 1-alfa-hidroxilase e a 24-hidroxilase são dependentes de magnésio, esse mineral afeta a concentração de vitamina D, impactando assim os biomarcadores envolvidos em sua síntese e metabolismo, e, consequentemente, a qualidade do sono.

Para a maioria das pessoas, uma dieta equilibrada e rica em fontes de magnésio (veja Quadro 1) pode atender às necessidades diárias desse mineral. As evidências sobre os efeitos de sua suplementação na qualidade do sono ainda são controversas.[16]

Vitamina D

A vitamina D é principalmente sintetizada pelo organismo por meio da exposição da pele à radiação ultravioleta B (UVB). Embora possa ser obtida também por meio da alimentação (peixes gordurosos são a principal fonte), a quantidade consumida frequentemente não é suficiente para manter níveis sanguíneos adequados. Além disso, as recomendações de ingestão diária pressupõem uma exposição solar mínima.

No estilo de vida contemporâneo, onde passamos a maior parte do tempo em ambientes fechados, a deficiência de vitamina D (< 20 ng/mL) afeta aproximadamente 15,3% dos adultos brasileiros.[17]

Entre suas inúmeras funções, a vitamina D pode estimular a enzima triptofano-hidroxilase-2, que catalisa a conversão de triptofano em serotonina, resultando em aumento da produção de melatonina.[16] A deficiência de vitamina D está associada a maior risco de insônia, curta duração do sono, pior qualidade do sono e sonolência diurna excessiva.[7]

Apesar de a suplementação de vitamina D mostrar eficácia na prevenção e tratamento de distúrbios de sono, não há uma recomendação oficial para seu uso no Brasil. Assim, é fundamental considerar a investigação da deficiência de vitamina D na atenção nutricional. Políticas que promovam a prática de atividades ao ar livre e incentivem a fortificação de alimentos podem ser estratégias eficazes para prevenir a deficiência.[16]

ÁGUA E HIDRATAÇÃO

Durante o sono, que é o período mais longo sem ingestão de alimentos ou líquidos, a maioria das pessoas não apresenta sinais de desidratação ao acordar. Isso se deve ao aumento da produção do hormônio vasopressina, também conhecido como hormônio antidiurético. A vasopressina promove a retenção de água, reduzindo a necessidade de urinar e ajudando a conservar a água corporal durante o repouso. Esse mecanismo é fundamental para a regulação do ciclo sono-vigília e está integrado ao ritmo circadiano, que ajusta as funções corporais para otimizar o equilíbrio hídrico e outras necessidades metabólicas ao longo do dia e da noite.

No entanto, a má qualidade do sono, assim como a curta ou longa duração do sono, pode aumentar o risco de desidratação, uma vez que interfere na liberação de vasopressina, dificultando a regulação dos níveis de água no corpo. Por outro lado, a desidratação pode afetar negativamente a qualidade do sono, causando sintomas como boca seca, sede intensa, dores de cabeça e cãibras, que dificultam tanto o início quanto a manutenção do sono.

Assim, é fundamental manter uma hidratação adequada ao longo do dia. No entanto, o excesso de água próximo à hora de dormir pode causar noctúria, ou seja, a necessidade de acordar várias vezes durante a noite para urinar, o que pode prejudicar a qualidade do sono ao aumentar os despertares noturnos. Nesses casos, é recomendável limitar a ingestão de líquidos nas horas que antecedem o descanso. Registrar a quantidade de líquidos consumidos, incluindo alimentos com alto teor de água, como frutas, pode ajudar a identificar possíveis relações entre a dieta e a micção noturna. Além disso, é importante considerar que condições como doenças renais, diabetes, uso de medicamentos diuréticos e apneia do sono também podem contribuir para a noctúria.

OUTROS COMPONENTES DA DIETA

Nitrato

O nitrato, um composto químico presente naturalmente na beterraba e em vegetais de folhas verdes, como espinafre e rúcula, tem atraído crescente interesse científico devido a seu possível impacto na qualidade do sono. No organismo, o nitrato é convertido em óxido nítrico, uma molécula que atua como neuromodulador no sistema nervoso central, influenciando funções como vasodilatação, fluxo sanguíneo, relaxamento muscular e regulação da pressão arterial – fatores que podem impactar diretamente o sono. Pesquisas recentes demonstraram que o consumo de suco de beterraba à noite, assim como a suplementação com nitrato, pode melhorar a qualidade do sono; no entanto, mais estudos são necessários para confirmar esses efeitos.[16]

Cafeína

A cafeína, encontrada no café, chá preto, refrigerantes, bebidas energéticas e chocolates, é um dos estimulantes mais consumidos globalmente, e seus efeitos prejudiciais sobre o sono estão bem documentados na literatura científica. Ela age bloqueando os receptores de adenosina, um neurotransmissor que promove a sonolência, o que prolonga o estado de alerta e interfere no início e na manutenção do sono. Além disso, seu consumo excessivo pode reduzir os níveis de 6-sulfatoximetalonina, um metabólito da melatonina.

A meia-vida da cafeína no organismo humano varia de 2 a 10 horas, podendo se estender até 20 horas em algumas pessoas, especialmente em fumantes.[7] Sua ingestão próxima ao horário de dormir pode provocar efeitos semelhantes à insônia.[10] Um estudo virtual com 2.050 adultos brasileiros (Sonar-Brasil) mostrou que o consumo de alimentos contendo cafeína após as 18 horas está associado a insônia, menor duração do sono e pior qualidade do sono.[18]

Para evitar a redução no tempo total de sono, um estudo sugeriu, com base em evidências, que, caso haja consumo de café (107 mg de cafeína por 250 mL) ou suplementos pré-treino (217,5 mg de cafeína), estes devem ser ingeridos, respectivamente, pelo menos 8,8 horas e 13,2 horas antes de dormir.[19]

Álcool

O álcool, substância psicoativa amplamente consumida por adultos, é frequentemente ingerido na tentativa equivocada de melhorar o sono devido a seu efeito sedativo.

Quando consumido antes de dormir, o álcool afeta a arquitetura do sono de maneira diferente ao longo da noite: nas primeiras 3 a 4 horas, quando as concentrações de álcool estão em ascensão ou no pico, e nas seguintes 3 a 4 horas, quando os níveis começam a decrescer. Com doses moderadas de álcool (< 1 g/kg), a principal constatação é a redução na duração do sono REM, especialmente na segunda metade da noite. Em doses mais elevadas (> 1 g/kg), o álcool pode diminuir a latência para adormecer e, à medida que a noite avança, provoca um aumento nas fases iniciais do sono NREM (N1 e N2), além de aumentar o sono REM, aumentar o número de despertares e reduzir a eficiência do sono. Essas consequências podem persistir mesmo após os efeitos agudos do álcool terem desaparecido.[20]

Ademais, o consumo de álcool pode agravar distúrbios respiratórios, como ronco e apneia obstrutiva do sono, aumentando o risco de condições graves, como acidentes vasculares cerebrais e ataques cardíacos, além de exacerbar distúrbios de movimento, como os movimentos periódicos das pernas. O consumo de álcool também pode desencadear ou agravar gastrite e refluxo gastroesofágico, além de causar poliúria, perturbando ainda mais o sono.[7]

Alimentos que induzem refluxo gastroesofágico

O consumo de alimentos fritos, gordurosos, picantes e *fast food* próximo ao horário de dormir pode causar ou agravar o refluxo gastroesofágico e a pirose. Essas condições não apenas dificultam o adormecimento devido ao desconforto, mas também podem intensificar os sintomas da apneia obstrutiva do sono, uma vez que o ácido acumulado pode irritar ainda mais as vias aéreas. Além disso, a capsaicinoide, composto ativo da pimenta, pode aumentar a temperatura corporal interna, dificultando o processo natural de resfriamento do corpo necessário para adormecer. Como resultado, além de atrasar o início do sono, o desconforto térmico pode levar à interrupção do sono e à dificuldade de manter um sono contínuo e reparador.[10]

CONSIDERAÇÕES SOBRE O USO DE SUPLEMENTOS ALIMENTARES

Suplementos alimentares são produtos para ingestão oral, apresentados em formas farmacêuticas, destinados a suplementar a alimentação de indivíduos saudáveis com nutrientes, substâncias bioativas, enzimas ou probióticos, isolados ou combinados. Regulamentados pela Anvisa, esses suplementos devem atender a requisitos específicos de composição, incluindo limites mínimos e máximos para as recomendações diárias de consumo por grupo populacional (ver Quadro 1). Todavia, o marco regulatório de suplementos alimentares não se aplica a preparações magistrais, ou seja, produzidos em farmácias de manipulação sob prescrição de profissionais de saúde.

Desde 2021, a melatonina foi incluída como substância bioativa na categoria de suplemento alimentar, destinada exclusivamente a indivíduos maiores de 19 anos, com dosagem máxima diária de 0,21 mg.[6] Cabe salientar que o consenso de 2023 sobre o tratamento da insônia não recomenda a suplementação com melatonina, triptofano ou Gaba em adultos devido à falta de evidências científicas robustas. Além disso, a suplementação de melatonina é contraindicada para gestantes e lactantes, e, embora haja evidências de sua eficácia no tratamento da insônia crônica em crianças com doenças neurológicas e idosos, mais estudos são necessários para avaliar seus efeitos a longo prazo.[11]

Embora diversos suplementos estejam sendo amplamente investigados por seus efeitos no sono,[16] os resultados permanecem inconsistentes e ainda não há recomendações definitivas sobre sua eficácia. No entanto, o fácil acesso a esses suplementos e a influência das mídias sociais têm impulsionado seu uso, o que levanta preocupações globais. Estudos têm mostrado associações entre o uso indiscriminado de suplementos e problemas de saúde como disfunções renais, doenças cardíacas, lesões hepáticas e insônia.

Ademais, por não exigirem prescrição, os suplementos não passam pelos mesmos padrões rigorosos de qualidade e segurança dos medicamentos, resultando em uma fiscalização menos rigorosa e variações na qualidade dos produtos.[11]

Portanto, recomenda-se que o uso de suplementos seja precedido por uma adequada avaliação nutricional para identificar potenciais deficiências e considere tanto as recomendações diárias quanto os limites superiores toleráveis (UL),[1] ressaltando-se ainda que os suplementos devem sempre complementar, e não substituir, a uma dieta equilibrada.

CONSIDERAÇÕES FINAIS

Este capítulo explorou o impacto de alguns componentes específicos da dieta no sono e os principais mecanismos envolvidos. No entanto, para compreender plenamente a influência da alimentação na qualidade do sono, é fundamental integrar os aspectos de "o quê", "quanto", "como" e "quando" nos alimentamos, adotando uma abordagem holística que considere o contexto geral da dieta e do estilo de vida.

Dado o papel substancial da alimentação e do sono na manutenção da saúde, é essencial integrar orientações sobre nutrição e práticas de higiene do sono aos protocolos clínicos de rotina. Essa integração será fundamental para proporcionar um cuidado integral, destacando a importância de uma abordagem multidimensional para promover a saúde e o bem-estar.

REFERÊNCIAS

1. National Institutes of Health (US). Nutrient Recommendations: Dietary Reference Intakes (DRI) . Bethesda (MD): Office of Dietary Supplements; c2021. Disponível em: https://ods.od.nih.gov/HealthInformation/nutrientrecommendations.aspx#dritool. Acesso em: 26 ago. 2024.
2. World Health Organization (WHO). Sugars intake for adults and children. WHO guideline. Geneva: WHO; 2015. 59p. Disponível em: https://www.who.int/publications/i/item/9789241549028. Acesso em: 29 ago. 2024.

3. World Health Organization (WHO). Carbohydrate intake for adults and children: WHO guideline. Geneva: WHO; 2023. Disponível em: https://www.who.int/publications/i/item/9789240073593. Acesso em: 1º set. 2024.

4. World Health Organization (WHO). Saturated fatty acid and trans-fatty acid intake for adults and children: WHO guideline. Geneva: WHO; 2023. Disponível em: https://www.who.int/publications/i/item/9789240073630. Acesso em: 30 ago. 2024.

5. Joint FAO/WHO/UNU Expert Consultation on Protein and Amino Acid Requirements in Human Nutrition (2002: Geneva, Switzerland). Protein and amino acid requirements in human nutrition: report of a joint FAO/WHO/UNU expert consultation. Geneva: World Health Organization; 2007 (WHO Technical Report Series, No. 935). Disponível em: https://iris.who.int/handle/10665/43411. Acesso em: 30 ago. 2024.

6. Agência Nacional de Vigilância Sanitária (Anvisa). Lista de Ingredientes (constituintes) autorizados para uso em suplementos alimentares. Brasília: Anvisa. Disponível em: https://www.gov.br/anvisa/pt-br/assuntos/alimentos/ingredientes. Acesso em: 4 set. 2024.

7. Sejbuk M, Mirończuk-Chodakowska I, Witkowska AM. Sleep quality: a narrative review on nutrition, stimulants, and physical activity as important factors. Nutrients. 2022 May 2;14(9):1912.

8. St-Onge MP, Cherta-Murillo A, Darimont C, Mantantzis K, Martin FP, Owen L. The interrelationship between sleep, diet, and glucose metabolism. Sleep Med Rev. 2023 Jun;69:101788.

9. Sutanto CN, Wang MX, Tan D, Kim JE. Association of sleep quality and macronutrient distribution: a systematic review and meta-regression. Nutrients. 2020 Jan 2;12(1):126.

10. Pattnaik H, Mir M, Boike S, Kashyap R, Khan SA, Surani S. Nutritional elements in sleep. Cureus. 2022 Dec 21;14(12):e32803.

11. Drager LF, Assis M, Bacelar AF, Poyares DL, Conway SG, Pires GN, et al. 2023 Guidelines on the diagnosis and treatment of insomnia in adults – Brazilian Sleep Association. Sleep Sci. 2023 Nov 22;16(Suppl 2):507-49.

12. Gasmi A, Nasreen A, Menzel A, Gasmi Benahmed A, Pivina L, Noor S, et al. Neurotransmitters regulation and food intake: the role of dietary sources in neurotransmission. Molecules 2022 Dec 26;28(1):210.

13. Leung W, Singh I, McWilliams S, Stockler S, Ipsiroglu OS. Iron deficiency and sleep: a scoping review. Sleep Med Rev. 2020 Jun;51:101274.

14. Machado ÍE, Malta DC, Bacal NS, Rosenfeld LG. Prevalence of anemia in Brazilian adults and elderly. Rev Bras Epidemiol. 2019 Oct 7;22 (Suppl 02). Portuguese, English.

15. Arab A, Rafie N, Amani R, Shirani F. The role of magnesium in sleep health: a systematic review of available literature. Biol Trace Elem Res. 2023 Jan;201(1):121-8.

16. Chan V, Lo K. Efficacy of dietary supplements on improving sleep quality: a systematic review and meta-analysis. Postgrad Med J. 2022 Apr;98(1158):285-93.

17. Borba VZ, Lazaretti-Castro M, Moreira SD, de Almeida MC, Moreira ED Jr. Epidemiology of vitamin D (EpiVida): a study of vitamin D status among healthy adults in Brazil. J Endocr Soc. 2022 Nov 9;7(1).

18. Nunes MEB, Santos CHB, Lima MO, Pedrosa AKP, Serenini R, de Menezes RCE, et al. Association of evening eating with sleep quality and insomnia among adults in a Brazilian National Survey. Sleep Sci. 2023 Dec 14.

19. Gardiner C, Weakley J, Burke LM, Roach GD, Sargent C, Maniar N, et al. The effect of caffeine on subsequent sleep: a systematic review and meta-analysis. Sleep Med Rev. 2023 Jun;69:101764.

20. He S, Hasler BP, Chakravorty S. Alcohol and sleep-related problems. Curr Opin Psychol. 2019 Dec;30:117-22. Guimarães AP, Seidel H, Pires LV, Trindade CO, Baleeiro RD, Souza PM, et al. Gaba supplementation, increased heart-rate variability, emotional response, sleep efficiency and reduced depression in sedentary overweight women undergoing physical exercise: placebo-controlled, randomized clinical trial. J Diet Suppl. 2024;21(4):512-26.

Educação sobre o sono

Capítulo 18

Recomendações comportamentais e cognitivas para melhorar a qualidade do sono

Alicia Carissimi
Ksdy Maiara Moura Sousa

IMPORTÂNCIA DE UM SONO DE QUALIDADE

A relação entre problemas de sono e o impacto na saúde física e mental está bem consolidada na literatura, sendo considerada um problema de saúde pública.[1,2] A privação de sono ou o sono insuficiente está associada ao aumento de doenças cardiovasculares, obesidade, diabetes tipo 2, bem como ocorrência de sintomas depressivos, ansiosos e abuso de substâncias estimulantes. No entanto, os mecanismos que explicam essa relação são complexos. A falta de sono pode comprometer também o desempenho cognitivo, reduzindo o nível de alerta, levando a problemas de memória e atenção, bem como dificuldades de aprendizagem, e aumento do risco de acidentes de trabalho e de trânsito.[3,4]

Observa-se que os problemas de sono impactam todas as fases do desenvolvimento, acometendo não só os adultos mas também crianças, adolescentes e idosos. As causas associadas à privação de sono são diversas, como o fato de sermos uma sociedade 24 horas, o que leva a um funcionamento 24 horas por dia, 7 dias por semana, além de maior demanda de trabalho, envelhecimento, dores e doenças crônicas, outros problemas de sono, como insônia e apneia obstrutiva do sono, bem como hábitos e rotina incompatíveis com o sono, como o uso excessivo de telas.[4,5]

De acordo com um estudo epidemiológico realizado na cidade de São Paulo, 45% da população relata sintomas de insônia ou dificuldade para dormir[6] e cerca de 32,8% da população apresenta apneia obstrutiva do sono.[7] Ambas as condições estão associadas à redução da qualidade de vida, sendo reconhecidas como importantes problemas de saúde pública.[8] Em muitos casos, insônia e apneia obstrutiva do sono podem ser condições comórbidas, e essa associação é definida como COMISA (em inglês, *Co-Morbid Insomnia and Sleep Apnea*). Essa é uma condição altamente debilitante, levando a prejuízos na saúde física e mental. Assim, torna-se fundamental a promoção e a educação sobre saúde do sono, a fim de aumentar a conscientização da população sobre as consequências da falta de sono ou de um sono de má qualidade e a necessidade de buscar tratamento.

É importante ressaltar que a satisfação com o sono é uma condição individualizada e precisa estar associada a um tempo de sono adequado, qualidade do sono e a um bom funcionamento no dia seguinte, bem como regularidade nos horários de dormir e acordar.[1] A medida de regularidade de sono tem ganhado espaço na literatura, como uma medida de qualidade do sono, demonstrando que um padrão de sono irregular pode também estar associado a consequências importantes para a saúde, tanto nos aspectos metabólicos quanto nos fisiológicos e emocionais.

A discrepância nos horários de dormir e acordar entre os dias de trabalho e/ou estudo e os dias livres é descrita como *jetlag* social. Esse termo é usado para descrever a discrepância entre o tempo biológico, determinado pelo relógio biológico interno, e os tempos sociais, ditados por obrigações sociais, como escola ou trabalho, levando a um desalinhamento circadiano. Os efeitos agudos e a longo prazo do *jetlag* social podem estar associados a padrões alimentares menos saudáveis, risco de distúrbios metabólicos e/ou obesidade, resistência à insulina e risco de diabetes tipo 2, pior desempenho profissional e acadêmico, comprometimento das funções cognitivas, como memória e atenção, aumento do risco de doenças cardiovasculares e sintomas depressivos e ansiosos.[9,10]

Dessa forma, reconhece-se a importância fundamental de um sono saudável para o bem-estar físico, mental e emocional, sendo, portanto, crucial a adoção de medidas comportamentais que promovam a saúde do sono. Este capítulo tem como objetivo apresentar estratégias eficazes, respaldadas pela literatura científica, que contribuam para a melhora da qualidade do sono. Além disso, serão abordados os impactos dos aspectos emocionais e psicológicos, como estresse, ansiedade e depressão, que frequentemente estão associados a uma pior qualidade do sono. Por fim, serão descritas as intervenções cognitivas e comportamentais para o manejo desses fatores emocionais e para a melhora do sono.

ENTENDENDO OS FATORES COMPORTAMENTAIS QUE IMPACTAM O SONO

O sono é regulado e dividido em dois processos fundamentais: o processo homeostático (processo S), que se refere à regulação do sono com base na quantidade de sono e de vigília acumulada; e o processo circadiano (processo C), que sugere que a alternância entre períodos de alta e de baixa propensão ao sono ao longo das 24 horas é controlada por um marca-passo circadiano endógeno.[11] Ambos os processos são fundamentais para que o sono aconteça dentro do período das 24 horas de forma adequada e regular e podem sofrer interferências importantes do comportamento, das atividades e dos estímulos realizados tanto durante o dia quanto durante a noite. Assim, as estratégias comportamentais que envolvam mudanças de hábitos para favorecer melhor qualidade do sono são fundamentais.

Adormecer ou cair no sono é um comportamento aprendido e que precisa estar associado a estímulos que favoreçam e reforcem esse processo.[12] Nesse sentido, em pacientes com insônia ou com algum outro problema de sono, é comum observar comportamentos e hábitos que prejudicam a qualidade do sono,[13] como:

- Aumento do tempo de cama, ou seja, permanecem na cama por longos períodos, mesmo em vigília, na tentativa de esperar o sono chegar.
- Horários irregulares de dormir e acordar, principalmente aos finais de semana.
- Aumento na quantidade e duração dos cochilos diurnos, pela sonolência e fadiga causados pela privação de sono.
- Uso da cama para outras atividades, para além do sono, como assistir TV, uso de aparelhos eletrônicos ou ficar envolvido em outras atividades compatíveis com a vigília, o que pode levar a um aumento do estado de ansiedade, frustrações e desconforto.

Assim, o espaço que seria direcionado para o sono e descanso está sendo associado a comportamentos relacionados à vigília, levando a um estado de alerta, dificultando o início e a manutenção do sono. As estratégias comportamentais têm por objetivo a promoção da regularidade nos horários de dormir e acordar, bem como uma rotina preparatória para o sono, pois, como já mencionado, a medida de regularidade do sono ou variabilidade intraindividual no tempo de sono são indicadores de um sono saudável.[5,14]

Principais estratégias comportamentais e ambientais

Diversas intervenções são eficazes na promoção de um sono de qualidade. Dentre elas, destacam-se alguns componentes amplamente estudados e que demonstram robustez científica e clínica, como as estratégias de controle de estímulos, restrição de sono e de higiene do sono.

Medidas comportamentais que visam reforçar a associação entre o ambiente de dormir (cama/quarto) e um rápido início de sono, além de melhorar a consolidação do sono e regularizar o ritmo circadiano, são conhecidas como controle de estímulos (Bootzin, 1972). Essa técnica visa eliminar os estímulos incompatíveis com o sono, distinguindo atividades associadas ao estado de alerta das que promovem o sono. Por exemplo, se uma pessoa desejar assistir TV, deve realizar essa atividade em outro ambiente, fora do quarto e não muito próximo do horário de dormir.[12] A execução dessas atividades no quarto pode dificultar o início do sono, pois reforça a associação entre o espaço e aumento do estado de alerta. No Quadro 1 estão descritas as principais recomendações da técnica de controle de estímulos.

Quadro 1   Estratégias de controle de estímulos

Recomendação	Descrição e objetivos
Acordar sempre no mesmo horário	Estratégia fundamental para promover maior sincronização do ritmo circadiano e aumentar a pressão de sono ao longo do dia. Acordar em horários consistentes facilita tanto o início de sono quanto a manutenção do sono nas noites seguintes.
Evitar cochilos durante o dia	Os cochilos diurnos podem comprometer a "pressão do sono", levando o indivíduo a ter mais dificuldade para iniciar o sono ou reduzir a profundidade do sono à noite. Apesar de serem restauradores, realizar cochilos diurnos pode interferir no ritmo natural do sono e reduzir a necessidade de sono, principalmente para quem já enfrenta problemas para dormir à noite.
Remover possíveis distrações do quarto e atividades incompatíveis com o sono	Manter o quarto livre de distrações e atividades não relacionadas ao sono, como assistir televisão, uso de celular, computador ou outras formas de entretenimento, contribui com a associação do quarto com o relaxamento necessário para adormecer.

(continua)

Quadro 1 Estratégias de controle de estímulos (*continuação*)

Recomendação	Descrição e objetivos
Usar a cama apenas para dormir	A cama precisa estar associada ao momento de relaxamento e de sono. Dessa forma, todas as atividades que estejam associadas ao alerta devem ser evitadas, uma vez que ficar na cama sem dormir pode aumentar a ansiedade e a frustração, impedindo que o sono chegue.
Ir para a cama apenas quando estiver com sono	Auxilia a reduzir o tempo despendido na cama acordado. Ao deitar-se apenas ao sentir sono, o cérebro associa a cama à ideia de relaxamento, facilitando o início do sono e a redução do tempo para adormecer. Além disso, ir para a cama apenas ao sentir sono auxilia na regulação do ritmo circadiano, facilitando a adaptação a horários mais consistentes.
Quando não conseguir pegar no sono entre 20 e 30 minutos, sair da cama e ir para outro ambiente e esperar o sono chegar	Essa orientação tem a mesma premissa de evitar a associação negativa entre a cama e o estado de alerta, ansiedade e frustração. Sair da cama quando não conseguir dormir pode aliviar a "exigência" do indivíduo em ter que retomar o sono, reduzindo a preocupação e o estresse com o sono. Como estratégia, é recomendado realizar atividades relaxantes em um ambiente com pouca luz, como ler um livro, ouvir uma música tranquila ou fazer alguma prática de relaxamento.
Não ficar prestando atenção no relógio	Verificar o relógio de forma constante pode gerar preocupações com o tempo que falta para acordar e o impacto de não dormir tempo suficiente, promovendo alerta, ansiedade e estresse. Ignorar ou não ficar prestando atenção no horário auxilia o corpo e a mente a se manterem em estado de relaxamento, propiciando o sono.

Outra técnica amplamente respaldada por estudos que demonstram eficácia no tratamento da insônia crônica, melhorando a consolidação e a qualidade do sono, é chamada de restrição de sono.[15,16] Essa abordagem visa aumentar a eficiência do sono ao limitar o tempo que o indivíduo passa na cama, reduzindo tanto a latência para adormecer quanto a fragmentação do sono. Por exemplo, se alguém passa 9 horas na cama mas dorme efetivamente apenas 7 horas, o tempo na cama será ajustado para essas 7 horas de sono. Conforme o progresso é observado e os padrões de sono se tornam mais consistentes, o tempo na cama é gradualmente aumentado, baseado na melhora da eficiência do sono.

O uso de um diário de sono é fundamental para o bom desempenho desta técnica, pois permite acompanhar as médias de sono, horários de sono ao longo da semana e fins de semana e presença de cochilos diurnos. Esse monitoramento detalhado ajuda a ajustar o plano de tratamento de forma personalizada. Um ponto de atenção é a necessidade de avaliar condições preexistentes que impossibilitam a execução desta técnica, como transtornos de humor e pacientes que já demonstram duração de sono menor de 6 horas a cada noite. Nesses casos, a técnica de restrição de sono pode ser contraindicada ou necessitar de adaptações.

Além de um ambiente adequado para o sono, hábitos e estilo de vida também contribuem para um sono de qualidade. Assim, a higiene do sono é uma estratégia amplamente indicada e recomendada para melhorar os hábitos relacionados a um sono saudável, envolvendo aspectos comportamentais e ambientais que impactam na qualidade do sono do indivíduo.[17] Embora a higiene do sono não seja recomendada como forma isolada de intervenção para o tratamento do transtorno de insônia crônica,[15,16] é uma prática essencial da terapia cognitivo-comportamental para insônia (TCC-I), e pode ser integrada ao tratamento de diversos problemas de sono, como síndrome das pernas inquietas, parassonias e distúrbios respiratórios do sono. Além disso, é útil para orientações gerais sobre promoção da saúde do sono, incluindo estratégias para trabalhadores em turnos.[17]

As medidas de higiene do sono podem ser divididas em componentes comportamentais e ambientais. Os componentes comportamentais envolvem medidas associadas à ingestão de substâncias que prejudicam o sono, tais como álcool, cafeína e outras bebidas estimulantes, uso de cigarro ou outras drogas, ingestão de alimentos e uso de medicamentos para dormir, realização de exercícios e atividade física, rotina de sono e de relaxamento e controle de estímulos. Os componentes ambientais buscam promover um ambiente adequado e favorável ao sono, envolvendo medidas como controle de luminosidade, temperatura e ruídos, uso de acessórios, como colchões, roupas de cama e travesseiros, e a relação com o parceiro de cama.[17] No Quadro 2 estão descritas algumas orientações de higiene do sono.

Quadro 2   Estratégias de higiene do sono

Componentes comportamentais
Evitar o uso de cafeína próximo ao horário de dormir, sendo recomendado o uso até 6 a 8 horas antes de ir para cama, utilizando no máximo 3 doses ao dia.
Evitar o uso de álcool próximo ao horário de ir para cama, sendo recomendada abstinência de 2 horas ou mais antes de dormir.
Evitar a realização de exercícios físicos intensos próximo ao horário de dormir, ou até 2 horas antes de ir para a cama.
Evitar a ingestão de líquidos antes de dormir.
Ter uma alimentação saudável e leve antes de deitar-se, além de evitar alimentos muito calóricos. Porém, é importante estar bem alimentado para não ir para a cama com fome.
Evitar o uso de aparelhos eletrônicos (TV, celular, computador) próximo ao horário de dormir. A exposição a esses equipamentos pode aumentar o alerta, bem como atrasar a liberação da melatonina, fazendo com que o sono inicie mais tarde.

(continua)

Quadro 2 Estratégias de higiene do sono (*continuação*)

Exposição à luz natural e solar durante o dia.

Ter uma rotina de pré-sono, ou seja, preparar o corpo, a mente e o ambiente para dormir. Criar uma rotina relaxante, com atividades que diminuam o alerta, por exemplo, leitura, práticas de meditação ou uma música tranquilizadora.

Componentes ambientais

Reduzir a iluminação do ambiente, evitando a exposição à luz artificial no período noturno. Prefira uma iluminação indireta e de baixa intensidade. Luzes com tons mais quentes, como amarelas ou vermelhas, são recomendadas para criar um ambiente mais propício ao sono.

Manter o quarto escuro durante o período do sono para facilitar tanto o início quanto a manutenção do sono. Se necessário, utilizar acessórios como máscara de dormir e cortinas blecautes.

Manter o ambiente do quarto o mais silencioso possível e, se necessário, fazer uso de protetor auricular.

Manter o quarto com temperatura agradável e arejado e, se necessário, fazer uso de ventiladores ou ar-condicionado para regular melhor a temperatura.

Manter o quarto organizado e higienizado, bem como roupas de cama confortáveis, além de um colchão e travesseiros adequados para sua necessidade e conforto.

A implantação e a eficácia de tais estratégias devem levar em consideração o contexto do indivíduo, bem como suas necessidades e particularidades, necessitando de acompanhamento e direcionamento adequado.

ENTENDENDO OS ASPECTOS PSICOLÓGICOS QUE IMPACTAM NO SONO

Estresse, ansiedade e sintomas depressivos são fatores psicológicos que podem afetar a qualidade do sono. Da mesma forma, problemas de sono afetam múltiplos aspectos da vida, incluindo atividade diurna, interações sociais, humor e qualidade de vida. Os distúrbios de sono, especialmente a insônia, têm sido relacionados como fatores de risco importantes para transtornos mentais e somáticos. Portanto, compreender esses aspectos é essencial para a adoção de estratégias eficazes que promovam um descanso adequado e melhor saúde geral.[18]

Durante o sono, o cérebro processa pensamentos e memórias, sendo a consolidação de conteúdos emocionais positivos prejudicada pela privação de sono. Esse débito de sono pode influenciar no humor e na regulação emocional, podendo estar associado ao surgimento e agravamento de transtornos mentais.[2]

Da mesma forma, a presença de estresse ou ansiedade desencadeia a liberação de hormônios, como cortisol e adrenalina, que mantêm o corpo em estado de alerta, dificultando o início e a manutenção do sono. Preocupações e medos intensos contribuem para esse estado de hiperexcitação mental, considerado um dos fatores que influenciam no desenvolvimento da insônia. Além disso, problemas de sono podem se tornar uma fonte adicional de estresse, gerando ansiedade antecipatória na hora de dormir, o que agrava ainda mais a dificuldade em adormecer.

Principais estratégias para manejar os sintomas psicológicos e dificuldades com o sono

Gerenciar os sintomas psicológicos de maneira eficaz pode ajudar a minimizar seus impactos no sono. Algumas técnicas, como respiração diafragmática, relaxamento muscular progressivo e práticas de *mindfulness*, podem auxiliar no controle do estresse e promover um sono mais tranquilo. As práticas de respiração diafragmática e de relaxamento muscular progressivo diminuem a excitação fisiológica, a tensão muscular e os sintomas de ansiedade que podem prolongar a vigília, ajudando no relaxamento para que o sono aconteça. Já o *mindfulness* envolve prestar atenção no momento presente, com foco na aceitação de pensamentos e sensações sem tentar controlá-los. Essa prática é eficaz na redução de pensamentos ruminativos e intrusivos, que frequentemente contribuem para as dificuldades com o sono, além de demonstrar eficácia na redução de sintomas ansiosos e depressivos.[19] Essas práticas são utilizadas em combinação com outras técnicas na TCC-I.[16]

Importante ressaltar que o relaxamento é uma habilidade a ser aprendida ou mesmo um estilo de vida a ser adotado. Dessa forma, estabelecer um horário durante o dia para as práticas pode ser útil para o aprendizado e assim facilitar a implementação durante a noite, nos momentos de maior tensão, pelas dificuldades associadas ao sono. Para a prática inicial, é indicada a orientação do profissional, bem como selecionar com o paciente as técnicas de preferência.

A psicoterapia desempenha um papel crucial ao identificar e reformular padrões de pensamentos negativos relacionados aos sintomas psicológicos e problemas de sono. Cerca de 70% dos pacientes com transtornos mentais relatam dificuldades para iniciar ou manter o sono, além de despertar precoce, e a insônia nesses casos está associada a um agravamento do transtorno mental, bem como à redução da eficácia do tratamento. Nesse contexto, a TCC-I é fundamental para a prevenção e o manejo desses sintomas, ajudando a melhorar tanto o sono quanto o curso do transtorno mental.[20,21]

Os protocolos indicam a TCC-I multicomponente como padrão ouro para tratamento da insônia crônica, sugerindo-se maior número de sessões e técnicas.[15,16,21] A duração da TCC-I pode variar de 4 a 8 sessões em média, demonstrando eficácia com seguimento de 3, 6 e 12 meses. Entre os componentes inclui-se a aplicação de técnicas comportamentais, como psicoeducação sobre sono saudável, práticas de higiene do sono e modificação do estilo de vida, controle de estímulos, técnicas de relaxamento e terapia de restrição de sono; e cognitivas, como reestruturação cognitiva e intenção paradoxal.[15,21] Essas medidas têm como objetivo promover um melhor entendimento sobre o sono normal e hábitos de sono mal adaptativos. Materiais de apoio, como leituras, apostilas e recursos *online,* podem ser utilizados para auxiliar nesse processo.

A TCC propõe que nossos pensamentos influenciam nosso comportamento e reações, e que pensamentos racionais ou adaptativos podem corrigir distorções cognitivas, promovendo melhorias na saúde mental. Nesse sentido, a reestruturação cognitiva, principal técnica cognitiva, envolve o uso de ferramentas, como o registro de pensamentos disfuncionais, que auxilia na identificação de pensamentos automáticos negativos. Esses pensamentos são sistematicamente reavaliados pelo paciente, com o apoio do psicoterapeuta, para verificar sua veracidade. Essa técnica ajuda a entender como esses pensamentos se manifestam e o impacto que exercem na excitação fisiológica, nas emoções e no comportamento. A partir disso, o paciente pode desafiar e mudar concepções errôneas e crenças distorcidas sobre o sono, além da sua percepção das consequências diurnas da insônia. As estratégias cognitivas buscam reduzir ou prevenir o monitoramento excessivo e a preocupação com a insônia e seus correlatos ou consequências.

A evolução do tratamento é monitorada por meio de informações coletadas por meio de questionários e diário de sono, preenchidos pelo paciente, tanto em formato impresso quanto digital, ao longo do processo terapêutico. Adicionalmente, podem ser utilizadas medidas objetivas, como a actimetria, quando disponível, para um acompanhamento mais preciso dos padrões de sono.

CONSIDERAÇÕES FINAIS

A privação de sono ou um sono de má qualidade pode levar a prejuízos na saúde, reconhecendo-se, assim, a importância de um sono de qualidade para o bem-estar físico, mental e emocional. Por isso, é fundamental adotar medidas comportamentais e mudanças no estilo de vida que favoreçam a melhora do sono. Além disso, fatores emocionais e psicológicos, como estresse, ansiedade e depressão, estão fortemente associados a uma pior qualidade do sono, tornando-se essencial a implementação de medidas de cuidado e de prevenção em saúde mental.

Dada a relação bidirecional entre saúde mental e sono e considerando seu impacto na qualidade de vida, torna-se crucial avaliar e tratar tanto os transtornos mentais quanto os distúrbios de sono. Isso ressalta a necessidade de psicólogos com experiência em psicoterapia baseada em evidências para compor as equipes de saúde multidisciplinares, fornecendo intervenções cognitivo-comportamentais para insônia e outros transtornos de sono, como narcolepsia e apoio na adesão ao tratamento para apneia obstrutiva do sono.[22] No Brasil, desde 2017 é realizada a certificação em Psicologia do Sono pela Associação Brasileira do Sono e Sociedade Brasileira de Psicologia. Essa certificação tem como objetivo avaliar o domínio teórico-prático dos psicólogos na área de sono, sendo importante cada vez mais profissionais se capacitarem nessa área para prevenir, tratar problemas de sono e comorbidades e promover um sono saudável. Valorizar e priorizar o sono, portanto, é uma medida essencial para a promoção da qualidade de vida e o bem-estar integral.

REFERÊNCIAS

1. Buysse DJ. Sleep health: can we define it? Does it matter? Sleep. 2014;37(1):9-17.
2. Goldstein AN, Walker MP. The role of sleep in emotional brain function. Annu Rev Clin Psychol. 2014 Mar 28;10:679-708.
3. Trošt Bobić T, Šečić A, Zavoreo I, Matijević V, Filipović B, Kolak Ž, et al. The impact of sleep deprivation on the brain. Acta Clin Croat. 2016;55(3):469-73.
4. Liew SC, Aung T. Sleep deprivation and its association with diseases: a review. Sleep Med. 2021 Jan;77:192-204.
5. Sletten TL, Cappuccio FP, Davidson AJ, Van Cauter E, Rajaratnam SMW, Scheer FAJL. Health consequences of circadian disruption. Sleep. 2020;43(1):zsz194.
6. Castro LS, Poyares D, Leger D, Bittencourt L, Tufik S. Objective prevalence of insomnia in the São Paulo, Brazil epidemiologic sleep study. Ann Neurol. 2013;74(4):537-46.
7. Tufik S, Santos-Silva R, Taddei JA, Bittencourt LRA. Obstructive sleep apnea syndrome in the Sao Paulo Epidemiologic Sleep Study. Sleep Med. 2010;11(5):441-6.
8. Benjafield AV, Ayas NT, Eastwood PR, Heinzer R, Ip MSM, Morrell MJ, et al. Estimation of the global prevalence and burden of obstructive sleep apnoea: a literature-based analysis. Lancet Respir Med. 2019;7(8):687-98.
9. Beauvalet JC, Quiles CL, Alves Braga de Oliveira M, Augusto Vieira Ilgenfritz C, Paz Loayza Hidalgo M, Tonon AC. Social jetlag in health and behavioral research: a systematic review. ChronoPhysiology Ther. 2017;7:19-31.

10. Wittmann M, Dinich J, Merrow M, Roenneberg T. Social jetlag: misalignment of biological and social time. Chronobiol Int. 2006;23(1-2):497-509.

11. Borbély AA, Daan S, Wirz-Justice A, Deboer T. The two-process model of sleep regulation: a reappraisal. J Sleep Res. 2016;25(2):131-43.

12. Bootzin RR. Stimulus control treatment for insomnia. Reprinted from the Proceedings, 80th Annual Convention, APA, 1972.

13. Morin CM. Cognitive-behavioral Therapy of insomnia. Sleep Med Clin. 2006;1(3):375-86.

14. Chaput JP, Shiau J. Routinely assessing patients' sleep health is time well spent. Prev Med Rep. 2019;14:100851.

15. Edinger JD, Arnedt JT, Bertisch SM, Carney CE, Harrington JJ, Lichstein KL, et al. Behavioral and psychological treatments for chronic insomnia disorder in adults: an American Academy of Sleep Medicine clinical practice guideline. J Clin Sleep Med. 17(2):255-62.

16. Drager LF, Assis M, Bacelar AFR, Poyares DLR, Conway SG, Pires GN, et al. Consensus: 2023 guidelines on the diagnosis and treatment of insomnia in adults – Brazilian Sleep Association. Sleep Sci. 2023;16(Suppl 2):507.

17. De Pasquale C, El Kazzi M, Sutherland K, Shriane AE, Vincent GE, Cistulli PA, et al. Sleep hygiene: What do we mean? A bibliographic review. Sleep Med Rev. 2024;75:101930.

18. Baglioni C, De Gennaro L, Riemann D, Dimitriou D, Franceschini C. Editorial: Psychological sleep studies: new insights to support and integrate clinical practice within the healthcare system. Front Psychol. 2022;13:857433.

19. Chen TL, Chang SC, Hsieh HF, Huang CY, Chuang JH, Wang HH. Effects of mindfulness-based stress reduction on sleep quality and mental health for insomnia patients: a meta-analysis. J Psychosom Res. 2020;135:110144.

20. Seow LSE, Verma SK, Mok YM, Kumar S, Chang S, Satghare P, et al. Evaluating DSM-5 insomnia disorder and the treatment of sleep problems in a psychiatric population. J Clin Sleep Med JCSM Off Publ Am Acad Sleep Med. 2018;14(2):237-44.

21. Riemann D, Baglioni C, Bassetti C, Bjorvatn B, Dolenc Groselj L, Ellis JG, et al. European guideline for the diagnosis and treatment of insomnia. J Sleep Res. 2017;26(6):675-700.

Capítulo 19

Importância da equipe interdisciplinar no tratamento dos distúrbios de sono

Evelyn Brasil
Glaury Coelho
Marcelo Csermák Garcia
Luciana Moraes Studart-Pereira

INTRODUÇÃO

A abordagem interdisciplinar no tratamento dos distúrbios de sono consiste na intervenção compartilhada por saberes e prática clínica de profissionais de diferentes formações da saúde. Este capítulo abordará o quanto o trabalho interdisciplinar é fundamental ante as queixas de sono, pois possibilita a resolução de situações complexas ao somar conhecimentos e perspectivas diferentes. Os profissionais de saúde que trabalham na área do sono, como bases, devem ter habilidades e conhecimentos necessários para a promoção de hábitos saudáveis de sono e encaminhamento para intervenções mais exatas no manejo dos distúrbios de sono.

A seguir, de maneira sucinta, serão abordadas a atuação de profissionais médicos, psicólogos, fonoaudiólogos, fisioterapeutas, dentistas, biólogos, nutricionistas e educadores físicos que pesquisam e atuam na prática clínica nos problemas relacionados ao sono.

CRONOBIOLOGIA DO SONO

A compreensão dos ritmos biológicos, com suas variações individuais e aquelas que surgem ao longo da vida, é fundamental na ciência do sono. A desregulação do ciclo vigília-sono, ou mesmo uma ruptura circadiana, tem sido associada ao desenvolvimento de doenças cardiovasculares, metabólicas, transtornos de humor e distúrbios de sono. Profissionais com formação em cronobiologia contribuem tanto na pesquisa quanto na elaboração do tratamento do paciente dentro da equipe interdisciplinar.

Em uma sociedade que sofre com a privação do sono, o profissional da cronobiologia pode criar um planejamento de ação que inclua a análise da concentração de hormônios, como a melatonina, sugerindo uma suplementação; determinar, de acordo com o cronotipo individual, os horários adequados para refeições que promovem a higiene do sono; investigar a incidência de luz em ambiente hospitalar que possa prejudicar o tratamento do paciente.[1]

Especificamente, entre os trabalhadores por turno, cujos horários estão desalinhados em relação ao ritmo circadiano, há um risco mais elevado de desenvolverem distúrbios metabólicos crônicos.[2] O cronobiologista recomenda a diminuição de noites consecutivas de trabalho e o aumento dos dias de folga para que o impacto do desalinhamento entre o ritmo circadiano interno e a demanda externa comportamental não seja tão deletério.[3]

Em ações de políticas públicas, por exemplo, o cronobiologista defende o posicionamento da mudança do horário escolar para o público adolescente em função de um sono de qualidade e melhor *performance* escolar.

EDUCADOR FÍSICO DO SONO

O exercício físico é considerado atualmente uma eficaz alternativa não farmacológica para melhora da qualidade do sono.[4] O papel do educador físico na especialidade de medicina do sono é fundamental, pois ele pode ajudar a promover hábitos de vida saudáveis e contribuir para a melhora da qualidade do sono dos pacientes atuando de diversas maneiras.

Em um primeiro momento ele tem a possibilidade de desenvolver programas de exercícios personalizados que ajudem a melhorar a qualidade do sono como exercícios aeróbicos, exercícios de resistência e força, bem como alongamentos, tudo isso ajudando a reduzir o estresse, a ansiedade e a insônia.[4] Esse profissional também pode fornecer orientações sobre a importância de uma rotina de sono adequada e toda a temática de higiene do sono, orientando sobre rotinas e horários regulares para dormir e acordar, bem como sobre a prática de atividades físicas em horários que não prejudiquem o sono.

Pensando em um trabalho interdisciplinar, o educador físico pode colaborar com outros profissionais de saúde, como médicos do sono, nutricionistas e psicólogos, objetivando desenvolver abordagens integradas que considerem todos os aspectos da saúde do sono desse indivíduo. Em alguns casos, o educador físico pode ajudar na prevenção e tratamento da apneia do sono, por meio da promoção de perda de peso e melhoria da função cardiorrespiratória, priorizando atividades cardiovasculares para melhorar o aumento do consumo máximo de oxigênio, com a diminuição da sonolência diurna e o aumento da eficiência do sono.[5] Portanto, o educador físico tem um papel importante na equipe de saúde ao contribuir para a melhora da qualidade do sono e consequentemente da saúde e qualidade de vida dos indivíduos.

FISIOTERAPIA DO SONO

O profissional fisioterapeuta atua tanto na área clínica, pesquisa, quanto no ensino. Pode atuar tanto na triagem, diagnóstico funcional, educação, ergonomia do sono e tratamento de diversos distúrbios de sono, tanto respiratórios como não respiratórios. Como um profissional que reabilita funções corporais, tem como seu principal objetivo a funcionalidade.

Atualmente, a grande atuação do fisioterapeuta é no tratamento dos distúrbios respiratórios do sono (DRS), sendo o profissional habilitado para realizar a adaptação da terapia pressórica, tratamento indicado para pacientes com apneia obstrutiva do sono (AOS) moderada e acentuada e casos de AOS leve associados a sintomas. Além disso, o fisioterapeuta do sono pode trabalhar em laboratórios ou clínicas do sono, atuando na execução e leitura de exames do sono e na realização de treinamentos para as equipes de técnicos de polissonografia.

O fisioterapeuta tem a insônia como outro distúrbio de sono no qual as habilidades desse profissional são requeridas. Para melhorar a qualidade de sono desse paciente, o fisioterapeuta pode fazer uso das orientações relacionadas à higiene do sono, aplicar técnicas de relaxamento e orientar atividades físicas. Nos transtornos do movimento, o fisioterapeuta pode orientar exercícios físicos terapêuticos com intenção de redução dos sintomas, e consequentemente da qualidade do sono. Os pacientes com dores crônicas podem se beneficiar com abordagens não invasivas e não medicamentosas para redução da dor e com isso melhora da qualidade do sono. Em âmbito hospitalar, o fisioterapeuta com conhecimento em sono pode identificar, por meio de ferramentas validadas, o risco de distúrbios de sono, bem como auxiliar com orientações e intervenções no manejo do paciente, considerando o ritmo de sono. O fisioterapeuta também atua na área da educação tanto do paciente quanto dos profissionais de saúde. Em relação ao paciente, atua na orientação sobre sono normal, necessidade do sono e como identificar possíveis distúrbios de sono. Em relação aos profissionais de saúde, atua em graduações, pós-graduações e cursos de capacitação, habilitando fisioterapeutas ao manejo de pacientes com distúrbios de sono.[6]

Em 2021, a Associação Brasileira do Sono (ABS) realizou o primeiro processo de certificação de fisioterapeutas do sono por notório saber. No mesmo ano, o Conselho Federal de Fisioterapia e Terapia Ocupacional (Cofitto) reconheceu os distúrbios de sono como uma área de atuação da fisioterapia.

FONOAUDIOLOGIA DO SONO

A primeira certificação em Fonoaudiologia do Sono aconteceu no ano de 2016, título concedido pela ABS em parceria com a Sociedade Brasileira de Fonoaudiologia (SBFa) e a Associação Brasileira de Motricidade Orofacial (Abramo).

O profissional fonoaudiólogo do sono realiza ações de prevenção, avaliação, diagnóstico, prognóstico, habilitação e reabilitação fonoaudiológicas de pessoas em diferentes ciclos de vida. Trata-se de avaliações e direcionamentos clínicos sobre implicações fonoaudiológicas relacionadas ao sono associadas às questões fonoaudiológicas, tais como alteração de linguagem oral e/ou escrita, habilidades cognitivas, processamento auditivo, audição, equilíbrio, fluência, voz, motricidade orofacial, disfagia, gerontologia, saúde coletiva e demais áreas de competência fonoaudiológica.

O fonoaudiólogo do sono atua em unidades de baixa, média e alta complexidade, colabora, em abordagem multidisciplinar, na detecção dos distúrbios de sono e é responsável pela indicação e realização de terapia miofuncional orofacial (TMO) para DRS, que pode ser realizada de forma isolada ou associada a outros tratamentos.

A TMO é uma terapia personalizada para melhora do controle e função muscular, que potencializa a permeabilidade faríngea, utilizando-se dos exercícios orofaríngeos e adequações das funções orofaciais, promovendo a remodelação da via aérea superior, aumentando o reposicionamento de partes moles na cavidade orofaríngea e buscando a diminuição dos episódios obstrutivos durante o sono. A TMO, quando indicada, tem se mostrado efetiva na redução da intensidade e frequência do ronco, melhora do índice de apneia e hipopneia (IAH), redução da sonolência diurna e melhora na qualidade do sono em pacientes com apneia obstrutiva do sono leve a moderada.[7]

MEDICINA DO SONO

A medicina do sono é uma subespecialidade médica dedicada à saúde do sono e à resolução de seus transtornos. Assim como outras subespecialidades da medicina, exige capacitação e atualizações científicas constantes. O médico do sono pratica funções que incluem, o diagnóstico de toda gama de transtornos do sono, o tratamento medicamentoso e o encaminhamento para profissionais das outras áreas da saúde do sono.

No Brasil, a medicina do sono é reconhecida como área de atuação da medicina pela Associação Médica Brasileira (APM), que certifica especialistas de diferentes especialidades (clínica-geral, neurologia, otorrinolaringologia, pediatria, pneumologia e psiquiatria) desde 2012.[8]

O médico do sono tem a sua disposição diferentes instrumentos de diagnóstico e deve ter o conhecimento correto e atualizado para avaliar os resultados de exames como a polissonografia (PSG), eleger o melhor tratamento e acompanhar o seguimento a longo prazo.

O diagnóstico diferencial de transtornos do sono pode ser o melhor exemplo da importância da prática clínica em medicina do sono. A sonolência excessiva diurna (SED) é um sintoma que pode estar associado tanto à AOS quanto à privação do sono. A queixa de sono fragmentado e não reparador, dificuldade para iniciar o sono e horários irregulares ao despertar pode ser um quadro de insônia comórbida com apneia obstrutiva do sono (Comisa). A dificuldade em adormecer antes da madrugada e o despertar precoce podem ser sintomas de insônia ou de um dormidor curto; assim, o adequado entendimento dos transtornos do sono é condição fundamental para o correto diagnóstico e planejamento da conduta terapêutica.

A prescrição do tratamento medicamentoso é competência exclusiva do médico do sono em casos de insônia, síndrome das pernas inquietas, narcolepsia, distúrbio comportamental do sono REM, entre outros, quando necessário. Também podem ser indicadas pelo médico do sono cirurgias para solucionar ou facilitar tratamentos para roncos e apneias (uvulopalatofaringoplastia, cirurgia bariátrica, septoplastia).

MINDFULNESS NO SONO

Tem sido descrita como uma prática na qual o sujeito está intencionalmente atento para as experiências internas e externas, que ocorrem no presente momento, sem julgamento.[9] Na técnica, é dado valor à introspecção e à pesquisa atenta e diligente sobre o corpo e as sensações corporais, sobre a mente e suas ideações mentais, podendo também explorar demais focos atencionais externos à própria mente. No contexto da medicina do sono, essas práticas devem ser conduzidas por profissionais da área da saúde com formação específica em *mindfulness* e conhecimento sobre sono. Dentre os distúrbios de sono, essas práticas vão ser aplicadas exclusivamente para tratamento coadjuvante das queixas de insônia e ansiedade associadas, como prática integrativa, associando-se ao tratamento médico vigente.

Estudando comparativamente a fisiologia do sono e da meditação, as técnicas de meditação são capazes de promover uma estrutura semelhante ao sono em sua fisiologia.[10] Diversas pesquisas apontam que as práticas de *mindfulness* diminuem estresse, ansiedade e recaída de depressão, comorbidades mais frequentes nos quadros de insônia.[11] Outros estudos mostraram que a atenção plena pode ser útil no tratamento e alívio da insônia,[12] com significativa melhora nos sintomas e na qualidade do sono,[13,14] redução na latência do sono e no número de despertares, bem como melhoria da eficiência e aumento do tempo total de sono.[15]

As sessões são realizadas em formato de programa de 8 semanas de atendimento, que envolve sessões presenciais ou *online* de 60 minutos, na qual se treina a técnica na prática, acrescida de informações sobre higiene do sono e de elementos próprios da filosofia do *mindfulness,* como observação sobre estados emocionais de apego, aversão, autocompaixão, aceitação entre outros. O paciente recebe áudios específicos da técnica para treinar em casa. Um modelo pioneiro de sucesso já realizado com pacientes por cerca de 7 anos foi o Ambulatório de *Mindfulness* para Insônia e Ansiedade, coordenado pelo Dr. Marcelo Csermák e realizado no Ambulatório de Sono da Mulher da Unifesp.[16] Assim, hoje essas práticas demonstram eficácia no tratamento coadjuvante da insônia e podem ser introduzidas tanto na prática clínica de consultório quanto em nível ambulatorial.

NUTRIÇÃO DO SONO

O nutricionista tem um papel muito importante na abordagem interdisciplinar nas equipes que trabalham em atendimento na medicina do sono. A alimentação e os hábitos alimentares influenciam diretamente na qualidade do sono, e frequentemente uma intervenção nutricional se faz necessária.

Esse profissional poderá elaborar planos alimentares específicos que ajudem a melhorar a qualidade do sono, incluindo alimentos que contenham nutrientes como triptofano, magnésio, cálcio, vitamina B6, dentre outros, coadjuvantes na produção de melatonina e serotonina, substâncias essenciais para a regulação eficaz do sono. Uma abordagem importante é o conhecimento sobre fitoterapia no contexto do sono, importante na elaboração de suplementação específica, bem como o uso de chás e infusões que auxiliam esses pacientes a melhorar suas queixas, especialmente aquelas ligadas a dificuldade para iniciar ou manter uma boa noite de sono.

A educação alimentar específica relacionada ao sono faz com que a nutricionista trabalhe no sentido da orientação dos pacientes sobre a importância de evitar refeições pesadas e ricas em gordura antes de dormir, e também pode orientar sobre a crononutrição, como o melhor horário para consumir alimentos, e também prover esses pacientes de informações sobre o uso de estimulantes como cafeína e álcool. Isso inclui o impacto de dietas ricas em açúcares e alimentos processados, que podem afetar negativamente a qualidade do sono.

Outra contribuição vem da nutrição comportamental, na qual a nutricionista também pode atuar em casos de distúrbios alimentares relacionados ao sono, como a síndrome do comer noturno (SCN), ajudando a identificar padrões alimentares inadequados e a desenvolver estratégias para modificá-los, promovendo um sono de maior qualidade e diminuindo as interrupções e despertares em razão desse distúrbio. Em pacientes apneicos, pode orientar adequadamente sobre emagrecimento ou controle do sobrepeso e obesidade, fatores determinantes para o sucesso do tratamento.

Assim como outros profissionais de saúde, o nutricionista pode colaborar com médicos do sono, educadores físicos e psicólogos, auxiliando a desenvolver abordagens integrativas que promovam hábitos saudáveis de sono. Essa colaboração é especialmente importante para pacientes com distúrbios como insônia ou apneia do sono, que podem se beneficiar de uma abordagem interdisciplinar.

ODONTOLOGIA DO SONO

O dentista do sono atua no diagnóstico e tratamento de condições de saúde bucal que prejudicam o sono. A odontologia do sono atua no tratamento da AOS na criança e no adulto, síndrome da resistência de vias aéreas superiores e ronco, fazendo uso de aparelhos intraorais, e nas cirurgias esqueléticas, como a ortognática. Além disso, aborda o controle do bruxismo do sono. É um profissional habilitado no reconhecimento dos distúrbios de sono e seus fatores de risco, bem como participa ativamente na equipe interdisciplinar.[17]

Desde 2011 realiza-se a prova de certificação junto à ABS para a qualificação do profissional da odontologia que tenha o desejo de trabalhar na área do sono.

PSICOLOGIA DO SONO

A psicologia do sono é uma área em expansão que surgiu da necessidade de compreender a relação recíproca entre sono e saúde mental, promovendo o padrão do sono com qualidade, prevenindo e tratando seus distúrbios. Baseia-se em dois pilares: a ciência e a prática da psicologia da saúde e a ciência do sono e a prática da psicologia do sono. O psicólogo do sono atua na equipe interdisciplinar como agente da compreensão da saúde mental e cognitiva associadas ao sono. A Associação Americana de Psicologia (APA) reconheceu a Psicologia do Sono como especialidade em 2013 e a ABS, junto à Sociedade Brasileira de Psicologia (SBP), certificam psicólogos nessa área desde 2017.

O psicólogo do sono investiga os fatores psicossociais e fisiológicos que estão associados ao desenvolvimento e à perpetuação de toda gama dos distúrbios de sono, em todas as idades e em diversas populações. Busca identificar as consequências de um sono insuficiente ou de baixa qualidade como fator desencadeante das disfunções na regulação emocional, no controle executivo, na atenção, memória e aprendizado. Elabora estratégias de ação terapêutica não farmacológica almejando a recuperação do bom padrão de sono, além de promover boas práticas de saúde para o sono de qualidade, seja individualmente ou para toda a população.

A terapia cognitivo-comportamental para a insônia (TCC-I) tem sido considerada o tratamento de primeira linha para insônia crônica por seu baixo custo, baixo risco de efeitos adversos e manutenção dos resultados a longo prazo.[18] Baseia-se na intervenção multifacetada de estratégias psicoeducacionais, comportamentais e cognitivas para eliminar o quadro do transtorno da insônia. A insônia comportamental infantil é outro transtorno comum na sociedade hodierna com foco da abordagem da psicologia do sono. Envolve mudanças no sistema familiar, nas correções de crenças errôneas e da rotina doméstica prejudicial à saúde de seus membros, promovendo adaptações desde o contexto físico/funcional, emocional até o social.

Diante da AOS, nos graus moderado e acentuado, o tratamento considerado padrão ouro é o CPAP (*continuous positive airway pressure*). Entretanto, a adesão ao tratamento é considerada baixa,[19,20] e abordagens psicoterápicas têm sido utilizadas, contribuindo para otimizar a adesão ao CPAP individualmente, por meio de técnicas como avaliação das crenças e pensamentos, dessensibilização e conceituação cognitiva, entre outras.[21] Nos transtornos de hipersonolência (narcolepsia, hipersonia) e parassonias, que prejudicam a qualidade emocional e social do indivíduo, a psicologia do sono dispõe de ferramentas e técnicas para diminuir o estresse fisiológico, para manter a adesão ao tratamento (medicamentoso) e favorecer um melhor padrão de sono.

CONSIDERAÇÕES FINAIS

Majoritariamente, os distúrbios de sono são de caráter multifatorial e associados a outras condições clínicas, o que torna seu manejo desafiador. Posto isso, é fundamental que seu cuidado seja realizado associando saberes de diversas áreas e/ou diferentes profissionais com foco no paciente. Para tanto, é importante o trabalho interdisciplinar, aquele no qual cada profissional trabalha utilizando sua habilidade com foco na meta determinada após devida avaliação. Considerando o cuidado centrado no paciente, as metas devem ser desenhadas e alinhadas individualmente, com o objetivo de um melhor resultado do tratamento, bem como uma ótima adesão à terapia e ao correto autogerenciamento da saúde.

REFERÊNCIAS

1.   Moreno CRC, Raad R, Gusmão WDP, Luz CS, Silva VM, Prestes RM, et al. Are we ready to implement circadian hygiene interventions and programs? Int J Environ Res Public Health. 2022;19:16772.

2. Skarke C, Lahens NF, Rhoades SD, Campbell A, Bittinger K, Bailey A, et al. A pilot characte-rization of the human chronobiome. Sci Rep. 2017 Dec 7;7(1):17141.
3. Skene DJ, Skornyakov E, Chowdhury NR, Gajula RP, Middleton B, Satterfield BC, et al. Separation of circadian- and behavior-driven metabolite rhythms in humans provides a window on peripheral oscillators and metabolism. Proc Natl Acad Sci U S A. 2018 Jul 24;115(30):7825-30.
4. Kelley GA, Kelley KS. Exercise and sleep: a systematic review of previous meta-analyses. J Evid Based Med. 2017 Feb;10(1):26-36.
5. Andrade FM, Pedrosa RP. The role of physical exercise in obstructive sleep apnea. J Bras Pneu-mol. 2016 Nov-Dec;42(6):457-64.
6. Brasil EB, Mortari DM, Lino JA. Atuação do fisioterapeuta. In: Sono: atualização terapêutica. Coordenador da série Luciano Ribeiro Pinto Júnior, Editores Andrea Frota Bacelar Rego, George do Lago Pinheiro, Luciano Ribeiro Pinto Júnior. Rio de Janeiro: Atheneu; 2023. p.31-7.
7. Studart-Pereira LM, Bianchini EMG, Assis M, Bussi MT, Corrêa CC, Cunha TCA, et al.; Con-sensus Group on Sleep-focused Speech-Language-Hearing Sciences. Brazilian Consensus on Sleep-Focused Speech-Language-Hearing Sciences – 2023 Brazilian Sleep Association. Sleep Sci. 2023 Nov 22;16(Suppl 2):489-506.
8. Associação Brasileira do Sono (Absono). Certificação em Medicina do Sono. Disponível em: https://absono.com.br/certificacoes. Acesso em: 29 set. 2024.
9. Baer RA. Mindfulness training as a clinical intervention: a conceptual and empirical review. Clin Psychol Sci Pract. 2003;10:125-43.
10. Garcia MC, Kozasa EH, Tufik S, Mello LEAM, Hachul H. The effects of mindfulness and rela-xation training for insomnia (MRTI) on postmenopausal women: a pilot study. Menopause. 2018 Sep;25(9):992-1003.
11. Yook K, Lee SH, Ryu M, Kim KH, Choi TK, Suh SY, et al. Usefulness of mindfulness-based cognitive therapy for treating insomnia in patients with anxiety disorders: a pilot study. J Nerv Ment Dis. 2008 Jun;196(6):501-3.
12. Ong JC, Shapiro SL, Manber R. Combining mindfulness meditation with cognitive-behavior therapy for insomnia: a treatment-development study. Behav Ther. 2008 Jun;39(2):171-82.
13. Winbush NY, Gross CR, Kreitzer MJ. The effects of mindfulness-based stress reduction on sleep disturbance: a systematic review. Explore (NY). 2007 Nov-Dec;3(6):585-91.
14. Bootzin RR, Stevens SJ. Adolescents, substance abuse, and the treatment of insomnia and daytime sleepiness. Clin Psychol Rev. 2005 Jul;25(5):629-44.
15. Ong JC, Ulmer CS, Manber R. Improving sleep with mindfulness and acceptance: a metacog-nitive model of insomnia. Behav Res Ther. 2012 Nov;50(11):651-60.
16. Frange C, Banzoli CV, Colombo AE, Siegler M, Coelho G, Bezerra AG, et al. Women's sleep disorders: integrative care. Sleep Sci. 2017 Oct-Dec;10(4):174-80.
17. Fabbro CD, Pereira RRR, Cunha TAC. Atuação do cirurgião-dentista. In: Sono: atualização terapêutica. Coordenador da série Luciano Ribeiro Pinto Júnior, editores Andrea Frota Bacelar Rego, George do Lago Pinheiro, Luciano Ribeiro Pinto Júnior. Rio de Janeiro: Atheneu; 2023. p.53-61.
18. Riemann D, Espie CA, Altena E, Arnardottir ES, Baglioni C, Bassetti CLA, et al. The European Insomnia guideline: an update on the diagnosis and treatment of insomnia 2023. J Sleep Res. 2023 Dec;32(6): e14035.
19. Luo K, Zhang L, Zhang X, Han T, Li Y, Wang C. Acceptance of and six-month adherence to continuous positive airway pressure in patients with moderate to severe obstructive sleep apnea. Clin Respir J. 2021 Jan;15(1):56-64.

20. Rosa D, Amigoni C, Rimoldi E, Ripa P, Ligorio A, Fracchiolla M, et al. Obstructive sleep apnea and adherence to continuous positive airway pressure (CPAP) treatment: let's talk about partners! Healthcare (Basel). 2022 May 19;10(5):943.
21. Crawford MR, Espie CA, Bartlett DJ, Grunstein RR. Integrating psychology and medicine in CPAP adherence: new concepts? Sleep Med Rev. 2014 Apr;18(2):123-39.

Capítulo 20

Considerações finais

Maria Fernanda Naufel
Letícia Ramalho
Andressa Juliane Martins

Os nutricionistas, assim como muitos outros profissionais da saúde, desempenham papel crucial tanto na prevenção quanto no tratamento de uma série de distúrbios de sono. Esse papel resulta no aprimoramento do tratamento nutricional, tendo em vista que a melhora do padrão de sono tende a incrementar também a resposta nutricional no tratamento de doenças crônicas como a obesidade e diabetes *mellitus*. Dessa forma, os profissionais da nutrição devem aprimorar seus conhecimentos científicos na área do sono e incluir estratégias para incorporar o sono à avaliação nutricional, dentro de sua prática clínica.

Também é crucial destacar que o nutricionista pode atuar na educação social sobre o sono e suas funções, conscientizar a população sobre os efeitos prejudiciais da privação do sono e quanto à importância do sono reparador na promoção da saúde. Também pode orientar as estratégias para uma boa higiene do sono, participar de programas multidisciplinares de educação em saúde do sono e educar o público e os profissionais de saúde sobre os benefícios de uma dieta balanceada e da composição corporal adequada na promoção do sono de qualidade.

O atual Conselho de Nutrição da Associação Brasileira do Sono tem como objetivo principal "divulgar para nutricionistas de todo o Brasil a relação entre alimentação e sono, o papel do sono na abordagem nutricional em diferentes ciclos da vida e condições clínicas, e a influência da alimentação para um sono reparador e de qualidade". Além disso, o Conselho atua na divulgação da atuação profissional centrada na área do sono. Com isso, o intuito é aumentar o número de profissionais atuantes nessa especialidade, além de alinhar e difundir as melhores práticas de nutrição em sono no Brasil.

Ademais, temos como propósito promover a formação complementar na área do sono e incentivar que conteúdos relacionados ao sono façam parte da grade curricular da graduação e de pós-graduações em Nutrição.

Este livro é nosso principal feito durante este triênio para atingir os objetivos do Conselho, fornecendo valioso material de referência e consulta baseado nas mais recentes evidências científicas no campo de nutrição e sono.

Índice remissivo